Third Edition

중환자실 의료윤리

의료인이 알아야 할 중환자실 윤리 딜레마

대한중환자의학회

Editors

Dan R. Thompson, MD, MA, FCCM and
David Kaufman, MD, FCCM

군자출판사

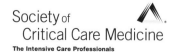

Society of
Critical Care Medicine
The Intensive Care Professionals

중환자실 의료윤리

– 의료인이 알아야 할 중환자실 윤리 딜레마

세번째판 1쇄 인쇄 | 2019년 2월 15일
세번째판 1쇄 발행 | 2019년 2월 25일

지 은 이 Dan R. Thompson, MD, MA, FCCM and David Kaufman, MD, FCCM
번   역 대한중환자의학회
발 행 인 장주연
출 판 기 획 김도성
책 임 편 집 배혜주
편 집 디 자 인 김수진
표 지 디 자 인 김재욱
제 작 담 당 신상현
발 행 처 군자출판사(주)
　　　　　등록 제4-139호(1991. 6. 24)
　　　　　본사 (10881) **파주출판단지** 경기도 파주시 회동길 338(서패동 474-1)
　　　　　전화 (031) 943-1888   팩스 (031) 955-9545
　　　　　홈페이지 | www.koonja.co.kr

ORIGINAL ENGLISH LANGUAGE EDITION PUBLISHED BY
Society of Critical Care Medicine
500 Midway Drive
Mount Prospect, IL 60056-5811 U.S.A.

Critical Care Ethics: A Practice Guide, 3rd EDITION, Dan R. Thompson © copyright 2018
SOCIETY OF CRITICAL CAE MEDICINE. ALL RIGHTS RESERVED.

ISBN   979-11-5955-400-1
정가   30,000원

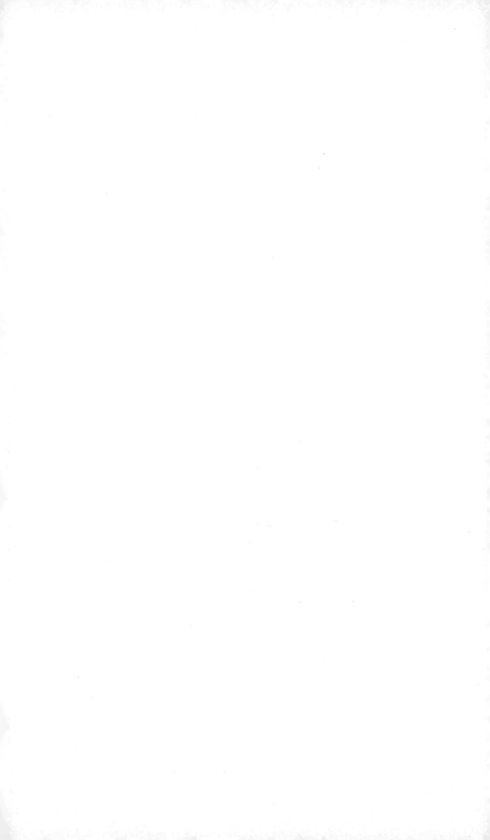

발간사

의학기술의 발달로 우리는 더 많은 생명을 구할 수 있게 되었지만, 정작 중환자 진료 현장의 의료인들은 과거보다 더 빈번하게 윤리적 갈등을 겪고 있습니다. 오늘날 의료인은 표준적인 의료를 제공할 수 있어야 하고 동시에 그 의료행위의 윤리적 측면을 이해하고, 적절하게 임상 상황에 적용할 수 있어야 합니다. 생명윤리의 기본원칙을 정확히 이해하지 못한다면 선한 의지로 행한 노력이 때로는 윤리 원칙에 어긋나게 되어 결과적으로 환자에게는 최선의 이익을 보장하지 못하고, 의료인도 간접적인 희생자가 될 수 있습니다.

중환자실은 환자의 생명을 오롯이 짊어져야 하는, 의료의 그 어떤 분야보다도 복잡하고 변화무쌍한 임상 현장입니다. 최근 시행되고 있는 연명의료결정법은 의료인으로 하여금 높은 수준의 도덕적, 윤리적 판단력을 갖출 것을 요구하고 있으며, 의료윤리는 진료 현장의 의료인 모두가 함께 알고 배워야 할 핵심 역량이 되었습니다. 안타깝게도 아직까지 우리는 의료현장에서 부딪히는 수많은 도덕적 고뇌와 윤리적 갈등을 의료인 개개인의 판단과 희생으로 해결하고 있습니다.

미국중환자의학회에서는 의료현장에서 일어나는 다양한 윤리적 문제를 윤리원칙에 따라 접근할 수 있도록 전문가들의 의견을 모아 『Critical Care Ethics』를 출판하였습니다. 이 책을 대한중환자의학회 윤리법제위원회에서 번역하여 발간하게 되었습니다. 물론 미국의 사회문화와 의료환경이 우리 실정과 다르기에 일부 내용은 우리 의료현장에 맞지 않는 것도 있을 겁니다. 그러나 큰 틀에서 본다면, 우리보다 앞서 의료행위의 윤리적 기준을 고민한 그들에게서 참고하고 배움으로 삼을 수 있다고 생각합니다.

학회는 회원들이 중환자 의학의 전문가로서 프로페셔널리즘을 구현하고,

환자에게는 최선의 이익을 제공하며, 중환자 진료 행위의 윤리적 역량을 높이는데 이 책이 조금이나마 보탬이 되기를 바랍니다.

지난 2년간 많은 시간을 희생하여 번역에 힘써주신 대한중환자의학회 윤리법제위원회 선생님들께 감사 드립니다.

대한중환자의학회장
홍성진

역자 서문

운전에 매우 능숙한 사람이라도 음주 운전이라는 사회적으로 금지된 규범을 어긴다면 타인의 생명에 해를 가할 수 있다.

우리 주변에는 환자 진료에 헌신적이고 실력 있는 임상의와 중환자실 전담의가 많으나, 만약 생명윤리의 주요 원칙을 알지 못하거나 지키지 않는다면 환자의 가치나 권리를 침해할 수 있다.

의료윤리는 의료행위를 하는 주체들이 알고 있어야 하는 일종의 규범과 같다. 지난 수십 년간 과학과 의학기술의 발전으로 우리는 더 많은 중환자들의 생명을 지킬 수 있게 되었다. 더불어, 영구적 기계순환 보조장치와 관련한 윤리적 문제나 의사결정능력이 없는 환자와 관련한 윤리적 문제 등, 과거에는 생각하지 못했던 복잡하고 다양한 임상 상황을 겪게 되었다.

미국중환자의학회(Society of Critical Care Medicine)에서 편찬한 『Critical Care Ethics』는 이러한 다양한 문제에 대해 의료 윤리의 주요 원칙을 이해하고 접근할 수 있도록 전문가들의 의견을 담고 있다. 일부는 우리 의료현실이나 법과 맞지 않음에도 불구하고, 우리보다 10~20년 앞서 중환자 의료 윤리를 고민하며 기술한 이 책은 표준적인 중환자의학을 제공하고자 노력하는 의료인들에게 좋은 참고가 될 것이다. 이 때문에 윤리법제위원회에서는 『Critical Care Ethics』를 번역하여 국내 의료인들에게 소개하고자 하였다.

원문에 나온 영문 이름은 되도록 한글로 번역하지 않았다. 또한, 우리 실정과 달라 설명이 필요하거나 독자에게 참고가 될 자료는 글 상자 안에 넣어 설명하였다. 최근 시행되고 있는 연명의료결정법 등 법에 관한 설명이나 기타 간략한 추가 설명은 각주에 옮겼다. 역자들의 능력 탓이겠으나 우리 글로 옮겼을 때 독자들의 이해를 방해할 정도로 어려운 문장은 극히 일부이지만 과감히 삭제 하였다.

지난 2년간 꾸준히 그리고 여러 차례에 걸쳐 검토하고 검독하여 자연스러운 우리글 표현이 될 수 있도록 노력하였다. 하지만 볼 때마다 눈에 띄는 어색한 번역투 문장을 전문 번역가가 아닌 다음에야 완벽하게 수정할 수 없었다. 독자들이 너그러이 이해하여 줄 것으로 믿는다.

윤리적 의사결정(ethical decision making)은 의료의사결정(medical decision making)의 핵심요소이다. 항상 환자들을 위해 노력하고 헌신하고 있는 중환자실 의료인들에게 이 번역서가 작은 도움이 되길 바란다.

2019년 2월
역자 일동

* 원고를 꼼꼼히 검토해 주시고, 번역 일정에 차질 없도록 도와주신 심연경 선생님께 감사의 인사를 드립니다.

* 수업 과제와 토론을 위해 이 책의 번역 초안에 참여했던 충남대학교의학전문대학원 학생들에게도 감사의 인사를 전합니다.

추천사

중환자진료는 생명을 위협하는 급성질환을 가진 환자의 생명을 유지하며 중요 장기의 손상을 예방, 치유 혹은 최소화하기 위한 지속적이고 다원적인 접근을 특징으로 한다. 그러므로 진단 및 치료의 효용이나 제한된 의료 자원의 정당한 배분 등과 같은 다양한 의료윤리 문제가 수시로 일어난다. 중환자를 담당하는 의료인들은 환자가 얻을 수 있는 최선의 결과를 추구하되 그 과정이 윤리 정당성을 가져야 한다. 의료 행위의 정당성은 치료 성적의 좋고 나쁨보다 그 행위의 결정과 연관된 의료윤리에 바탕을 둔다. 중환자실에서 경험하는 다양한 윤리 논점들을 건전한 상식이나 동료들과의 협의만으로는 올바르게 판단하기 어렵다. 의료윤리에 관한 전문적 지식의 습득과 그리고 그 지식들을 우리 현장의 상황을 고려하여 환자와 협의하여 적용할 때보다 바른 윤리적 결정을 할 수 있다.

이 책은 대한중환자의학회 윤리법제위원회의 위원들이 미국 중환자의학회에서 출판한 『Critical Care Ethics』를 번역하면서 국내의 사례들도 추가한 것이다.

본 저서는 여러 윤리 원칙 및 미국의 판례들과 함께 중환자실에서 경험하는 윤리 쟁점들을 질문 형식으로 제시하며 풀이한 것이다. 서양의 사회문화와 미국 법에 바탕을 둔 의료윤리 권고 사항들이 진료 환경과 사회 문화가 다른 우리나라 중환자 진료 윤리 갈등에 적합하지 않을 수 있다. 특히 안락사, 의사조력자살, 뇌사, 대리 의사 결정에 관한 관점이나 연명의료나 의료자원의 정의로운 분배 등에서 우리와 다른 시각을 읽을 수 있다. 특히 연명의료에 관한 환자의 자율결정 권한의 법 인정 범위는 미국과 한국 간의 차이가 크다. 그럼에도 불구하고 중환자진료 현장에서 이 책에서 제시한 질문들과 비슷한 상황들에 부딪힐 때, 이 책의 관련 내용들이 윤리 판단에 길잡이가 될 것이다. 이 책의 번역에 수고하신 역자 분들께 깊은 감사를 드리며 중환자진료에 관련된 의료인은 물론이고 의료윤리에 관심을 가진 분들도 이 책을 꼼꼼히 읽어 보시기를 권한다.

서울아산병원 내과 및 인문사회의학

고윤석

역자

임춘학
대한중환자의학회 윤리법제위원회 이사
고려대학교의료원 안암병원
마취통증의학과

라세희
대한중환자의학회 윤리법제위원회 위원
연세대학교 강남세브란스병원
마취통증의학과

문재영
대한중환자의학회 윤리법제위원회 간사
충남대학교병원
호흡기내과

박소영
대한중환자의학회 윤리법제위원회 위원
煎경희의료원, 現충남대학교병원
호흡기내과

조항주
대한중환자의학회 윤리법제위원회 위원
의정부성모병원
외과

Contents

01

의료윤리의 주요 원칙

의료윤리의 기원은 Hippocrates와 Asclepius와 같은 사상가들이 정립한 철학적 개념(concepts)과 Plato와 Aristotle의 도덕성 이론에서 찾을 수 있다. 최근 학문의 한 분야로 자리잡고 있는 의료 윤리는 Kant, Bentham 그리고 Stuart Mill에 의해 정립된 도덕이론의 영향을 받았다. 인간의 권리에 관한 운동에는 뉘렌베르크 강령, 헬싱키 선언, 벨몬트 보고서와 같은 기념비적인 사건들이 의료 윤리 개념의 기초가 되었다.

의료 윤리는 법과 밀접한 연관성이 있다. 사법제도는 의사와 의료계 종사자들이 윤리 문제를 다루는 방법을 구체화한 법률을 포함하고 있다. 의사 면허를 담당하는 부처와 입법부는 의료 행위의 규칙을 결정하고 윤리 규정을 어긴 의사와 보건의료인을 처벌할 수 있다. 의료 윤리와 법은 개념적으로는 동일하지 않지만 밀접하게 상호 작용한다. 의료 윤리 영역에서는 일반 법률이 요구하는 것보다 높은 수준의 행동 규범이 요구되는데 이러한 이유로 의료인들의 행위가 일반 법률의 관련법에서 볼 때는 위법으로 판단될 수도 있다. 따라서 윤리적인 딜레마 상황이 발생했을 때 의사결정을 위한 판단의 지침으로 의료법에 관한 지식이 요구된다.

다른 분야에서와 마찬가지로 중환자 치료에 있어서도 1) 자율성 존중의 원칙, 2) 선행의 원칙, 3) 악행금지의 원칙, 4)공정한 분배의 원칙이라는 기본적인 윤리 원칙의 훈련이 필요하다.

윤리원칙

자율성 존중의 원칙(Autonomy)

자율성이란 자치, 자기결정, 또는 자기 관리로 정의된다. 개인의 자율성은 강압이나 부당한 위압이 없고, 충분한 이해를 통하여 최소한의 의사결정이 가능한 상태이다. 이 원칙은 의사결정 능력(즉 법률용어로, competency)을 가진 합리적인 개인이라면 무엇이 자신에게 최선인지를 결정할 수 있으며 그들 자신이 원하는 것을 할 수 있도록 허락되어야 한다는 생각에 기반을 두고 있다. 만약 그 행위가 상당한 위험을 동반하거나 다른 사람들이 보기에 어리석어 보일지라도 그 결정이 다른 사람의 자율성을 침해하지 않는다면 개인의 자율성은 보장되어야 한다는 것이다. 일반적으로 법원은 환자가 종교나 도덕적 신념에 의해 일반적인 또는 특정 치료를 거부하는 경우에도 개인이 결정 능력을 갖추고 있다면 그 권리를 행사하도록 지지해 왔다.

환자의 자율성 존중이라는 보편적인 권리는 뉘렌베르크 재판의 판결에 기초하고 있다. 이는 헬싱키 선언과 벨몬트 보고서와 같은 인권에 관한 선언의 근거이기도 하다. 이 기념비적인 선언들은 고지에 따른 자발적 동의(voluntary informed consent)에 필요한 기본 사항들을 제시하는 근거가 되는 한편, 환자의 치료 거부나 연구 참여를 거부할 권리를 보장하고 있다. 더 나아가서 환자의 비밀 보장에 관한 권리 또한 이러한 자율성 존중의 원칙에 기반하는 것이다. 일반적으로는 개인이 타인의 비밀을 지켜야 할 법적 의무는 없다. 그러나 의료 현장에서만큼은 환자의 개인 정보를 보호하기 위해 도덕적·법적 의무를 지닌다는 점을 분명히 인식할 필요가 있다.

선행의 원칙(Beneficence)

선행의 원칙은 의사와 보건의료인의 역할에 본질적으로 내재된 것으로, 타인의 안녕과 이로움을 증진하며 위해를 막는 의무를 말한다. 자율성과 선행은 의사-환자 관계, 의료인-환자 관계의 근간이다. 도덕은 의사가 환자를 자율적으로 치료하고 해가 되는 일을 하지 않는 것에서 더 나아가 환자의 안녕에 기여할 것을 요구한다. 유사한 맥락에서, 의료인은 환자의 안녕을 증진하기 위해 이점과 단점을 고려하고 그에 필요한 비용(대가)을 조율해야 한다. 따라서 의료인의 보편적인 역할은 환자의 안녕뿐 아니라 사회 전체의 안녕을 증진하는 것을 포함한다.

특정한 상황에서 의료인은 의사-환자, 의료인-환자 관계에서 역할을 대리해야 할 도덕적·법적 의무를 지닌다. 가령 일부 사법제도에서는 새로 진단된 뇌전간 증(epilepsy) 환자가 있을 경우 임상의가 이 정보를 자동차 관리국에 통보하게 하는 등 다른 사람들에게 위험요소로 작용할 가능성이 있는 임상 상황을 임상의에게 보고하도록 하고 있다. 위와 같이 의사나 보건의료인이 판단하기에 환자가 타인에게 위협이 될 수 있는 상황이라면 잠재적 위해를 막기 위한 의무를 행사해야만 한다. Tarasoff 사례*에서 법원은 비록 의사-환자의 비밀보장 의무에 위반이 될지라도 어떤 사람을 해하려는 의도를 가진 위험한 인물을 그 사람에게 경고해주어야 한다고 승인한 바 있다. 보건의료인은 환자의 최대 이익에 입각해 상황을 인식하고 행동을 하겠지만 무엇보다 중요한 것은 다른 사람의 바람이나 안녕이 더 우선한다는 점을 상기해야 한다.

악행금지(Non-maleficence)의 원칙

악행금지의 개념은 Thomas Percival†의 저서 "의료 윤리(Medical Ethics)"에서

---

* Tarasoff v. Regents of the University of California, 17 Cal. 3d 425, 551 P.2d 334, 131 Cal. Rptr. 14 (Cal. 1976): 캘리포니아 대법원이 정신건강 전문가들이 환자에 의해 신체적 위험에 직면한 사람을 (의료인의 비밀유지의무를 넘어서) 보호하기 위해 합당한 조치를 취해야 할 책임이 있다고 판례한 사례. '희생자 보호의 의무'로 확대되었다. 캘리포니아주 대법원은 의사에게 '비밀유지의무'를 부여한 이유는 무시될 수 있는 약자를 보호해야 한다는 도덕적 의무에 기초한 것이므로, 원칙적으로 환자는 약자이지만 경우에 따라서는 제3자가 폭력적인 환자의 잠재적인 희생자가 될 수 있다고 하였다. 이 판결은 의사를 비롯한 전문가의 '비밀유지의무'는 합리적이고 타당한 경우에 적용하여야 하고, 잠재적인 희생자 또한 위험한 환자로부터 보호받아야 할 약자이므로 전문가가 '비밀유지의무'와 잠재적 위해를 방지할 '고지의무'를 비교해야 함을 의미한다. (역자)

† Thomas Percival(1740~1804): 영국의 의사이자 작가. 최초의 의학윤리 강령을 고

언급된 것으로, 후에 Beauchamp와 Childress가 인용하였다. 이 원칙은 타인에게 '해를 가하는 것을 삼가야 할 의무'를 확립하였고, 때때로 "제1 원칙(primum non nocere)"으로 정의된다. 악행금지의 의무는 타인에게 해를 가하지 않을 의무뿐만 아니라 위험이나 위해를 부담시키지 않을 의무도 포함한다. 위험부담의 경우, 법률과 도덕률 모두 "정당한 주의의 의무(due care)"를 표준으로 인정한다. "정당한 주의의 의무"에 따라 위험에 대한 책임이 있는 대리인이 법적 또는 도덕적으로 책임이 있는지를 결정한다. 이러한 표준은 악행금지 원칙에 특징적으로 적용된다. "정당한 주의의 의무"를 다하지 않는 것은 '태만(negligence)'과도 의미가 연결된다. 정당한 주의와 부적절한 주의는 종종 구분하기 어려운데, 악행금지 원칙이나 정당한 주의의 의무 불이행과 관련하여 발생하는 이슈는 다음과 같은 것들이 있다; 생명 유지 치료의 유보와 중단, 특수(연명)치료의 사용, 의학적 치료의 지속, 의도된 효과와 단지 예견한 효과 사이의 차이(이중효과 이론), 죽임(killing)과 죽도록 내버려 둠(letting die)의 정의가 모호하게 되는 상황 등은 중환자실에서 맞닥뜨릴 수 있다.

정의의 원칙(Justice)

정의의 원칙은 최대 다수에게 최대의 이익이 발생하도록 하는 동시에 해를 최소화하는 방향으로 행동하는 것을 말한다. 이 원칙은 동일한 사례는 동일한 방식으로 다루어져야 하고, 이익과 부담은 공동체에서 동일하게 나누어져야 하며, 재화는 필요에 따라 분배되어야 하고, 개인은 각자의 공헌에 따라 보상받아야 하며, 개인의 노력에 따라 각자의 보상을 결정하여야 한다고 명시한다.

안한 것으로 알려져 있다. 또한 공중보건학자로서 1790년대에 맨체스터에서 발진티푸스가 유행할 즈음에 그 원인이 아동을 노동자로서 사용하고 있는 공장이라는 것을 지적하고 노동시간의 단축과 노동조건 개선의 입법을 촉구하였고 1802년 최초의 영국공장법이 만들어지게 되었다. (역자: 21세기 정치학대사전, from https://en.wikipedia.org/wiki/Thomas_Percival.)

윤리적이란?

무엇이 윤리적인가라는 질문에 옳고 그른 답은 없다. 왜냐하면, 의료 윤리는 "도덕성에 관한 연구이자 도덕적 의사결정 및 행동에 관한 연구"이기 때문이다. 모든 개인은 그들의 윤리적 결정과 행동에 관해 최종적인 책임을 지니고 있다. 윤리적 딜레마에 접근하는 방식에는 몇 가지 "합리적인" 방법이 있으며 체계적이고 반성적인 사고를 전개하는 것을 특징으로 한다. 원리주의(principlism), 의무론(deontology), 결과주의(consequentialism), 공리주의(utilitarianism), 선행의 윤리(virtue ethics)가 여기에 해당한다.

원리주의의 원칙

원리주의라는 단어 그대로, 이 도덕 이론은 도덕적 결정을 위한 기반으로 윤리 원칙을 이용한다. 원리주의에서는 특정 사례에서 무엇이 옳고 그른지를 판단하는 데 자율성 존중, 정의, 선행, 악행금지의 원칙 등을 적용한다. 어떤 원칙을 선택할 것인가의 문제 또는 자율성 존중의 원칙을 다른 원칙에 비해 우선 순위에 두는 것은 서구의 자유주의 철학이 반영된 것으로 볼 수 있으나, 그렇다고 해서 이것이 다른 사회나 사법권 내에서도 폭넓게 받아들여진다고 할 수는 없다. 더구나, 이 원칙들은 특정 임상 상황에서 서로 충돌할 수도 있기 때문에 이러한 경우 윤리적 갈등을 해결하기 위해서는 또 다른 사고의 과정이 필요하게 된다.

의무론의 원칙

의무론은 "의무(duty)"에 관한 이론을 주창한 Immanuel Kant가 발전시킨 도덕이론이다. Kant는 도덕률이 필요한 이유에 대해서 그것이 "정언적 명령(categorical imperatives)"을 따르기 때문이라고 하였다. 정언적 명령이란 본질적으로 타당하고 정당성을 지니고 있기 때문에 따라야 하는 원칙을 말한다; 만일 사람들이 도덕률을 준수하여 행동하고자 한다면 어떤 상황이나 환경에 처해있더라도 그것을 따라야 하는 것이다. 도덕률(moral law)은 다른 모든 도덕적 책무(moral obligation)들과 같이 정언적 명령으로부터 도출되고 판단된다. 즉, 의무론에는 충분한 근거를 갖춘 원칙들을 탐구하는 과정이 포함되며 이 원칙들은 도덕적 의사 결정의 근거로서 "결과를 정당화하는 수단"이 된다.

결과주의와 공리주의의 원칙

결과주의는 행동의 옳고 그름을 결과의 선함과 악함에 따라서 판단하는 이론으로 알려져 있다. 다시 말해서 무엇이 옳고 그른지를 결정하는 가치에 관해 논하는 이론이다. 따라서 어떤 행동이 옳거나 윤리적이라고 하는 것은 가치와 관련된 이론에 의거했을 때 가장 최선의 결과를 낳음을 뜻한다. 결과주의를 따르는 전통에서 가장 유명한 이론 중의 하나는 공리주의이다. 이 도덕 이론의 고전적 기원은 Jeremy Bentham과 John Stuart Mill의 저술에서 찾아볼 수 있다. 공리주의자들은 다른 선택이나 행동을 했을 때 발생 가능한 결과나 산출물에 관한 분석을 통해 윤리적 결정을 내린다. 이처럼 결과주의에서는 결과가 수단을 정당화한다.

덕(德, Virtue) 윤리의 원칙

이 도덕 이론은 Plato와 Aristotel에 의해 발전한 고대 그리스 철학 원리에 기원을 두고 있다. 덕(德)윤리는 의사결정보다는 의사 결정자의 행위에 반영된 특징에 더 주목한다. 덕은 도덕적 탁월함의 형식으로서 연민, 정직, 신중함, 헌신 등을 포함하는 개념이다. 이러한 덕을 지닌 의사들은 더 좋은 결정을 내리고 그 결정을 좋은 방식으로 실행할 가능성이 높다.

요약

의료 윤리는 의료 현장에서 매일 발생하고 있는 도덕적 이슈들을 다룬다. 의사들의 행위, 의사결정 과정, 가치, 권리, 책임에 관한 의문들에 답하기 위해서는 철학 개념, 윤리 원칙, 도덕 이론, 종교 및 법률을 이해함과 동시에 윤리적으로 생각해야 할 것이다.

참고문헌

1. Annas GJ, Grodin MA. The Nazi doctors and the Nuremberg Code: relevance for modern medical research. Med War. 1990;6:120-3.

2. Beauchamp TL, Childress JF. Principles of Biomedical Ethics. 7th ed. New York, NY: Oxford University Press; 2013.

3. Fiester A. Viewpoint: why the clinical ethics we teach fails patients. Acad Med. 2007;82:684-9.

4. Fosmire v. Nicoleau. North East Rep Second Ser. 1990;551:77-89.

5. Medical Ethics Manual. Ferney-Volaire Cedex, France: World Medical Association; 2005.

6. Ravitsky V, Fiester A, Caplan LR. The Penn Center Guide to Bioethics. New York, NY: Springer; 2009.

7. Stamford Hospital v. Vega. Atl Report. 1996;674:821-34.

8. Tarasoff v. Regents of the University of California. 1 Jul 1976. Wests Calif TReport. 1976;131:14-42.

9. The Belmont Report: ethical principles and guidelines for the protection of human subjects of research. http://ohsr.od.nig.goc/guidelines/belmont.html. Accessed July 20, 2011.

10. The Health Insurance Portability and Accountability Act of 1996(HIPAA) pivacy and security rules. http://www.hhs.gov/ocr/privacy/hipaa/understanding/summary/index.html Accessed July 20, 2013.

11. The Nuremberg Code. JAMA. 1996;276:1691.

12. WMA Declaration of Helsinki-ethical principles for medical research involving human subjects. http://www.wma.net/en/30publications/10policies/b3/. Accessed July 20, 2011.

02

이중 효과의 원칙
(Principle of Double Effect)

이중 효과(Double Effect)의 원칙은 Sir Thomas Aquinas의 신학 대전(Summa Theologica)까지 거슬러 올라가 몇백 년 동안 이어져 온 도덕 원칙이다. 이 원칙은 만일 도덕적으로 선한 행위가 부정적인 결과 혹은 의도하지 않은 부작용을 유발한다 하여도 이를 윤리적으로 허용해야 한다는 것이다. 행위를 정당화하기 위해 이중효과의 원칙을 적용할 때에는 다음과 같은 네 가지 조건이 성립되어야 한다.

1) 행위가 윤리적으로 선하거나 최소한 중립적이어야 한다.
2) 부정적인 효과는 의도된 것이 아니어야 하며 다만 허용될 뿐이다. 부정적인 효과는 선한 효과를 달성하기 위한 수단이 되어서는 안 된다.
3) 동기는 반드시 선한 효과를 이루기 위한 것이어야 한다.
4) 선한 효과는 부정적인 효과를 감수할 수 있을 정도로 중요해야 한다.

이 원칙은 여러 의료상황에서 적용된다. 가장 흔하게 적용되는 상황은 임종기에 시행되는 통증 조절과 완화 치료로서 진정(sedation) 하는 경우이다. 임종기에 통증과 증상을 적절히 조절하는 것은 의료진의 명백한 의무이다. 이 원칙에 따르면 의도하지 않게 사망을 앞당긴다고 하여도 통증과 불안을 경감시키기 위한 것이라면 충분한 용량의 진통제 사용이 허용된다. 임종기에 편안함을 제공할 의무는 피할 수 없는 부작용의 발생에 비해 중요하다고 할 수 있다. 하지만 환자의 통증이 잘 조절됨에도 불구하고, 죽음을 앞당기기 위해 추가적인 진통제를 투약하는 것은 윤리적으로 허용될 수 없다.

임종기의 통증 조절과 관련한 이중 효과 원칙에 반대하는 사람도 있다. 통증 조절을 위해 마약성 진통제를 사용함으로써 불가피하게 생명이 단축되거나 그럴 가능성이 있다는 속설이 있으나 이를 뒷받침할 데이터가 있는 것은 아니다. 대조적으로, 2003년 Sykes와 Thorns는 임종기에 통증 조절을 위해 적절하고 조심스럽게 사용되는 마약성 진통제와 호흡저하의 연관성을 뒷받침하는 증거가 없다는 대규모의 연구를 발표한 바 있다. 사실 완화 치료 전문가들 사이에서는 적당한 (titrated) 마약성 진통제는 호흡 저하를 거의 일으키지 않는다는 일반적 합의가 존재한다.

임상에서 볼 수 있는 이중 효과의 원칙의 두 번째 예로는 백신을 들 수 있다. 백신이 세계적으로 수백만 명의 목숨을 살리고 여러 질환을 근절시켰다는 데는 의심의 여지가 없다. 하지만 백신으로 인해 몇몇 사람들은 심각하거나 혹은 심지어 생명을 위협하는 반응을 경험하기도 한다. 백신의 부작용은 기대하던 효과는 아니지만, 의도하지 않은 부정적인 결과이다. 수많은 사람들이 백신으로부터 예방 효과를 경험하였으며 이는 의도하지는 않았지만 예견할 수 있는 부작용을 나타낸 환자의 수를 훨씬 웃돈다. 이 예는 위에서 논의한 이중효과 원칙의 조건을 모두 만족한다.

마지막으로 살펴볼 또 한가지 예는 가톨릭 윤리학자들에 의해 인용된다. 임산부의 경우에 있어서 산모를 살리기 위해 태아를 희생하는 것을 정당화하는 데 이중효과의 원칙을 적용하는 상황이다. 교회는 낙태를 절대 용납하지 않음에도 불구하고, 임신한 여성이 자궁암에 걸려 자궁절제술이 필요할 경우라면 산모의 생명을 구하기 위해 태아가 사망할 가능성이 있을지라도 그 의료행위는 허용되어야 한다고 보는 것이다. 이 예시에서 나타난 행위의 목적은 산모를 살리는 것이지, 임신을 종결하는 것이 아니다. 자궁절제술을 시행하지 않을 경우 태아와 산모의 삶 모두를 죽음에 이르게 할 수 있기 때문에 더 큰 부정적 결과를 가져올 것으로 예상할 수 있는 것이다.

참고문헌

1. Aquinas T. Summa Theologica. Q. 64, ART. 7 "Of Killing". In: Baumgarth WP, Regan RJ, eds. On Law, Morality, and Politics. Indianapolis, IN: Hackett Publishing Co; 1988:226-7.

2. Sykes N, Thorns A. The use of opioids and sedatives at the end of life. Lancet Oncol. 2003;1:312-8.

03

윤리적 의사 결정

윤리 문제를 분석하는 다양한 방법이 있다. 그 중 하나는 Jonsen이 "임상 윤리"에서 서술한 네 가지 기준으로 접근하는 방식이다. 이것은 일관된 기준을 사용하여 임상 사례를 분석하는 방식이다. 네 가지 기준은 각각 1) 의학적 적응증, 2) 환자 선호도, 3) 삶의 질, 4) 맥락적 특징이다. 각각은 생명 윤리 대원칙인 자율성 존중의 원칙, 선행의 원칙, 악행 금지의 원칙, 정의의 원칙에 근거한다. 자율성 존중의 원칙은 사실 전달과 비밀 보장 원칙을 포함하고 있다. 선행의 원칙은 선함을 바탕으로 행하라는 것이다. 악행 금지의 원칙은 의학에서 가장 오래된 원칙 중 하나로서 라틴어로는 "primum non nocere"라고 하는 것으로, "무엇보다, 해를 끼치지 말라"는 의미이다. 정의의 원칙은 좀 더 일반적으로 표현하자면 공정성의 원칙이라고 볼 수 있다. 이러한 원칙을 바탕으로 일련의 질문 형식을 따라 분석을 진행한다면 최소한 윤리적으로 적절한 답을 찾을 수 있을 것이다.

의학적 적응증

이 기준의 밑바탕에는 선행의 원칙과 악행 금지의 원칙이 자리잡고 있다. 이를 파악하기 위해 다음과 같은 질문을 이용한다.

현재 시점에서 적절한 의학적 치료 방법이 무엇인가? 환자의 의학적 문제, 과거력, 예후는 어떠한가? 환자의 문제가 급성으로 발생한 것인가, 만성적인 것인가, 회복 가능성이 있는가? 치료 계획은 무엇이고 치료에 반응이 없을 때 다른 계

획이 있는가? 치료의 목표는 무엇이며, 이에 도달할 수 있는가? 환자에게 유익한
가, 해가 있을 가능성이 있는가? 치료가 성공적인지 언제 알 수 있는가? 환자의 치
료반응여부를 결정할 수 있는 기한이 있는가 아니면 제한된 시간 동안만 치료하
는 것을 고려해야 하는가?

　환자의 치료에 여러 이해당사자가 관여할 때 이러한 문제가 종종 발생한다. 치
료의 의학적 적절성은 문헌에 나와있는 근거 자료뿐만 아니라 과거 사례들과 개
개인의 경험에 따라 결정할 수 있다. 의학적 적절성을 평가하는 데 상담사, 간호
사, 의사 등 다학제가 참여해야 한다. 의사는 문제를 해결하기 위해 필요한 정보
를 제공할 수 있다. 교육, 근거 검토, 의사의 조언은 여러 쟁점을 해결하는 데 도
움을 주고, 결과적으로 의료진을 포함한 관계자 전체의 심리적 압박은 감소한다.
의료팀 모두가 치료가 의학적으로 적절하다는 것에 동의했을 때 가족이나 대리
인에게 여러가지 치료 방법들을 설명하고 제시하는 것이 훨씬 명료해진다. 만약
의료팀 내부에서 동의가 이루어지지 않는다면 대리인 또는 가족과 의료진 사이
의 대화가 산발적으로 진행되어 일관성을 상실하거나 갈등이 생길 수 있다. 결국
대리인 또는 가족은 치료에 만족하지 못하고 심리적으로 불안하게 된다.

환자의 선호

　이 기준은 환자의 자율성 존중의 원칙에 근거한다. 환자가 자신의 바람이나 요
구 사항이 무엇인지 의료진에게 말할 수 있을까? 아니면 환자가 한번이라도 가까
운 사람에게 이러한 문제에 대해 말한 적이 있을까? 환자는 의학적 치료에 순응
하고 기꺼이 치료를 받으려고 할까? 위와 같은 쟁점을 논의하려면, 환자가 자신
의 상태와 회복될 가능성에 대해서 적절한 정보를 가지고 있어야만 한다. 환자가
결정할 수 있는 능력이 없다면 환자를 대신할 수 있는 적절한 대리인은 누구인
지?, 환자가 자신의 바람을 표현해 왔다면 대리인이 환자의 바람에 대해 알고 있
다고 볼 수 있는지?에 대해서도 알고 있어야 한다. 이런 점에서 본다면 대리인도

의사결정을 할 때 도움이 필요하다. 지금까지 알려진 바에 따르면 대리인이 의사결정을 내려야 할 때 개입을 원하는 정도에 차이가 있다. 따라서 대리인의 개입 수준에 맞추어 의사결정의 범위를 정한다면 이들의 심리적인 부담을 덜어 줄 수 있다. 의사결정 과정에 적극적으로 참여하기를 선호하는 대리인의 경우, 의사는 대리결정권의 원칙을 설명해야 한다. 도출된 결정은 환자의 바람이거나 추론된 것이어야 할 것이다. 대리인에게 대리인 자신의 바람을 이와 같은 문제에 끌어들이는 것은 지양하도록 교육해야 한다.

평가와 교육 후에는, 대리인이 적절한 기준을 적용할 수 있는지, 환자의 이익과 자신의 이익을 분리시킬 수 있는지가 쟁점이 될 것이다. 만일 환자가 원하는 바를 알고 있다면 대리인은 의사결정을 할 때, 심리적 부담을 덜 느낄 것이다. 대리인에게 이러한 의사 결정 과정을 설명할 때에는 이 결정이 환자의 바람과 가치 체계에 기본을 둔 것임을 강조하여 대리인이 짊어질 죄의식이나 심리적 부담감을 최소화한다. 의학적 결정을 할 때 대리인은 환자의 바람에 중점을 두어야 하며, 의사 또한 환자의 소망과 가치에 일치하는 적절한 의학적 치료가 되도록 해야 한다. 담당의사는 환자의 자율성을 존중할 것인지 아니면 의료진 중심의 온정적 간섭주의(paternalistic manner) 방식으로 접근할 것인지를 항상 스스로에게 질문해야 한다. 이러한 문제의식을 가지고 검토를 시작하면, 그 다음은 '환자가 치료 계획에 동의하는가'라는 질문으로 연결된다. 이 과정은 적합한 의학적 치료라는 것을 전제로 환자의 결정을 존중하는 방향으로 이뤄져야 할 것이다.

삶의 질

삶의 질에 관련한 일련의 질문들은 선행의 원칙, 악행 금지의 원칙, 자율성 존중의 원칙에 기초한다. 질병이 있기 전 환자의 삶의 질은 어떠했는가? 환자가 정상적인 삶으로 되돌아가는 것이 가능한가, 그리고 그것은 어느 정도의 확률이겠는가? 치료의 목표에 도달하고 나면 환자의 상태와 삶의 질은 어떨 것이라 예상되는가? 환자가 치료 이후의 삶의 질을 받아들일 만한 것으로 여길 수 있을까? 아니면 회복 후 환자의 상태가 어떤 측면에서든, 환자 자신이 원하지 않았던 상태가 될 것인가? 환자의 삶을 전체적으로 살펴보았을 때 어떠한 요소가 치료 결정에 영향을 미치는가? 치료를 제한 또는 거부하거나 보존적인 치료를 제공할 필요가 있는가? 삶의 질이 어느 정도로 보장될 때 받아들여질 수 있는 수준이라고 할 수 있는가? 삶의 질을 평가하기 위해 사용할 수 있는 평가 기준에는 어떤 것이 있는가? 의 질문에 대한 충분한 숙고가 필요하다.

맥락적 특징

맥락적 특징은 정의 또는 공평의 원칙을 강조한다. 의학적 결정에 영향을 주는 환자 주변 환경의 특징들이 중요하다. 대개 생명윤리의 원칙이 의사결정에서 큰 비중을 차지할 것으로 예측할 수 있지만, 어떠한 상황에서는 맥락적 특징이 의사결정의 결과를 바꿀 수 있다. 맥락적 특징에는 가족 관계, 의료서비스 제공자 사이의 관계 및 재정적인 문제들이 있다.

특히 연명의료를 결정할 때 직면하게 되는 문제의 하나는 윤리적 배경과 종교적인 측면이다. 자원의 분배, 치료 비용, 공공 정책, 비밀 보장의 문제, 법적인 문제는 결정에 직접적인 영향을 미친다. 비록 맥락적 특징을 검토하는 일은 윤리적 문제를 분석하는 기준에서 네 번째에 위치해 있지만 맥락과 관련된 이슈들은 의학적으로 바람직한 치료, 환자의 선호도와 삶의 질을 논의하는 과정 내내 발생할 수 있다. 어떤 것이 가치로운가 혹은 어떤 가치가 더 중요한가와 같은 가치론적인 문제들은 인간의 이성과 판단에 기초하고 있으며 동시에 문화적으로 중재되기도 한다. 소생술과 같은 의학적으로 바람직한 치료와 그렇지 않은 것을 나누는 경계는 가치를 따른 것이거나 맥락에 기초를 둔 것일 수 있다. 예를 들면, "해로움"이란 개념은 가치 판단과 관련되어 있다. 몇몇 아시아 국가에서는 나쁜 소식을 직접적으로 전달하는 것은 노인들에게서 희망을 박탈할 수 있어 '해로움'이라고 여겨진다. 이러한 점에서 의료진은 법이 허용하는 만큼 문화적, 종교적 차이를 존중해야 하며 맥락을 바탕으로 이루어지는 논의에 주의를 기울여야 한다.

지금까지 살펴본 모든 정보들을 수집한 후에 윤리적인 의사결정을 할 때, 하나 혹은 그 이상의 권고를 할 수 있다. 위의 네 가지 기준을 통해서 연관된 문제들을 규명하면 의사결정이 용이해질 수 있다. 이러한 결정은 윤리적이어야 할 뿐만 아니라 실제적이고 합리적이며 실행 가능해야만 한다. 흔히 의료진의 입장에서는 윤리적인 주장이지만 현실적이지 않은 결정을 유도할 수도 있다. 논의에 재고의 여지를 남기는 대신에 구체적인 안을 제공하도록 노력하는 태도가 필요하다. 의학적인 문제와 마찬가지로, 명심해야 할 것은 모든 구성원들이 수용할 수 있는 방식으로 의사 결정이 이루어지도록 하는 것이다. 윤리적 행위에 관한 미국간호협회 규약에 따르면 이 과정에서는 환자, 가족, 그 외의 의료진과 당사자들이 중요시 하는 가치를 모두 고려해야만 한다.* 모든 당사자들의 의견이 통합될 수 있을 때 수용 가능한 타협이 이루어질 수 있다.

과정의 마지막 단계로서, 숙고의 결과들을 모든 당사자들과 의논하고 의무 기록으로 남겨야 한다.

---

* American Nurses Association Code of Ethics Conduct;

참고문헌

1. Abbott, KH, Sago JG, Breen CM, et al. Families looking back: one year after discussion of withdrawal or withholding of life-sustaining support. Crit Care Med. 2001;29:197-201.

2. American Nurses Association. Code of Ethics for Nurses With Interpretive Statements. Washington, DC: American Nurses Association; 2001.

3. American Nurses Association. Nursing's Social Policy Statement: The Essence of the Profession. 3rd ed. Silver Spring, MD: American Nurses Association;2010.

4. Barnato AE, Tate JA, Rodriguez KL, et al. Norms of decision making in the ICU: a case study of two academic medical centers at the extremes of end - of - life treatment intensity. Intensive Care Med. 2012;38:1886-96.

5. Beauchamp TL. Principles of Biomedical Ethics. 7th ed. New York, NY Oxford University Press;2013.

6. Childress J. Paternalism: conflicts between beneficence and autonomy. In: Who Should Decide? Paternalism in Health Care. New York, NY: Oxford University Press;1982:271-91.

7. Cox CE, Lewis CL, Hanson LC, et al. Development and pilot testing of a decision aid for surrogates of patients with prolonged mechanical ventilation. Crit Care Med. 2012;40:2327-34.

8. Crippen D, ed. End-of-Life Communication in the ICU. A Global Perspective. New York, NY: Springer Science+Business Media LLC;2008.

9. Curtis JR, Ciechanowski PS, Downey L, et al. Development and evaluation of an interprofessional communication intervention to improve family outcomes in the ICU. Contemp ClinTrials. 2012;33:1245-54.

10. Davidson JE, Boyer ML, Casey D, et al. Gap analysis of cultural and religious needs of hospitalized patients. Crit Care Nurs Q. 2008;31:119-26.

11. Davidson JE, Powers K, Hedayat KM, et al. Clinical practice guidelines for sup-

port of the family in the patient-centered intensive care unit: American College of Critical Care Medicine Task Force 2004-2005. Crit Care Med. 2007;35:605-22.

12. Gries CJ, Dew MA, Curtis JR, et al. Nature and correlates of post-traumatic stress symptomology in lung transplant recipients. J Heart Lung Transplant. 2013;32:525-32.

13. Gries CJ, Engelberg RA, Kross EK, et al. Predictors of symptoms of posttraumatic stress and depression in family members after patient death in the ICU. Chest. 2010;137:280-7.

14. Jonsen A, Siegle M, Winslade W. Clinical Ethics: A Practical Approach to Ethical Decisions in Clinical Medicine. 6th ed. New York, NY: McGraw-Hill Medical; 2006.

15. Osborn TR, Curtis JR, Nielsen EL, et al. Identifying elements of ICU care that families report as important but unsatisfactory: decision-making, control, and ICU atmosphere. Chest. 2012;142:1185-92.

16. Page K. The four principles: can they be measured and do they predict ethical decision making? BMC Med Ethics. 2012;13:10.

17. Pence G. Classic Cases in Medical Ethics: Accounts of Cases That Have Shaped Medical Ethics With Philosophical, Legal, and Historical Backgrounds. 4th ed. Boston, MA: McGraw-Hill;2004.

18. Sachdeva S, Singh P, Medin D. Culture and the quest for universal principles in moral reasoning. Int J Psychol. 2011;46:161-76.

19. Tilden VP, Tolle SW, Nelson CA, et al. Family decision-making to withdraw life-sustaining treatments from hospitalized patients. Nurs Res. 2001;50:105-15.

04

생명윤리분야의 주요 문헌

GENERAL BOOKS: BASIC

Jonsen AR, Siegler M, Winslade WJ. Clinical Ethics: A Practical Approach to Ethical Decisions in Clinical Medicine. 6th ed. New York, NY: McGraw Hill-Medical Publishing; 2006. *The book describes the "four topics" approach to analyzing problems. Many well-presented case studies are used to illustrate the concepts.*

Kuczewski MG, Pinkus RL. *An Ethics Casebook for Hospitals: Practical Approaches to Everyday Cases.* Washington, DC: Georgetown University Press; 1999. *Actual hospital cases written from the standpoint of those in the institutions, with commentary by the editors. Important information for ethics committees, clinical staff, and administrators.*

Lo B. Resolving *Ethical Dilemmas: A Guide for Clinicians.* 3rd ed. Philadelphia, PA: Lippincott Williams & Wilkins; 2005. *Written by a well-known physician ethicist.*

Snyder J, Gauthier C. *Evidence-Based Medical Ethics: Cases for Practice-Based Learning.* Totowa, NY: Humana Press; 2008. *The plan of the book is to teach the principles of medical ethics using the case-based method. All of the cases are fictional but relevant.*

Veatch R. *The Basics of Bioethics.* 2nd ed. Upper Saddle River, NJ: Prentice Hall; 2002. *Introductory, but very complete coverage of most of the problems in bioethics.*

GENERAL BOOKS: ADVANCED

Ackerman TF, Strong C. *A Case Book of Medical Ethics*. New York, NY: Oxford

University Press; 1989. *An older book but still presents much practical data.*

Beauchamp T, Childress JF. *Principles of Biomedical Ethics*. 7th ed. New York, NY:
Oxford University Press; 2013. *Considered by many to be the classic text on bioethics.*
New updated edition is even better than before.

Munson R. *Intervention and Reflection: Basic Issues in Medical Ethics*. Belmont CA;
7th ed. Thomson Wadsworth; 2004. *Aside from being a professor of philosophy and*
medicine, Munson is also a novelist. The result is an extremely comprehensive and
thought-provoking book that uses actual cases; places them in the context of current
medical information, moral implications, and historical background; and asks what
they mean for social and political policy. A good read, highly recommended.

Singer P, Viens A, eds. *The Cambridge Textbook of Bioethics*. Cambridge, UK: Cam-
bridge University Press; 2008. *A large, well-written text by multiple authors.*

Sugarman J, Sulmasy DP. *Methods in Medical Ethics*. Washington, DC: Georgetown
University Press; 2001. *A book that examines the basis for many disciplines used in*
the study of ethics.

Veatch R, Haddad A, English D. *Case Studies in Biomedical Ethics: Decision-Mak-*
ing, Principles, and Cases. New York, NY: Oxford University Press; 2010.

CONFLICT OF INTEREST

Lo B, Field M, eds. *Conflict of Interest in Medical Research, Education and Practice*.
Washington, DC: The National Academies Press; 2009. *The Institute of Medicine's*

report on conflict of interest.

Spece RG, Shimm DS, Buchanan AE, eds. *Conflicts of Interest in Clinical Practice and Research.* New York, NY: Oxford University Press; 1996. *The authors discuss both real and perceived potential conflicts arising in clinical and research settings.*

END OF LIFE

Crippen D, ed. *End-of-Life Communication in the ICU, A Global Perspective.* New York, NY: Springer Science + Business Media LLC; 2008. *An international perspective on communications at the end of life.*

Curtis J, Rubenfeld GD. *Managing Death in the ICU.* New York, NY: Oxford University Press; 2001. *A good discussion of death in the ICU and how to manage many of the aspects.*

Kelly D, ed. *Medical Care at the End of Life: A Catholic Perspective.* Washington, DC: Georgetown University Press; 2007. *Provides a religious perspective on end of life and has a particularly good section on the controversy regarding fluids and nutrition.*

Snyder L, Quill T, eds. *Physician's Guide to End-of-Life Care.* Philadelphia, PA: American College of Physicians; 2001. *An approach to end-of-life care by two authors who are considered experts.*

HISTORY OF BIOETHICS

Jonsen A. *The Birth of Bioethics.* New York, NY: Oxford University Press; 1998. *A well-written history on the origins of bioethics.*

Pence GE. *Classic Cases in Medical Ethics: Accounts of Cases That Have Shaped*

Medical Ethics With Philosophical, Legal and Historical Backgrounds. Boston, MA: McGraw Hill; 2004. *Accounts of the classic cases that form the basis for many ethical decisions.*

INFORMED CONSENT

Berg JW, Appelbaum PS, Lidz CW, et al. *Informed Consent, Legal Theory and Clinical Practice.* 2nd ed. New York, NY: Oxford University Press; 2001. *Book on informed consent by authors who have written widely on the topic.*

Grisso T, Appelbaum PS. *Assessing Competence to Consent to Treatment: A Guide for Physicians and Other Health Professionals.* New York, NY: Oxford University Press; 1998. *Classic book by two psychiatrists who address determining competence—useful for all clinicians.*

Miller F, Wertheimer A. *The Ethics of Consent, Theory and Practice.* New York, NY: Oxford University Press; 2010. *Edited text with multiple well-known authors.*

LEGAL ASPECTS OF BIOETHICS

Meisel A, Cerminara K. *The Right to Die: The Law of End-of-Life Decisionmaking.* 3rd ed. New York, NY: Aspen Publishers; 2013. *The most comprehensive text on the legal aspects of end-of-life care. Maintained current through regular updates.*

Menikoff J. *Law and Bioethics: An Introduction.* Washington, DC: Georgetown University Press; 2001. *A good introduction to the legal aspects of bioethics. Speaks about the background of many important cases.*

MEDIATION

Dubler NN, Liebman CB. *Bioethics Mediation: A Guide to Shaping Shared Solutions.* Revised and expanded edition. Nashville, TN: Vanderbilt University Press; 2011. Revision of a classic text with more information on a topic that is even more important in today's complex society.

Schrock-Shenk C, ed. *Mediation and Facilitation Training Manual: Foundations and Skills for Constructive Conflict Transformation.* 4th ed. Akron, PA: Mennonite Conciliation Service; 2000. *Advanced but very thorough book on mediation from a group considered by many to be the best. The concepts discussed here can be used in many conflicts in the critical care unit. Includes many situations in workbook form.*

PEDIATRICS

Frankel L, Goldworth A, Roty M, et al, eds. *Ethical Dilemmas in Pediatrics: Cases and Commentaries.* New York, NY: Cambridge University Press; 2005. *This text has 27 authors and includes four parts: Therapeutic Misalliances, Medical Futility, Life by Any Mean, and Institutional Impediments to Ethical Action.*

MEDICAL ERROR

Truog R, Browning DM, Johnson JA, et al. *Talking With Patients and Families About Medical Error: A Guide for Education and Practice.* Baltimore, MD: Johns Hopkins Press; 2010. *Discusses new ideas for speaking about errors, an area in which most healthcare providers have difficulty. Follows the recommendations of the Insti-*

tute for Professional and Ethical Practice.

RESEARCH ETHICS

Brody BA. *The Ethics of Biomedical Research: An International Perspective.* New York, NY: Oxford University Press; 1998. *Discussion on research ethics from the international perspective. Increasingly relevant as more protocols from US drug companies go overseas.*

Emanuel E, Grady C, Crouch R, et al, eds. *The Oxford Textbook of Clinical Research Ethics.* New York, NY: Oxford University Press; 2008. *Large textbook that works through all the areas of the ethics of research, attaching the various laws and regulations.*

Getz K, Borfitz D. *Informed Consent: The Consumer's Guide to the Risks and Benefits of Volunteering for Clinical Trials.* Boston, MA: Center-Watch; 2002. *A good book for understanding what subjects in clinical trials need to know.*

Kahn J, Mastroianni A, Sugarman J, eds. *Beyond Consent: Seeking Justice in Research.* New York, NY: Oxford University Press; 1998. *The authors argue that informed consent is not enough to safeguard the integrity of research subjects or study results.*

Kodish E, ed. *Ethics and Research with Children, A Case-Based Approach.* New York, NY: Oxford University Press; 2005. *The authors tackle some of the difficult areas of pediatric research.*

Murphy TF. *Case Studies in Biomedical Research Ethics. Cambridge,* MA: MIT Press; 2004. *Classic case studies that form the basis for how research is conducted from an ethical and legal standpoint.*

Shamoo AE, Khin-Maung-Gyi FA. *Ethics of the Use of Human Subjects in Research.*

New York, NY: Garland Science; 2002. *A short but informative book on the basics of research on human subjects.*

RESEARCH IN ETHICS

Jacoby L, Siminoff L, eds. *Empirical Methods in Bioethics: A Primer.* Oxford, UK: JAI Press; 2008. *Advances in Bioethics; No. 11. A new book that expands on some of the topics from the proceeding reference, written by experts in the various areas.*
Sugarman J, Sulmasy D. *Methods in Medical Ethics.* Washington, DC: Georgetown University Press; 2001. *A comprehensive guide to research methods in ethics.*

RELIGIOUS ETHICS

Kelly DF. *Contemporary Catholic Health Care Ethics.* Washington, DC: Georgetown University Press; 2004. *Three-part book that covers theology but also deals with many end-of-life issues important in the critical care unit.*
Mackler A. *Introduction to Jewish and Catholic Bioethics.* Washington, DC: Georgetown University Press; 2003. *A book comparing and contrasting Jewish and Catholic perspectives on ethics.*
Mackler A, ed. *Life and Death Responsibilities in Jewish Medical Ethics.* New York, NY: The Louis Finkelstein Institute, The Jewish Theological Seminary of America; 2000. *A discussion of how Jewish faith informs decisions on life and death.*

JOURNALS

American Journal of Bioethics. http://www.tandfonline.com/toc/uajb20/ current /. *The premier journal in bioethics.*

Bioethics Net. http://blog.bioethics.net/. *A website that constantly updates information on current issues in bioethics.*

Canadian Medical Association Journal. www.cmaj.ca. *A good source of information that has an excellent series on ethics.*

Hastings Center Report. http://www.thehastingscenter.org/publications/hcr/hcr. asp. *Contains articles written for many disciplines but is always insightful.*

Indiana University, School of Medicine. http://bioethics.iu.edu/referencecenter/ bioethics-subject-guide/. *Website for aiding literature searches in bioethics.*

Journal of Medical Ethics. http://jme.bmjjournals.com/. *The British Medical Journal's ethics publication, which publishes many articles of interest to all clinicians.*

Kennedy Institute of Ethics Journal. https://kiej.georgetown.edu/. *One of the oldest and most respected journals.*

New England Journal of Medicine. http://content.nejm.org/. *The most widely read journal in the medical world; it contains timely articles on ethics. Many good ethics collections are available.*

ORGANIZATIONS

American Society for Bioethics and Humanities. http://www.asbh.org. *The premier organization that focuses on bioethics.*

PRIM&R: Public Responsibility in Medicine and Research. http://www.primr.org. *An organization dedicated to the ethics of research, with a membership division: Applied Research Ethics National Association (ARENA).*

COURSES AVAILABLE ONLINE

1. Alden March Bioethics Institute at Albany Medical College. http://aldenmarch. org. *A well-rounded course offering that includes many options. Requires a small amount of face-to-face time. World-class faculty. Offers both degree (master's and doctorate) and certificate programs.*

2. Cedarville University in Cedarville Ohio. http://www.cedarville.edu/ Offices/Public-Relations/CampusNews/2013/Online-Bioethics-Graduate-Certificate-Offers-Accessibility-for-Professionals.aspx. *A new program that offers a certificate program.*

3. Neiswanger Institute for Bioethics and Health Policy of Loyola University of Chicago. http://hsd.luc.edu/bioethics/graduate-ducation Designed for medical professionals with an optional *on-campus program.*

4. *The Bioethics Program of the* Graduate College of Union University and Mount Sinai School of Medicine. http://www.bioethics.union.edu. Offers a majority of the course *time online but also includes a small amount of face-to-face time.*

5. University of Wisconsin, Center for Bioethics and Humanities. http://www.mcw. edu/bioethicsandmedhumanities/education.htm. *Offers online and on-campus classes as a certificate, an executive master's program, and traditional master's degree programs.*

05

생명윤리분야의 주요 판례

의료윤리는 오랜 시간에 걸쳐 형성되었으며 특히 중환자실과 관련된 몇몇 판례와 사건들을 알 필요가 있다. 알파벳순으로 나열된 다음의 사례들을 살펴보자.

BABY DOE

"Baby Doe" 판례로 알려진 두 사례가 있다. 첫 번째는, 다운증후군과 기관기관지루(tracheobronchial fistula)를 가지고 태어난 아이의 사례이다. 가족은 기관기관지루 복원술을 하지 않겠다고 하였고, 병원은 수술을 거부한 부모에 대해 소송을 제기하였다. 법원은 이를 기각하고 부모가 충분한 설명을 제공받았고 의학적으로 권고된 치료를 거부할 수 있는 권리가 있다고 하였다. 두 번째 사례는 "Baby Jane Doe" 판례이다. 이 아이는 태어날 때 척추갈림증(spina bifida), 소두증(microcephaly)과 수두증(hydrocephalus)이 있었다. 부모는 아이에게 수술 대신 보존적 치료를 선택했다. 부모는 수술로 아이의 생명이 연장될지 모르지만 아이의 장애를 개선할 수는 없다고 느꼈다. 관련이 없는 제 삼자가 법원에 탄원서를 제출하였다. 법원은 특별한 경우로 아이의 후견인을 지정하고 수술을 명령하였다. 하지만 이후 이어진 항소에서 상소법원은 그 결정을 뒤집었다.*(역자 주) 또

---

* 역자 주; 이와 유사한 사례들과 1982년 미국 법무부 및 보건복지부가 내린 'Baby Doe 규칙'은 장애를 가진 신생아에게 장애를 이유로 급식이나 의료서비스 등의 차별

한 미연방대법원의 다른 판례에서도(Bowen 대 미국병원협회) 규정은 법으로 제정되지 않았다(Rehabilitation Act of 1973[†]).

BABY K

무뇌증으로 태어난 아이의 사례이다. 아이는 양 대뇌 반구가 없어 초보적인 사고를 할 수 없었으나 뇌간(brain stem)은 있었다. 이러한 영아의 표준적인 치료는 아이가 편안하도록 돕는 것이고 결국 호흡조절이 불완전하므로 죽음에 이르게 된다. Baby K 사례에서 모친은 할 수 있는 모든 것을 하길 원했다. 치료가 복잡하였기 때문에 아이를 상급의료기관으로 옮겼지만 호흡부전이 거듭되어 병원 입원이 필요하였다. 두 번째 호흡부전이 발생 한 후, 병원은 추가 치료를 거절하는 것이 주나 연방 법에 위반되지 않음을 확인해달라고 법원에 청원하였다. 그 전에 담당 의사와 병원윤리위원회는 기계 환기가 무의미(무익)하다는 것에 동의한 상태였다. 법원은 첫 번째 소송과 이후 항소에서 병원이 표준치료 이상일지라도 치료를 제공해야 한다고 결정하였다. 선행법으로 인용한 것은 연방응급치료및조산법

적 대우는 허용할 수 없으며 모든 장애 신생아를 치료할 것을 명령하였다. 이는 1973년 사회복귀법(Rehabilitation act) 504조에 위반된다는 것이다. 하지만 이 명령에 미국 소아과학회는 크게 반발하였고, Baby Jane Doe 상급심(주 최고법원)에서는 '의료적으로 합당한 경우' 그 결정은 아기 부모에게 맡긴다고 하였다. 이전의 판결은 '의학적으로 합당한 선택'은 아기의 이익을 위한 선택이어야 한다고 하였다. 이후 이어진 소송에서 항소법원은 정부는 아기의 의무기록에 접근할 수 없다고 판결하여, 법무부 등이 추진하던 'Baby Doe 규칙'은 무력화되고 법으로 제정되지 않았다.(김장한, 이재담 역, 고전적 사례로 본 의료윤리 4판, pp. 245-273.)

[†] 역자 주; 1973년에 재정한 재활에 관한 미국 법률. 직업 환경과 교육 환경에서 장애인을 위한 동등한 기회와 비차별을 요청하는 명령과 지시를 포함한 법으로, 이 법은 중증 장애인에게 우선적으로 서비스를 제공하도록 하였으며, 고용 가능성은 약하지만 자립 생활이 가능한 중증 장애인에 대한 서비스를 연구하도록 하였다. 또한 재활 전문가의 훈련 기회 확대를 규정하고, 적극적 평등 기회 실현과 차별금지 등을 규정하였다. (특수교육학 용어사전, 2009 국립특수교육원.)

(Fedral Emergency Medical Treatment and Active Labor Act: EMTALA[†])이었다.

BARBER

이 사례는 부모를 대신한 후견인이 어떤 혹은 모든 조치를 거부할 수 있는 권리가 있음을 보여주었다. 이는 이익과 부담의 균형이라는 개념에 근거하였다.

Barber v Superior Court, 147 Cal App 7d 1006(Cal App 1983)

BOUVIA

Elizabeth Bouvia는 죽음을 원하는 지각 있는 성인이었다. 그녀는 뇌성마비를 앓았고 사지마비와 고통스러운 관절염으로 움직이지 못하고 침대에 누워 생활을 하였다. 그녀는 가족이나 재정적인 지원이 없었고 자신을 돌볼 수가 없었다. 예후마저 호전을 기대할 수 없었다. 그녀는 스스로 목숨을 끊기가 힘들어 병원이 자신을 아사하여 죽음을 용인 받을 수 있게 해달라고 하였다. 지방 법원의 기각 후에 이루어진 캘리포니아 상소 법원은 영양 공급(feedings)을 거절할 수 있는 그녀의 권리를 인정하였고, 이 권리는 의료인들에 의해 침해되어서는 안 되며 영양 공급의 중단이 자살을 성립하는 것은 아니라고 하였다. 이러한 결정은 그녀의 사생활에 대한 헌법의 권리와 그녀 자신의 선택에 의한 존엄한 삶이라는 근거에 의한 것이다.

Bouvia v Superior Court of Los Angeles, 179 Cal App 3d 1127(1986)

[†] 역자 주: (의학적) 응급 환자는 상태를 안정시킬 수 있는 치료를 받을 수 있어야 한다는 내용. 하지만 무뇌증은 의료계에서 치료가 불가능한 비가역적 질환으로 받아들여지는 병으로 무익한 치료에 대한 논쟁이 지속될 수밖에 없었다.

BROPHY

Paul Brophy는 소방관이었고 튜브 영양관 급식으로 생명을 유지하고 있던 영구적 식물인간 상태였다. 그의 아내는 튜브 영양 중단을 요청하였다. 유언 검인 법원(유언 재판소)은 그녀의 요청을 거절하면서, 위루관 튜브 삽입을 거절하는 것과 영양과 수액 공급을 중단하는 것은 다르다고 주장하였다. 하지만 메사추세츠 대법원은 이러한 결정을 번복하고, 치료를 유보하는 것과 치료를 중단하는 것 사이에는 차이가 없다고 하였다. Brophy는 법원이 급식 튜브관 제거를 결정한 후 사망한 최초의 사례이다.

In Re Brophy v New England Sinai Hospital, 497 NE 2d 626, 639 (Mass 1986)

CANTERBURY

이 사례는 모든 시술, 특히 수술과 관련한 위험성을 환자에게 공개하는 개념을 확립하였다. 여기에서는 의사가 수술이나 다른 치료를 하기 전에 환자에게 동의를 얻을 것을 요구하고 있다. 의사는 이러한 동의를 받는 과정에서 환자에게 자세한 정보를 제공해야 하는 의무가 있다. 이 사례는 합리적인 사람이라면 알고 싶어하는 정보를 제공해야 할 필요가 있다는 것을 확립하였다.

United States Court of Appeals for the District of Columbia Circuit, 464 F2d 772(DC 1969)

CONROY

이 사례는 "최선의 이익(best interest)" 원칙의 개념을 확립하였다. Claire Conroy는 신체적, 정신적으로 정상적인 생활을 하기 힘든 상태로 양로원에서 생활하는 84세의 여성이었다. 그녀의 보호자였던 조카는 그녀의 의중을 확실하게 알 수는 없었지만, 그녀가 비강영양관(nasogastric feeding tube)을 유지하기를 원하지 않을 것이라고 느꼈다. 항소 과정 중 그녀는 사망하였으나, 뉴저지 최고법원은 만일 치료의 부담이 이익을 넘어서고 침습적인 치료로 인한 고통이 환자를 비인간적으로 만드는 경우 최선의 이익 원칙을 사용하는 것을 허용하였다.

In Re Conroy, 486 A2d 1209 (NJ 1985)

CRUZAN[§]

이 사례는 Quinlan사건 이후에 일어났다. 이는 Nancy Cruzan이라는 한 젊은 여성의 이야기로 Cruzan은 자동차 사고와 심정지 이후 영구적인 식물인간 상태에 빠졌다. 그녀는 무산소증 상태가 15분 이상 지속된 후 구급요원에 의해 현장에서 심폐소생술을 받았다. 8년이 지난 후 그녀의 가족들은 경관영양공급을 중단하고 영양공급관의 제거를 요구하였다. 당시 Cruzan은 미주리 주립병원에 있었으며 미주리 주에서 그녀의 병원비를 지불하고 있었다. 의료진은 법적 허가가 없이는 영양공급관(위루관, gastrostomy tube)을 제거할 수 없다고 하였다. 지역 검인 재판소(local probate court)는 가족의 청원을 받아들였으나, 이후 미주리 주 최고법원으로 항소되어 하위 법정의 판결은 파기되었다. 주 최고법원은 미주리 주는 환자의 생존에 관심이 있으며 오직 환자의 바람(연명의료 중단)에 대한 "명백하고 확실한 증거"가 있는 경우에만 생명 유지장치를 제거할 수 있다고 판결하였다. "명백하고 확실한 증거" 라는 것은 증거의 법적 기준 세 가지 중의 두 번째로

[§] 역자 주; 이 판결 이전에도 미국 20개 주에서 판단 능력이 있는 환자가 생명유지 장치를 거부할 권리를 인정해 왔고, 뉴욕 주와 미주리 주를 제외한 주는 판단 능력이 없는 환자에 대해서 대리인이 의사결정을 할 수 있는 권리를 인정해 왔다. 그러나 이 판결은 미연방최고법원이 죽어가는 환자의 권리를 명시적으로 인정한 최초의 판결이었다. (김장한, 이재담 역, 고전적 사례로 본 의료윤리 4판, pp.46-50.)

나머지 두 가지 기준은 "증거 우위"와 "합리적 의심의 여지가 없는 경우"이다.[¶] 이는 사전연명의료의향서(advance directive) 혹은 법정위임장(durable power of attorney) 등의 "선언"이 있어야 함을 의미한다. 결국 이 사례는 미 연방 최고법원까지 상소되었고 세 가지 사항이 선언되었다. 의료행위의 중단이 환자의 생명을 위협할 지라도 판단 능력이 있는 환자가 치료를 거부할 수 있는 권리를 인정하였다. 프라이버시권[**]에 근거한 Quinlan, Roe v Wade 판결과 달리 이 사례는 미국 연방 헌법 수정 제14조 4번 조항에 해당하는 "자유권(liberty interest)"에 초점을 맞췄다. 연방최고법원은 영양공급관을 제거하는 것을 치료행위를 중단하는 것과 다르지 않다고 판단하였다. 마지막으로 판단 능력이 없는 환자의 경우 미주리 주가 하였던 것처럼 주 정부는 명백하고 확실한 증거 기준을 요구하는 법령을 가결할 권리가 있다고 하였다. 이후에 Nancy를 다른 이름으로 알고 있던 친구들이 그녀가 했던 과거 발언을 진술하였고 이것이 생명보조장치 유지를 반대하는 그녀의 바람에 대한 명백하고 확신할 만한 증거로 받아들여져 영양공급관을 제거할수 있었다. 미주리, 뉴욕, 플로리다 주 등의 몇몇 주에서는 이러한 높은 기준을 요구한다.

Cruzan v Director, Missouri Dept. of Health, 497 US 261 (1990)

FOX

수사 Fox는 한 수도회 일원으로 식물인간으로 사는 것을 원하지 않는다고 한번 언급한 적이 있었다. 몇 년 후 그는 식물인간상태가 되었고, 법원은 그의 언급을 환자의 바람에 대한 명백하고 확실한 증거로 받아들여 허가하였다.

[¶] 법적 증거의 세 가지 기준. 가장 엄격한 기준은 심각한 중죄인에게만 적용되는 합리적 의문의 여지가 없는 것(beyond a reasonable doubt)

[**] 순수한 개인적인 문제를 정부의 간섭 없이 개인이 결정하는 것

In the Matter of Philip K. Eichner, on Behalf of Joseph C. Fox v Denis Dillon, as District Attorney of Nassau County, NY, 4202d, NE2d 64, 1981

여호와의 증인
(JEHOVAH'S WITNESSES CHRISTIAN SCIENTISTS)

법원은 관례적으로 판단 능력이 있는 환자가 종교적 이유로 일반적인 혹은 특별한 치료를 거부할 수 있는 권리를 인정해주었다. 수혈 거부에 대한 판례가 있다. 미성년자의 경우 법원은 일반적으로 주 정부는 미성년자의 보호에 큰 관심을 가져야 한다는 것에 기초하여 치료를 명령했다. 하지만 미성년자가 스스로 자신의 치료를 거부할 경우 논란의 쟁점이 된다. 법원이 환자의 진정한 믿음을 확신하는 경우 환자의 치료 거부를 인정해주는 판례들이 점점 늘고 있다.

In Fosmire v Nicoleau, 551 NE 2d 77 (NY 1990), and Stamford Hospital v Vega, 674A 2d 821 824-825 (Conn 1996)

MCCAULEY

법원은 아이 부모의 반대를 무릅쓰고 수혈 치료를 명령했다. 메사추세츠 법원은 두 가지 사실, 즉 첫째 "만약 아이가 권장된 치료를 받는다면 회복되어 일상적인 삶을 살 수 있는 상당한 가능성이 있으며 그리고⋯ 둘째, 치료 시 초래되는 아이의 건강에 최소한의 위험이 미치도록" 해야 한다는 점에 기초하여 이러한 결정을 내렸다.

In the matter of Elisha McCauley, 565 N.E. 2d 411 (Mass 1991)

QUINLAN

이 사례를 논의할 때, 1970년대 중반의 법률 경향을 살펴보는 것이 중요하다. 상급 전공의가 임신 제3기 태아를 낙태한 후에 고의에 의한 살인죄로 유죄판결을 받았다. 미국의사협회(American Medical Association)는 죽음을 받아들이기 위해 인공호흡기를 제거하는 것을 "안락사(euthanasia)"라고 기술했다. 일반적으로는 죽음을 논의하는 것을 꺼려했다. 그런데 이러한 배경과는 반대로, 한 가족이 딸의 인공호흡기를 제거해 달라고 요구했고 담당 의사는 거절했다. Karen Ann Quinlan은 21세 여성으로 파티에서 원인 불명으로 무산소성 뇌 손상을 받아 식물인간이 되었다. 그녀는 인공호흡기를 단 상태였고 상태는 점점 나빠졌다. 그 당시 대부분의 의사들은 "자연적" 임종까지 연명치료를 하는 것이 자신들의 의무라고 생각하였다. 의사들 중 한 명은 Karen이 죽은 다음에 부모가 마음이 바뀌어 의료 과오에 대해 소송할 것을 두려워하였다. 독실한 카톨릭 신자인 Karen의 가족들이 지방 법원에 문제를 제기하였고, 지방 법원에서 치열한 공방 후에 뉴저지 최고연방법원(Supreme Court of the State of New Jersey)에서 판결하였다: 소송 후견인(guardian ad litem, 특별한 경우 독립적으로 Karen을 대리하기 위해 지정된 후견인)은 필요하지 않다; Karen의 아버지는 Karen의 후견인으로 지정되었고 인공호흡기 제거를 포함한 모든 결정에 아버지의 결정이 인정된다. 법원이 판단한 근거는 사생활에 대한 개인의 합법적인 권리이고 그녀가 판단이 가능하다면(치환 판단 기준, substitute judgment standard) 그녀가 바랐을 것을 가족들이 가장 잘 판단할 수 있다는 점을 근거로 Karen의 아버지가 주장을 할 수 있다는 것이었다. 이 결정으로 의사들은 법적 면책권을 가질 수 있었고 유사한 경우에 병원 윤리위원회의 중재를 제안할 수 있게 되었다. 또한 이 판결은 회복을 위한 치료, 연명을 위한 치료, 안락을 위한 치료를 구별하였다. 의사는 상당한 기간 후에 Karen의 인공호흡기를 제거하였고, Karen은 1985년 사망 시까지 자발 호흡을 유지하였다. 앞서 언급한 바와 같이, 이 사례는 Cruzan 사례 전에 발생하였으며, 인공영양급식은 지속되었다. (Chapter 12 on PVS)

In the Matter of Karen Quinlan, 355 A2d 747 (NJ 1976)

Quinlan, Cruzan 사건 비교 (김건열 편저, 존엄사-III, pp. 70-71발췌)(역자 주)

Quinlan	Cruzan
인공호흡기에 의존하고 있는 식물인간상태	인공경관영양에 의존하고 있는 식물인간상태
진료적 결정에서 환자의 권리 인정(의식 명료할 때)	진료적 결정에서 환자의 권리 인정(의식 명료할 때)
환자 대리인의 결정 권한을 인정(의식불명 시)	환자 대리인 권한을 인정하지 않음(의식불명 시)
인공호흡기 제거를 보호자가 담당의사에게 요구	인공영양관을 제거해줄 것을 보호자가 담당의사에게 요구
의식 없는 환자의 대리인의 권리를 인정하고, 인공호흡기의 제거를 법원이 인정	의식 없는 환자의 대리인의 권한을 인정하지 않고, 더 구체적인 환자의 사전소망의 증거 수집을 하위 법원에 요구함
진료현장의 의료의 자율성 인정	진료현장의 의료의 자율성 불인정
환자에게 의료행위가 가해지기 전에 병원당국이 법원에 먼저 법리결정을 청원	환자에게 의료행위가 가해지기 전에 병원당국이 법원에 먼저 법리결정을 청원
사법 당국의 처리: 법원이 의식불명환자 보호자의 대리결정권한을 인정	법원이 의식불명환자 보호자의 대리결정권한을 인정하지 않음
인공호흡기를 법원판결 이후 제거하고 7년 이상을 식물 인간으로 생존하다가 사망	연방대법원의 결정으로 경과영양을 계속하면서 식물인간 상태를 유지함. 이후 하급 병원 재심을 통해 합법적으로 인공영양관이 제거되었으며 5개월 뒤 사망함

SAIKEWICZ

이 사례에서 환자는 주립병원에 입원한 상태로 급성골수성백혈병을 앓고 있었으며 중증 정신지체를 가진 67세 남자였다. 메사추세츠 연방국은 환자를 계속 치료하기를 원했다. 법원에서는 주립병원의 요구에 따라 후견인을 세웠고, 후견인은 치료를 하지 않는 것이 환자를 위한 최선의 이익이라고 판단했다. 왜냐하면 치료를 하지 않아 죽음이 앞당겨질 지라도, 환자는 항암치료의 부작용, 고통, 불편감에 대한 근거를 받아들일 수 없을 것이며 항암치료로 인한 고통이 치료를 하지 않았을 때의 고통보다 클 것이기 때문이었다. 그러나 이러한 결정은 환자가 사망한 뒤에 대법원에 의해 인정되었다.

Superintendent of Belchertown State School v Saikexicz, 370 NE 2d 417(1977)

SCHIAVO

이 사례에서는 앞서 언급했던 Cruzan과 같은 몇 가지 문제를 다루며 식물인간에게 인공영양공급과 수분공급을 중단하는 것에 대한 내용이 담겨 있으나 큰 차이가 존재한다. Quinlan과 Cruzan 사례에서는 가족들 모두 인공호흡기와 영양관을 제거하는 것에 동의하였으나 여기에서는 Schiavo의 남편과 부모가 환자의 바람과 치료 과정에 대해 인간적, 법적 다툼을 하였다. 소송 과정은 매우 적대적이었고 여러 외부 조직들, 플로리다 주지사, 주와 연방 입법기관 관계자들, 삶의 권리와 장애에 관련된 조직들이 관여하였다. 남편이 환자의 후견인이었고 남편의 주장 때문에 결국 영양관 제거가 받아들여졌고 그녀의 사망이 허락되었다. 언론에서는 Schiavo가(사후 부검에서 밝혀지기는 했으나) 회복이 불가능한 식물인간 상태에 놓여있었던 것인지 또는 실제로 다른 사람과 소통할 능력이 있었던 것인지에 대해 공방을 벌이기도 했다.

Schindler V Schiavo, 866 So 2D 140 Fla Dist Ct App(2004)

SCHLOENDORFF

이 사례는 환자가 자신의 몸에 관련된 사항을 결정하는 권리를 정립하였다. 이는 치료를 하기 전 환자에게 정보를 제공해야 한다는 개념이다. 판사 Cardoza는 이 사례에서 다음과 같이 말하였다.

"합리적 결정을 할 수 있는 성인은 자신의 육체에 대해 결정할 권리가 있

다; 그리고 환자의 동의 없이 수술을 하는 외과의사는 범죄를 저지르는 것이
다. 왜냐하면 수술은 환자에게 손상을 줄 수 있기 때문이다."
예외적으로 환자의 의식이 없는 상황에서 응급상황인 경우 환자의 동의를 받
기 전에 치료를 할 수 있다. 이 환자는 마취 하에 이루어지는 검사를 제외하고는
결코 종양 제거를 위한 수술에 동의하지 않았다.
Schloendorff v. Society of New York Hospitals, 211 N.Y. 125, 106 N.E.(1914)

TARASOFF

법원은 다른 사람에게 해를 끼칠 가능성이 있는 위험한 사람이 있을 경우 그 사
실을 다른 사람에게 경고해야 한다는 의사의 의무를 인정하였다. 이 사례에서는
의사-환자의 비밀보장의 원칙과 이것이 지켜지지 않을 수도 있고 위반될 수 있다
는 것에 초점을 맞춘 것이다. 이 사건에서 의사는 환자가 어떤 젊은 여성에게 폭
력을 가할 것이라는 것을 인지하였다. 그러나 의사는 환자가 범죄를 저지르는 것
을 저지하는 데 실패하였고, 환자는 살인을 저질렀다. 지금까지 의사는 의도된 해
로움을 알릴 것인지 알리지 않을 것인지 선택했으나 캘리포니아 법정은 의사가
문제의 당사자에게 알릴 의무가 있다고 판결을 내렸다.
Tarasoff v. Regents of University of California, 551 P 2d 334(Cal. 1976)

TUSKEGEE 매독 실험(1932-1972)

Tuskegee 실험은 매독에 걸린 아프리카계 미국인 수백 명을 대상으로 의도적
으로 치료하지 않고 관찰한 연구이다. 외과의사들이 높은 매독 감염률을 보이는
지역에 살고 있는 399명의 남성들을 관찰할 것을 제안하였고 이 연구는 미 공중
보건국(The United States Public Health Service)과 Tuskegee 연구소, 매독의 자

연적 진행 과정을 관찰하고 이해하고자 하는 몇몇 의사들이 협력하여 조직되었다. 연구를 시작할 때 연구 실험 대상자들은 잠복 매독을 가지고 있었고 후에 페니실린이 치료제로 사용될 수 있었던 때에도 치료를 받지 못했다.

WANGLIE

Wanglie는 87세의 여성으로 8개월 동안 인공영양관과 인공호흡기로 생명을 유지하는 식물인간 상태였다. 병원과 의사는 그녀의 대리인인 남편의 거부를 무릅쓰고 법원에 인공호흡기를 중지하기 위한 진정서를 제출하였다. 병원은 그녀의 남편은 환자를 위한 적절한 의사결정을 내릴 수 없다고 주장하였으나 법정은 그녀의 법정대리인으로서의 남편의 손을 들어주었다. 더 중요한 문제는 의사가 무의미한 치료를 제공하도록 강요당할 수 있는 경우 법원이 해결하지 못했다는 것이다.
In Re Wanglie, No. PX-91-283(Hennepin Country Prob. CT. Minn. July 1, 1991)

WILLOWBROOK(1963-1966)

Willowbrook은 정신지체 아이들을 위한 보호시설이다. 전염성을 가진 B형 간염은 이 보호시설에서 가장 큰 문제였으며 면역제를 개발하는 것이 중요하였다. 이에 보호시설에 새로 온 몇몇 아이들을 고의적으로 B형 간염에 노출시키고, 1년 이내에 질병 접촉을 한 경우 잠재적 백신 개발에 도움이 될 것이라는 이론을 세웠다. 보호시설의 입원에 관련되어 새로운 백신의 연구에 동의한 부모들의 아이들에게는 우선적인 치료를 제공하였다. 각각의 아이들에게 과연 어떤 이점이 있었는지에 대해서는 심각하게 의문이 제기되었다. 실제 부모에게 동의를 얻었는지 그리고 환자를 등록하는 데 있어 강압적이지는 않았는지 참가자의 동의와 보호시설의 입원과의 교환은 아니었는지 심각한 의문이 제기되었다.

〈국내 판례〉††

보라매 병원 사건

피해자는 1997년 12월 4일 14시 30분경, 술에 취해 화장실을 가던 도중 중심을 잃어 기둥에 머리를 부딪히고, 시멘트 바닥에 넘어지면서 다시 머리를 바닥에 찧어 경막외 출혈상을 입고 병원으로 응급 후송되었다. 피해자는 의료진에 의하여 수술을 받고 중환자실로 옮겨져 회복되어 있었으나 뇌수술에 따른 뇌부종으로 자가호흡을 할 수 없는 상태에 있었으므로 호흡보조 장치를 부착한 채 계속 치료를 받고 있었다. 피해자의 처는 감당할 수 없는 치료비와 회생가능성이 보이지 않는다는 등의 이유로 여러 차례 의료진에게 피해자를 퇴원시키겠다는 의사를 밝혔으나 담당의사는 피해자의 상태에 비추어 인공호흡기가 없는 집으로 퇴원하게 되면 호흡을 제대로 하지 못하여 사망하게 될 것이라는 설명을 수차례 하였다. 그럼에도 불구하고 피해자의 처는 피해자의 퇴원을 지속적으로 요구하였고, 의료진은 퇴원 시 사망가능성에 대해 재차 설명한 후에 퇴원 후 피해자의 사망에 대한 법적인 이의를 제기하지 않겠다는 귀가 서약서에 서명을 받고 피해자를 퇴원시켰으며, 피해자는 퇴원 후 인공호흡기를 제거한 후 5분만에 사망하였다. 검찰은 피해자의 처를 포함하여 의사와 3년차 수련의를 살인 등의 혐의로 기소했다.

법원판결

1심 재판부는 담당의사 등에 대하여 살인죄를 인정했다. 2심 재판부는 공소장 변경 없이 재판부 직권으로 살인죄 대신 살인방조죄를 인정했으며, 대법원은 2심 판결을 확정했다. 즉, 대법원 재판부는 담당의사 등이 환자 김씨가 퇴원할 경우

---

†† 원본에는 없으나 국내 판례에 대해 추가 설명함. 참고: 김장한, 연명치료 중지에 관한 법원 판결과 제도화에 관련된 문제들(J Korean Med Assoc 2012, 1178-1187), 무의미한 연명치료중단의 합리적 제도화 방안 연구, 학술 연구 용역사업 최종결과 보고서, (2013. 8. 생명윤리포럼2012, 제1권 3호, 대한의사협회지 2008:51(6):524-529.)

사망할 수도 있다고 생각했으면서도 환자의 부인 이씨가 환자를 집으로 이송하고, 호흡보조장치를 제거하는 것을 도운 점이 인정되므로 원심의 판단은 정당하다고 밝혔다. 재판부는 피고인들이 환자의 사망에 따르는 핵심적 경과를 계획적으로 조종했다고 보기 어려우므로 살인죄가 성립되지는 않는다고 밝혔다. 대법원은 담당 전문의와 주치의에게 환자의 사망이라는 결과 발생에 대한 정범의 고의는 인정되나 환자의 사망이라는 결과나 그에 이르는 핵심적 경과를 계획적으로 조종하거나 처벌하지는 않았지만, 직위에 의한 살인방조죄가 성립하는 것으로 보아, 징역 1년 6월에 집행유예 2년을 선고한 원심을 확정하였다. 아내 이씨는 항소심에서 징역 3년에 집행 유예 4년을 선고 받고 상고를 포기하였다.

판결평가

위 판결에 대해서 의료계는 환자의 소생가능성에 대하여 의학적 판단이 엇갈린다는 점을 주장하였으나, 법원은 환자의 상태에 대한 사실 판단에서 회복 가능성이 있는 것으로 판단하였고, 의료진도 이러한 인식을 가졌다고 보았다. 그렇기 때문에 환자는 퇴원에 의하여 소생할 가능성을 갖지 못한 채 퇴원을 허용한 행위에 의하여 사망한 것으로 판단하였던 것이다. 다른 한편으로, 의료계에서는 환자가 의식이 없거나 의사결정을 못하는 경우에 환자 가족의 의사에 의하여 의료행위 내용을 결정하던 관행, 이러한 관행에 의하여 퇴원을 인정하던 소위 의사의 조언에 반대한 퇴원을 무시함으로써 의료계의 현실적 상황을 무시하였다고 반발하였다. 법원은 의료진이 환자의 생명을 보호할 의무가 우선하며, 환자 본인의 의사가 아닌 경우에 환자 가족에 의하여 환자의 생명에 위해가 가해지는 의학적 판단을 하는 것은 불법이라는 가치 판단을 하였다. 법원의 판단에 의하면, 이 사건은 연명치료 중지에 관한 것이 아닌 것이 된다. 하지만 소생 가능성이 희박한 환자의 치료 중단이라 하더라도 환자의 예후에 대해서 의사가 100% 정확하게 판단할 수는 없기 때문에 의료계로서는 소위 소생 가능성이 없는 환자의 퇴원을 시행하면서 결과적으로 나타날지도 모르는 소생가능성에 대한 법률적 시비를 없애기 위한 절차적 방안을 논의하여야 했다. 결과적으로 병원 내에 병원 윤리위원회가 설치되는 계기가 되었다. (김장한, 연명치료 중지에 관한 법원 판결과 제도화에 관련된 문제들, J Korean Med Assoc 2012, 1178-1187) (무의미한 연명치료중단의 합리적 제도화 방안 연구, 학술 연구 용역사업 최종결과 보고서, 2013. 8)

세브란스 김할머니
(2009년 5월 21일, '연명치료중단' 관련 대법원확정 판결)

76세 김할머니는 폐에 종양이 의심되어 기관지내시경을 받는 중 출혈에 기인한 심장 정지가 발생하여 심폐소생술을 받았으나 심한 저산소성 뇌손상을 받아 인공호흡기에 의존하게 되었다. 김할머니의 보호자는 환자가 "소생하기 힘든 상태인 경우 인공호흡기로 연명하는 것을 원하지 않고 폐를 끼치고 싶지 않다"는 의사를 표시해 왔고, 이는 환자의 자기 결정권 행사에 반하는 위법행위로서 더 이상의 연명치료는 중단되어야 한다고 주장하였다. 하지만 환자의 주치의는 기대여명이 상당 기간 남은 것으로 판단되고, 회복 가능성이 3-5% 정도 남아 있다고 진단하고 있었다.

법원 판결

1심 법원인 서울 서부 지방법원 제12 민사부는 병원은 환자의 인공호흡기를 제거하라는 판결을 내렸다. 2심 법원인 서울 고등법원은 원고 승소 판결한 1심과 마찬가지로 병원은 김씨에게 부착한 인공호흡기를 제거하라고 판결했다. 특히 서울 고법은 인간의 존엄과 가치에 근거한 자기 결정권에 의하여 연명치료의 중단이 가능한 경우가 있을 수 있는데, 이 경우 연명치료 중단의 요건으로 첫째, 환자가 회생가능성이 없는 비가역적인 사망과정에 진입하여 있어야 한다. 둘째, 환자의 진지하고 합리적인 치료 중단의 의사가 있어야 한다. 셋째, 중단을 구하는 치료 행위의 내용은 환자의 연명 즉 사망과정의 연장으로서 현 상태의 유지에 관한 것에 한정되고 환자의 고통을 완화하기 위한 치료나 일상적인 진료는 중단할 수 없다. 넷째, 치료 중단은 반드시 의사에 의하여 시행되어야 한다는 점을 설시하였다. 서울 고법은 연명치료 중단에 대한 입법론도 개진을 하였다. 대법원은 이 사건의 경우 연명치료 중단의 요건으로서 환자가 회복 불가능한 사망의 단계에 진입하였고 연명치료 중단을 구하는 환자의 의사를 추정할 수 있다고 하여 병원의 상고를 기각하였다.

대법원은 이 사건이 생명을 다루는 중대 사안이며 최종 단계의 삶의 질의 문제와 결부되어 국민적 관심이 집중된 점을 감안하여 이를 전원합의체에 회부하였다. 2009년 4월 30일 공개변론을 열어서 쌍방 당사자뿐만 아니라 학계의 전문가들을 참고인으로 출석시키는 등 신중하게 심리를 진행하였다. 대법원은 합의 결과 '연명치료중단'인 원심결론을 받아들여 환자 대리인의 인공호흡기 제거 요청을 인정하였으며 연명치료 중단의 허용기준을 선언하였다.

연명치료 중단의 허용기준: "자기결정권 및 신뢰관계를 기초로 하는 의료계약의 본질에 비추어 강제진료를 받아야 하는 등의 특별한 사정이 없는 한, 환자는 자유로이 의료계약을 해지할 수 있고 (민법 제689조 제1항), 의료계약을 유지하는 경우에도 환자의 '자기결정권'이 보장되는 범위 내에서는 제공되는 진료행위 내용의 변경을 요구할 수 있으나, 다만 환자의 생명과 직결되는 진료행위를 중단할 것인지 여부는 생명권 존중의 헌법이념과 사회상규에 비추어 극히 신중하게 판단하여야 한다. 다만, 의학적으로 환자가 의식의 회복 가능성이 없고 생명과 관련된 중요한 생체기능을 회복할 수 없으며 환자의 신체상태만으로는 짧은 시간 내에 사망에 이를 수 있음이 명백한 경우에는 '회복 불가능한 사망의 단계'로 진입한 것으로 평가되며, 이러한 단계에 이른 후에는 이미 의식의 회복 가능성을 상실하여 더 이상 인격체로서의 활동을 기대할 수 없고 자연적으로는 이미 죽음의 과정이 시작되었다고 볼 수 있어, 의학적으로 무의미한 신체 침해 행위에 해당하는 연명치료를 환자에게 강요하는 것이 오히려 인간의 존엄성과 가치를 해하게 되므로, 이와 같은 예외적인 상황에서 죽음을 맞이하려는 환자의 의사결정을 존중하여 환자의 인간으로서의 존엄과 가치 및 행복추구권을 보호하는 것이 사회상규에 부합되고 헌법정신에도 어긋나지 않는다고 할 것이다."

참고문헌

- 대법원 재판연구관실, '무의미한 연명의료치료장치제거'와 관련된 자료, 2009년 5월 21일
- 건열 편저, 존엄사-III, pp. 65-67.

그 밖에 용산 사건, 서울대 병원 사건, 담양군 사건에 대해 간략히 정리하면 다음과 같다.

사건	시기	개요	환자상태	동기	사법처리
용산사건	2003.10	아버지가 희귀병 딸의 산소호흡기 전원 끈 뒤 사망	3년간 산소호흡기 의존, 사건 당일 TV 시청	의료비 부담	살인죄 징역, 2년 6월 집행유예 3년
서울대병원사건	2006.6	딸의 요구에 따라 말기 간경변 환자 산소 호스 제거	사망 과정	생전요청	딸/의사 무혐의 처리
담양군사건	2007.8	아버지가 식물상태 아들의 인공호흡기 제거	소생가능성 희박한 식물상태	고통경감, 수발부담	아버지 집행유예

〈생명윤리포럼2012, 제1권 3호〉〈대한의사협회지 2008: 51(6):524-9〉

06

안락사(Euthanasia)란 무엇인가

※ 국내법에서는 안락사, 조력자살을 허용하지 않으며, 의료계에서도 일반적으로 이를 금기시 하고 있다. 하지만 최근 미국 의료계에서는 이에 대한 논쟁이 활발해지고 있어 한글 번역판에서도 소개하고자 한다.

안락사란 무엇이며, 조력자살(assisted suicide) 또는 치료 중단(withdrawal of therapy)과 어떻게 다를까?

안락사

안락사는 "좋은 죽음"을 의미한다. 안락사는 자발적(voluntary) 안락사, 비자발적(non-voluntary) 안락사, 비동의(involuntary) 안락사로 구분할 수 있다. 안락사는 질병 말기 또는 견디기 힘든 질병을 겪고 있는 개인의 생명을 묻지 않고(비자발적 안락사) 또는, 동의하지 않았음에도(비동의 안락사) 빼앗는 것이다. 안락사를 종종 "자비로운 살인(mercy killing)"으로 표현하기도 한다. 결정을 내리는 것은 사람이므로 환자의 요청에 따라 즉각적으로 이루어지는 것은 아니다. 안락사는 치사량의 약물을 투여하거나 생명을 연장하는 치료를 중단하는 행동이다. 일반적으로 안락사에 내포된 의도는 자애에 기반을 둔 것으로서, 환자를 고통에서 벗어나도록 해주는 것이다. 의료계에서는 안락사를 좋은 의도에도 불구하고 의료행위와 상반되는 것으로 간주한다. 특히 표준의료행위로 정당화할 수 없는 행위(예: 치사량의 칼륨 주입 등)가 수반될 때는 법에 따라 살인으로 간주할 수 있다. 비동의 안락사는 결코 의료행위가 아니다.

조력자살(ASSISTED SUICIDE)

자발적인 안락사를 조력자살이라고 말하며, 판단 능력이 있는(competent) 환자의 요청으로 이루어지므로 다른 형태의 안락사와는 구별된다. 조력에는 자살하는 방법을 가르쳐주는 것, 치사량의 약물을 처방하는 것, 직접 약물을 주사하는 것 등 여러 가지가 있다. 환자가 참기 힘든 고통을 겪고 있으며, 판단 능력이 있고 자신의 상태를 잘 이해하고 있으며, 망상이나, 회복 가능한 우울증이 없다는 것이 전제되어야 한다. 조력자살에 반대하는 사람들은 조력자살이 만연하면 경제적, 사회적으로 취약한 환자에게 이런 요청을 하도록 강요하게 될 수도 있다고 주장한다. 결국, 이러한 행위가 인간의 생명을 가볍게 만들 것이라는 "미끄러운 경사면(slippery slope)" 논쟁이 벌어진다. Jonsen 등(2006)은 이러한 미심쩍은 행위를 관용하면 악의가 없었을지라도 결국 점점 의도가 불순한 행위까지도 용인하게 될 수 있음을 우려한다. 의사가 자살 도움을 제공하는 경우는 '의사조력자살(physician-assisted suicide)'이라는 용어를 사용한다.

의사들 사이에서도 조력자살의 합법성을 두고 의견이 다르다. 자살을 돕는 것이 합법인 몬태나, 오리건, 워싱턴 주와 몇몇 유럽국가에서는 다양한 환자 보호 방법을 마련하고 있다. 조력 자살은 미국의 대부분 지역에서 표준 행위가 아니며, 사법 기관에서는 범죄로 다루고 있다. 미연방 정부는 오리건 주에서 처방전을 써주는 행위도 불법으로 규정하려 했지만, 미연방대법원이 허락하지 않았다.

치료의 중단

치료가 더 이상 환자에게 도움이 되지 않을 때 치료를 중단하는 것은 오래된 의료 관행이다. 이러한 결정의 의미는 이익과 부담 사이의 균형을 고려해야 한다는 것이다(즉, 치료를 지속하여 발생하는 불이익이 환자의 이득과 균형을 이루는지). 치료 중단으로 환자의 생명이 단축될 상황이라면 환자(또는 보호자)의 동의가 필요하다. 게다가, 이득과 부담에 대한 평가는 사람에 따라 다르므로 공정한 판단을 위해서 환자나 보호자의 개입이 필요하다.

윤리학자들은 때때로 치료를 시작하지 않거나 이미 진행 중인 치료를 중단하는 것 사이에는 도덕적, 논리적으로 차이가 없다고 주장한다. 잠재적으로 이득이 있을 가능성이 있는 치료를 중간에 중단할 수 없을 것을 두려워하여 치료를 시작하지도 않는 것을 우려하는 시각도 있다. 그러나 환자, 가족 및 의료진들은 최소한 심리적으로, 치료 중단과 치료를 시작하지 않는 것을 구별한다. 두 가지가 기술적으로 또는 철학적으로 다르지 않음에도 불구하고 다르다고 인식하여 고민하게 된다. 의사들은 특정 치료를 거부할 때 종종 일방적으로 결정하기도 하지만(예를 들어, 투석, 항암 화학요법, 수술) 한 번 치료를 시작한 이후에는 환자의 의견을 구하려는 경향이 있다(7장 참조).

모든 의료 행위는 일반적인 치료이면서 환자에 맞춘 표준치료라고 가정한다. 따라서 의사들은 치료를 제한하는 결정을 할 때도 표준치료의 규범에 따르게 된다. 다직종 · 다학제로 구성된 윤리위원회는 이러한 과정에서 중요한 역할을 할 것이다.

의료진의 입장에서는 현명하지 않은 결정으로 보일지라도, 현대 의학에서 모든 치료(treatment)는 오직 환자의 동의에 의해 개시되고, 의사결정 능력이 있는 환자나 적법한 보호자라면 언제든 이러한 동의를 철회할 수 있다. 적절한 동의만 있다면 이러한 치료 중단은 표준행위라고 볼 수 있고 수용할 수 있다. "치료의 중단(withdrawal of care)"이라는 표현은 단지 의학적 치료의 특정 부분을 의미하며, 고식적이고 인도적인 행위 및 환자를 돌보는 것은 환자-의사 계약의 일부라는 것을 기억해야 한다. 그러기에 "치료(therapy) 중단" 또는 "완화 돌봄(comfort care only)"은 혼란의 여지가 적은 용어라고 할 수 있다.

수동적 안락사(PASSIVE EUTHANASIA)

보존적(supportive) 치료를 중단하면 환자가 곧바로 사망할 것으로 예상된다면, 이를 때때로 '수동적 안락사'라고 한다. 환자의 안정을 위한 진정제나 진통제의 영향으로 때때로 사망이 앞당겨지기도 하는데, 여기에는 이중효과의 원칙이 내포되어 있다(2장 참조). 허용된 표준 범위 내에서 약물치료(예를 들면 진통제)가 불편함을 완화하기 위하여 정당한 의도로 시행되었다면 의도치 않은 이차적 효과 -죽음-와 같은 일이 발생할 가능성이 예견되더라도 허용된다.

말기 진정(TERMINAL SEDATION)

보존적 치료를 중단하고 약물치료를 점차 줄여서 진정 치료만 시행하는 것을 '말기 진정'이라고 한다. 일부에서 반대가 있지만 흔한 관행이다. 의사들은 환자가 생명을 연장하는 다른 모든 치료를 거부할 경우라도 진정 치료를 지속하는 것이 표준이고 허용 가능하다고 생각한다.

갈등(THE CONFLICT)

죽을 권리를 주장하는 운동가들은 환자는 언제라도 치료를 거부할 수 있다는 자유 의지와 자율성에 기초하여 적절한 기록과 의사결정 능력을 추정할 것을 주장한다. 이 결정은 정부나 심지어 가족조차도 침해할 수 없다. 운동가들은 더 나아가 조력자살을 받을 권리로서 합법화를 꾀하고 있다.

의료계 일부에서는 환자의 죽음에 대한 자율성 논쟁에 끼고 싶어 하지 않으며 죽음을 초래하는 행동에 참여하는 것은 의사의 역할이 아니라고 말한다. "영웅적인(heroic)" 치료는 의무가 아니지만, 표준 치료는 의무라고 생각한다는 데 차이가 있다.

살아야 할 권리를 주장하는 활동가들은 다른 논쟁(예를 들면 유산, 인간배아의 사용, 사형)처럼 보다 넓은 정치적 관점으로 임종기 문제를 바라본다. 죽음을 재촉하는 의학적 치료는 위법이라고 보며, 일부에서는 영양과 수액을 계속 제공하는 것은 어떠한 의학적 상황에서도 축소할 수 없는 인간의 기본적인 권리라고 간주한다.

참고문헌

1. Jonsen AR, Siegler M, Winslade WJ. Clinical Ethics: A Practical Approach to Ethical Decisions in Clinical Medicine. New York, NY: McGraw-Hill Co;2006.

07

치료의 유보와 중단은 차이가 있는가

연명의료(life-sustaining treatment) 유보와 중단을 구분하는 것은 상당히 복잡한 문제이며 개인의 관점에 따라 다를 수 있다. 따라서 이 장에서는 이 문제를 법, 윤리, 문화, 감정의 네 가지 관점에서 살펴보기로 하겠다(이 장에서 주로 다루는 연명의료 유보 및 중단에 대한 관점은 주로 미국의 관점으로서 한국과는 정서, 문화적인 차이가 있음을 참고해야 한다. 또한 최근 아시아 의사를 대상으로 한 연구에서 아시아의 중환자실 의사의 경우 연명의료의 유보와 중단은 윤리적으로 다르다고 생각한다는 결과가 있었다. 역자 주).

법 측면

법의 측면에서, 법원은 연명의료의 유보와 중단의 구분을 두고 있지 않다. 1975년에 뉴저지 주의 대법원은 Karen Ann Quinlan의 인공호흡기를 제거하는 것이 합법이라고 판결하였다. 판결의 전제는 개인의 사생활권에는 치료에 대한 거부권도 포함된다는 것이다. 이 판결은 비록 환자가 죽게 된다고 할지라도 연명의료를 중단하는 것이 법에 저촉되지 않는다는 첫 판례가 되었다. 1990년에는 연방대법원이 Cruzan과 미주리 보건국의 소송에서 '의사결정 능력이 있는 사람이 치료를 거부할 권리를 갖는다'는 것은 미국 연방 헌법 제14조에 규정된 적법 절차 조항에 의해 보장된 것이라고 판결하면서 이전 판례 결과를 다시 확인하였다. 결국 하급법원은 Cruzan 측이 자신의 생명 보조를 중단하고 싶어한다는 분명하고 납득할만한 증거를 제출하자 영양 급식관을 제거하는 것을 허락하였다. 이러한 법적 판례가 생긴 후 법원들은 비록 환자가 죽게 될지라도 '환자는 의학적 치료를 거부하거나 받고 있던 치료를 중단할 수 있는 권리가 있다'고 일관되게 판결해왔다. 의사결정 능력이 없는 환자에 대해서는 환자의 바람에 대한 분명하고 납득할만한 증거가 요구된다. 그러한 증거로는 사전연명의료의향서(advance directives)나 의료진과의 협의 또는 환자가 자신의 대리인 의사에 따른다는 확실한 정보 등이 있다. 현재까지 미국의 어떠한 법원도 환자나 대리인의 요청에 따른 연명의료 중단으로 사망한 환자의 사례를 두고 잘못된 사망이라거나 의사에게 살인의 책임이 있다고 판결한 적이 없다.

윤리 측면

  윤리 측면에서 연명의료의 유보와 중단의 차이는 없다. 1983년, 〈의학, 의생명 및 행동과학 연구에서의 윤리적 문제에 관한 대통령 위원회〉는 '연명의료 포기 결정: 치료 결정에 있어 윤리적, 의학적, 법적 논쟁에 관한 보고서'라는 제목의 보고서를 발행했다. 이 보고서에서 위원회는 연명의료의 유보와 중단은 결국 같은 결과를 초래하기 때문에 이를 구분하지 않았다. '환자의 자율성 존중의 원칙'에 의하면 환자는 의학적 치료를 시작하거나 유지하거나 중단할 권리를 갖는다. 악행금지 원칙에 따라 환자나 대리인은 자신들이 생각하기에 치료로 얻는 잠재적인 이득보다 환자에게 주어지는 부담이 더 크다면 환자에게 행해지는 원치 않는 치료로부터 환자를 보호해야만 한다. 미국의학협회, 미국마취과학협회, 해이스팅 생명윤리센터(The Hasting Center), 그리고 수많은 의학협회에서는 이러한 원칙을 지지하고 있다. 연명의료의 유보와 중단에서 윤리적인 구분이 없다는 것을 이해하는 것은 연명의료를 논의하는 데 필수적이다. 만성적이고 심신을 쇠약하게 하는 질병으로 고통 받게 되거나 인공호흡기에 의존하게 되는 것을 원하지 않는 많은 환자들은 결과를 받아들일 수 있을 정도의 치료는 여전히 원할 수도 있다.

만약 어떤 환자가 의도한 목표를 달성할 수 없는 치료를 중단할 수 없는 상황이라면, 환자는 자신의 의지와 무관한 치료를 견뎌야 할 수밖에 없다. 치료를 중단하겠다는 결정을 내리는 것이 불가능할 경우에는 특정한 치료를 시작할지 말지를 결정하는 데에 있어서 중대한 영향을 미치게 된다.

윤리적 측면과 법적 측면에서 치료 유보와 중단이 동등하다는 것에는 광범위한 의견 일치가 있는 반면, 문화적 측면이나 종교적 측면에서는 그렇지 못하다. 따라서 의료인들이 문화적, 종교적 이슈를 잘 이해하고 연명의료에 관한 토의와 의사결정에 이를 포함하는 것이 중요하다.

종교적 관점

종교적 관점에 대하여 살펴보면 먼저 가톨릭에서는 생명이 신으로부터 받은 선물이고 인간은 자기 신체의 주인이 아니라 관리인이라고 설명한다. 자살이나 조력자살, 안락사는 가톨릭에서 금지되어 있다. 가톨릭를 믿는 환자는 생명을 유지하기 위한 일반적이지 않은(extraordinary) 방법은 거절할 수 있지만 일반적인 방법의 치료는 받아야 할 의무가 있다. 생명을 유지하기 위한 일반적인 방법이란 대개 "이득에 대한 합리적인 희망을 제공할 수 있고, 극심한 고통이나 다른 어떤 불편함 없이 이용할 수 있는 의약품, 치료법, 수술"을 일컫는다. 일반적이지 않은 방법이란 "과다한 비용, 고통이나 어떠한 종류의 불편이 없이는 얻을 수 없거나, 가능하더라도 이득을 합리적으로 기대할 수 없는 의약품, 치료법, 수술"이라고 정의하고 있다. 가톨릭 신앙을 가진 말기 환자에게, 만약 환자가 가족이 그 방법이 일반적이지 않은 것이라고 판단한다면, 연명의료를 유보하거나 중단하는 것이 용인된다. 그러한 치료에는 심폐소생술, 인공호흡기, 인공심박동기, 체내 삽입형 세동제거기, 심실 보조장치 등이 있다. 급식 영양관을 통한 수분 및 영양공급은 일반적인 것으로 간주된다. 만약 환자가 영양관을 통한 영양 공급을 견디지 못하거나 불편함을 많이 느낀다면 의료진은 이를 중단할 수 있다. 미국 주교회의에 따르면 연명의료를 시작하거나 중단하는 문제의 경우 의사결정 능력이 있는 환자에 의한 자율적이고 숙고에 의한 판단이라면, 그것이 가톨릭 교리에 반하지 않는 이상 존중받아야 하고 따라야 한다.

유대교의 의료 윤리는 유대교의 율법(할라카)을 기반으로 한다. 미국의 법과는 다르게 유대교 율법은 연명의료를 유보하는 것과 중단하는 것을 구분하고 있다. 여기서 우리가 알아야 할 것은 유대교는 정통파, 보수파, 개혁파로 나뉠 수 있는 데, 각 종파들이 유대교 율법을 다른 각도로 바라본다는 것이다. 정통파에서는 치료를 유보하는 것과 중단하는 차이를 분명하게 구분한다.

유대교 율법은 인간 생명의 가치를 중시하며 자살이나 의사조력 자살, 안락사를 금지하고 있다. 할라카는 연명의료를 유보하는 것과 중단하는 것을 서로 구분하고 있다. 일단 시작을 했을 경우 인공호흡기와 같이 지속적으로 이루어지는 치료는 중단해서는 안 된다. 투석과 같은 간헐적인 치료는 개별적인 치료로 간주한다. 그래서 투석은 환자가 스스로 부담이 너무 크다고 느낀다면 치료를 지속할 수 없다고 결정하는 것이 허용된다. 이러한 구별로 인하여 종종 유대교인들은 치료가 가능한 병에 걸렸을 때 나중에 인공호흡기 때문에 "꼼짝도 못하게 되는" 상황이 두려워 기도 삽관을 거부하기도 한다*.

미국에서는 이런 문제들을 문제들은 종종 환자나 환자 가족에게 조언을 해줄 수 있는 랍비들의 도움으로 결정한다. 이스라엘 정부는 이 문제를 좀 다르고 다소 창의적인 방법으로 처리하였다. 2008년에 제정된 이스라엘 '임종 환자법'은 인공호흡기에 타이머를 설치하도록 하여 인공호흡을 지속적 치료에서 개별적 치료로 전환시켰다. 만약 환자가 더 이상 인공호흡기의 도움을 받는 것을 원하지 않

---

* 적극적인 치료의지와 함께 생명을 연장할 수 있는 방법이 있고 회복 가능성이 있는 경우라도 모든 것을 정확하게 예측할 수 없는 의학의 불확실성 때문에, 의도치 않게 모든 치료가 실패하고 단지 '인공호흡기'에 의존하는 연명의료의 상황에 처할 수 있다. 이 때 환자가 원하지 않는 '인공호흡기'를 중단할 수 있는 법제도 또는 사회적 합의가 마련되어 있지 않다면 환자는 회복 가능한 치료조차 주저하게 된다. 우리나라의 경우도 이와 같다.

고 편안한 다른 치료를 시작할 수 있다면, 인공호흡기는 자동적으로 중지되도록 할 수 있다. 인공호흡을 다시 시작하지 않는 것이 연명의료 유보로 인식될 수도 있으나 유대교 율법에서는 인정된다.

이슬람교에서 임종기†의 문제들에 관한 관점은 종파, 신앙 정도에 따라 다양하다. 일반적으로 연명의료가 무의미하거나 환자를 고통스럽게 하거나, 환자의 상태를 개선할 가능성이 없고 단지 생명을 조금 연장하는 것일 뿐이라면, 연명의료를 중단하거나 유보하는 것을 허용하고 있다. 결정은 대개 환자 가족, 의료진, 지역 종교 지도자들이 함께 한다. 안락사, 자살, 의사 조력자살은 언제나 금지한다. 이슬람교에서는 환자가 곡기를 중단하고 죽음에 이르는 것을 허용하지 않으므로 영양공급은 항상 이루어져야 한다.

이 주제에 대해 각 종교와 문화마다 서로 다른 믿음 체계를 갖고 있으므로, 환자 및 가족들과 효율적인 의사소통을 확립하기 위해서 각 문화를 잘 이해해야 한다.

인식의 차이

연명의료를 중단하거나 유보하는 것 사이에 윤리적, 법적 구분이 없다 할지라도, 감정적 구분은 분명히 존재한다는 점을 상기할 필요가 있다. 1999년 영국의사협회는 "환자뿐만 아니라 많은 의료 전문가들이 연명의료 중단과 유보 사이의 감정적 차이를 느낀다"고 하였다. 연명의료를 중단할 때 마치 환자를 포기하거나 버리는 것과 같은 부정적 느낌이 드는 것과 일맥 상통한다. 몇몇 저자들은 치료 중단에 관한 이러한 망설임을 윤리시험에 통과하지 못한 것 같은 감정적 반응 같은 것이라고 떨쳐내 버리려 하지만, 이런 생각은 환자 가족들과 소통하는 과정에

---

† 'End-of-life'를 말기, 종말기 등 여러 가지로 번역하고 있으나, 이 Chapter에는 '임종기'로 표현하였고 이는 대한의학회나 외국의 문헌에서 정의하는 '말기'와는 의미가 다를 수 있다.

서 바람직하다고 볼 수는 없다.

2000년, Donna Dickenson은 영국과 미국의 의료진을 대상으로 임종기 결정 태도에 대한 설문조사를 하였다. "치료중단과 유보가 윤리적으로 동등한 문제라고 생각하는가?"라는 질문에 대해 영국 간호사의 단지 20%가 같다고 '동의' 또는 '강한 동의'라고 답하였고, 62% 정도는 '동의하지 않거나 같지 않다'고 강력히 부정하였다.

미국 의료진의 경우, 연명의료 중단과 유보 사이의 윤리적 차이가 없다는 것에 '동의' 또는 '강한 동의'가 간호사에서는 27%, 내과 의사 43%, 외과 의사 38%, 인턴 44%였다. 미국의 설문조사 참여자 1,446명중 34%만이 치료를 시작하지 않는 것과 치료를 중단하는 것이 윤리적으로 다르지 않다는 데에 동의하였다.

일반적으로 용인되는 생명윤리적 이해와 감정적 신뢰 체계에 관한 의료진 사이의 명백한 불일치는 임종기에 관하여 가족들과 대화를 나누는 데 어려움이 발생하는 문제를 일부 설명해준다. 의료진들이 비록 자신의 개인적 편견을 최소화하려고 노력할지라도, 그들 스스로 치료중단이 윤리적이라고 생각하지 못한다면 환자 가족들이 망설임을 극복하도록 돕지 못한다.

그렇다면 연명의료 중단과 유보는 다른 것일까? 대부분의 서구 윤리학자들은 두 가지가 도덕적으로 같다는 것에 동의한다. 미국에서는 의사결정 능력이 있는 환자들은 모든, 어떠한 치료라도 중단할 수 있는 법적 권리를 가지며, 의사결정 능력이 있는 환자가 치료를 중단하기를 원했다는 확실한 증거가 있다면 대리인들도 환자의 치료를 중단할 수 있는 법적 권리가 있다. 그러나 문화적, 감정적으로는 치료중단과 치료유보 사이에는 상당한 차이가 있다. 환자 가족들과 면담을 효과적으로 진행하려면 환자와 가족들의 문화와 감정적 믿음 체계를 이해해야만 한다. 의료진들이 환자와 가족들에게 그들의 개인적 편견을 부적절하게 심어주지 않도록, 치료중단에 대한 자신의 감정적 반응을 인식하는 노력도 필요하다. 이런 어려운 논의를 다룰 때 가족, 의료진, 적절한 영적, 종교적, 문화적 지지자들이 함께 의사결정을 하는 것이 가장 좋은 접근법이 될 것이다. 완화의료 전문가들의 참여 역시 많은 도움이 될 것이다.

참고문헌

1. British Medical Association. Withholding and Withdrawing Life Prolonging Medical Treatment: Guidance for Decision Making, 1999. *British Medical Journal Books: London, UK.*

2. *Cruza*n v. Director, Missouri Department of Health, 110 SCt 2841,1990.

3. Dickenson DL. Are medical ethicists out of touch? Practitioner *attitudes in the US and UK towards decisions at the end of life. J Med Ethics.* 2000;26:254-60.

4. *Kelly DE Medical Care at* the End of Life, A Catholic Perspective. Washington, DC: Georgetown University Press; 2006: Chapter 1, 3-4.

5. Luce JM. End-of-life decision making in the Intensive Care Uit. Am J Respiratory and Critical Care Medicine. 2010;182:6-11.

6. *Presidents Commission for the Study of Ethical Problems in Medicine and Biomedical and Behavioral Research. Deciding to Forgo Life-Sustain*ing Treatment: A Report on the Ethical, Medical, an*d Legal Issues in Treatment Decisions. Washington, DC: US Government Printing Office; 1983.*

7. United States Conference of Catholic Bishops. Ethical and Religious Directives for Catholic Health Care Services, Fifth Edition, Part 5: Issues in Care for the Seriously HI and D*ying. USCCB;* November 2009.

08

인공영양과 수분공급은 중단할 수 있는가*

임종기 환자에서 인공영양과 수분공급에 관해 논란이 있다. 중환자에게 조기 영양 공급은 환자의 예후를 개선하고 감염률을 낮추었다고 알려져 있다. 따라서 인공영양과 수분공급의 유보 혹은 중단은 임종기를 논의할 때 쟁점이 된다.

인공영양과 수분공급

(미국에서) 인공영양과 수분공급은 항생제 치료, 기계 환기, 혈액투석과 같은 의학적 처치에 속하고 의학적으로 적절하다면 법적 혹은 윤리적으로 중지하거나 유보할 수 있다.

인공영양과 수분공급은 비경구적 방법(total parenteral nutrition, TPN) 또는 비위관과 같은 튜브를 사용하여 위장관으로 투여하는 방법과 위루관 영양(PEG) 혹은 수술적 방법으로 위관이나 공장관 같은 영양관을 삽입하는 방법이 있다. 완전히 똑같은 의미는 아니지만, 여기에서는 모든 수술적 방법을 이용하여 관을 삽입

---

* 2016. 2. 3일 제정된 우리나라의 호스피스·완화의료 및 임종 과정에 있는 환자의 연명의료 결정에 관한 법률(약칭: 환자연명의료결정법)에서는 제3조 연명의료중단 등 결정의 이행, 제19조(연명의료중단 등 결정의 이행 등) ②항 연명의료중단 등 결정 이행 시 통증 완화를 위한 의료행위와 영양분 공급, 물 공급, 산소의 단순 공급은 시행하지 아니하거나 중단되어서는 아니 된다라고 있음. 이 단원의 내용은 미국 중환자의학회의 의견임을 명시하는 바임(Society of Critical Care Medicine, exclusive of U.S. Government material).

하는 것을 위루관 영양(PEG)으로 칭하고자 한다. 영양 공급을 위해 튜브를 삽입하는 경우와 인공영양과 수분공급을 시작하는 경우 이러한 의학적 처치의 위험성과 장점에 대해서는 환자나 가족과 상의해야 한다. 급성기에는 단기간 인공영양과 수분공급이 생명을 연장할 수 있는 것으로 알려져 있다.

임종기 인공영양과 수분공급

현재까지 연구에서 인공영양과 수분공급은 임종기 환자의 생명을 연장하거나 합병증을 예방하지 못하는 것으로 알려져 있다. 임종기 환자에게 인공영양과 수분공급을 하는 것은 비경구적 영양법(즉, 경정맥 투여; 역자)의 결과로 나타날 수 있는 패혈증이나, 장관영양의 결과로 발생할 수 있는 욕창과 피부 손상, 수분 과잉과 같은 합병증을 증가시킬 수 있다. 환자가 영양공급 튜브나 정맥 라인을 뽑는 것을 방지하기 위해 환자의 신체를 억제하면 환자의 움직임을 제한하고 피부손상을 유발할 수 있다.

PEG 튜브를 삽입 후 환자들의 병원 내 사망률이 높은데 이는 환자들의 대부분은 이미 사망에 가까워지고 있었고, 수술적 처치가 득이 없으며 악영향을 미칠 수 있음을 의미하는 것일지도 모른다. 치매 증상이 상당히 진행된 환자에게 인공영양과 수분공급은 생명 연장의 효과를 보이지 않으며 합병증을 일으킬 수도 있다.

가족, 간병인, 의료인은 종종 환자의 갈증이나 배고픔에 대해 걱정한다. 그러나 임종 상태의 환자들은 배고픔을 느끼는 일도 없고 열량 공급이 필요하지 않다. 편안한 영양섭취는 임종기 환자 돌봄에서 중요한 부분이다. 환자가 느끼는 갈증은 수분 공급이 아닌, 구강 관리를 통해 해결할 수 있다.

인공영양과 수분공급에 대한 논의

인공영양과 수분공급을 결정하는 일은 사회적·종교적 배경과 관련 있다. Kelly DF.는 가톨릭의 관점에서, Mackler A.는 유대교와 가톨릭의 관점을 비교한 바 있다. 환자와 가족은 임종기에 음식과 물을 제공하는 문제를 일찍부터 고민한다. 인공영양과 수분공급에 대한 위험과 이득을 논의하는 데 시간이 많이 소요되고 복잡하지만, 필요한 과정이다. 의사는 환자와 가족에게 시간을 들여 임종기 환자에서 인공영양과 수분공급의 의미를 충분히 설명하고, 이를 시행할 것인지에 대해 논의해야 한다. 이때 인공영양과 수분공급의 목표와 기대치를 설정하고 설명하는 것이 중요하다. 가족에게 환자가 굶주리고 있는 것이 아니며, 죽음의 과정에서 먹거나 마시지 못하는 것은 자연스러운 일이라는 것을 재확인시킬 필요가 있다. 만약 가족들이 결정 내리기 어렵다면 일시적인 인공영양과 수분공급이 도움이 될 수 있다. 일시적으로 인공영양과 수분공급을 하는 경우에도 사전에 기대와 목표가 명확해야 하며, 인공영양과 수분공급은 어느 시점에라도 중지할 수 있다는 것을 설명하는 것이 중요하다. 인공영양과 수분공급에 대한 고려는 사전연명의료의향서(advance directives, AD)[†]를 작성하거나 치료 목표를 상의할 때 꼭 포함하여야 한다. 이러한 상황에서 연명의료지시서(physician orders for life-sustaining treatment, POLST)가 도움된다. 이는 임종기라는 임상적 상황에서 환자와 가족이 원하는 바를 문서화 할 수 있어 의료진이 환자를 치료할 때마다 인공영양과 수분공급을 논의해야 하는 수고를 덜 수 있다.

[†] 우리나라의 '연명의료중단 등 결정법'에서는 엄밀히 사전의료의향서가 아니라 '사전연명의료의향서'라고 하고 있다.

요약

인공영양과 수분공급은 치료의 목표에 부합하지 못할 때 언제든 보류 또는 중지할 수 있는 의학적 처치(medical intervention)이다. 임종기 환자와 가족에게는 인공영양과 수분공급의 위험성과 제한적인 이익에 관해 설명해야 한다. 임종기에서는 치료의 목표를 분명히 하기 위해 완화의료팀 자문이 필요할 수 있으며, 편안한 음식섭취와 구강 위생관리가 환자의 존엄성을 유지하고 환자 돌봄에 중요하다는 점이 강조되어야 한다.

참고문헌

1. Kelly DF. *Medical Care at the End of Life, A Catholic Perspective.* Washington, DC: Georgetown University Press 2006.
2. Mackler A. *Introduction to Jewish and Catholic Bioethics: A Comparative Analysis.* Washington, DC: Georgetown University Press; 2003.

09

의료윤리 관점에서 생애 말기 통증 조절과 관리

　잠재적으로 임종기상태의 중증 환자는 중환자실에서 상당한 통증을 겪을 수 있다. 임종기 환자에게 통증을 겪게 하는 것이 윤리적이지 않지만, 적절한 통증 관리에 장애가 있는 것도 사실이다. 환자와 가족은 종종 진통제에 중독될 수 있다는 두려움을 갖는다. 의사는 객관적인 통증 증상이 진단적 가치가 있다고 믿는다. 환자가 질환 때문에 직접 결정에 참여하지 못하더라도 모든 결정에 있어 중추가 되어야 한다. 그러므로 중환자실에서의 환자 치료 목표를 초기에 설정하고 통증 관리에 대한 합리적인 계획을 세우는 것이 꼭 필요하다. 진통제를 주지 않는 것은 의료인의 의무인 통증 완화에 반하는 비윤리적 행위이다. 따라서 통증 완화에 최선을 다할 치료팀을 구성하는 것이 필수적이다.

　현대 완화의료의 원칙은 중환자실에서도 "통합 통증(total pain)"의 개념을 고려하는 것을 중시하고 있다. 통합 통증은 4개의 영역으로 구성된다: 신체적, 심리적(감정적), 영적, 사회적 통증이다. 중환자실이라는 고도로 복잡한 환경에서 환자는 모든 영역에서 고통받는다. 비록 중환자 전문의는 신체적인 통증에 초점을 맞추는 경향이 있지만 불안감, 우울감, 두려움 등은 다른 영역에 영향을 준다. 의료인은 전통적으로 이러한 영역에 접근하는 기술을 갖추고 있지 않기 때문에 최적의 치료를 위해 다학제팀(multidisciplinary team)이 필요하다. 완화 의료 서비스 자문과 협업이 이루어질 때 가장 효율적으로 치료가 이루어질 수 있다.

통증 조절 접근법

통증은 실제 또는 잠재적 조직 손상으로 인한 불쾌한 감각과 감정적 경험으로 정의된다. 중환자실에서 객관적으로 통증을 측정하기는 하지만, 통증은 항상 환자의 주관적인 경험이다. 통증은 질환 또는 기관삽관 때문에 의사소통할 수 없는 환자에게 있어 더욱 문제가 된다. 통증은 문화적으로 영향을 받을 수 있고, 의료인은 이러한 미묘한 차이에 민감해야만 한다. 임종기 즈음에 발생하는 신체적 통증은 중환자실 내에서 시행되는 처치로도 생길 수 있다. 신체적 통증은 전형적으로 통각수용통증(nociceptive pain)이나 신경병증통증(neuropathic pain)으로 대변된다. 급성 혹은 만성의 통각수용통증은 내장성과 체성 증상을 모두 포함한다. 만성 통증은 쉽게 확인되지 않을 수 있고 다양한 요인으로 발생할 수 있다. 임종에 가까워진 중증 환자는 급성과 만성 증상을 모두 경험할 수 있으며, 통증 조절 계획에는 이 두 가지 모두를 고려하여야 한다.

신체적 통증 조절을 위한 기본적인 약제는 마약성 약물이며 종종 다량이 필요하다. 전형적 급성 통증 관리와는 다르게 임종기의 통증 조절에는 장기간 사용할 약물과 용량 선택이 필요하다. 치료 계획을 수립할 때 치료의 실행 가능성과 투여 방식(경구 또는 비경구)에 따른 효과를 고려해야 한다. 또한, 약물의 반감기, 지속기간, 생체이용률, 활성 대사물을 고려해야 한다.

중환자실에서 임종기의 복합적인 통증 조절 방법으로 세계 보건 기구에서는 3단계 접근법(World Health Organization three-step ladder)을 제시한 바 있다. 단계적 접근에 있어 이 방법은 세 카테고리로 구성된다. 마약성, 비마약성(예, 비스테로이드성 항염증제) 그리고 보조 진통제(예, 나트륨 통로 차단제, 국소 마취제)이다. 이 체계에서 중환자실 수준의 치료가 필요한 대부분의 환자는 비마약성/보조 진통제 단독 치료인 1단계 이상을 요구할 수 있다. 일반적으로는 비경구 혹은 경구 모르핀, 정맥용 펜타닐 혹은 펜타닐 패치, 하이드로몰폰, 옥시코돈이 주로 사용된다. 용량은 체중, 나이, 장기 기능에 따라 정하고 효과에 따라 반드시 조절해야 한다. 표준 용량은 임종기에는 부적합할 수 있으며 통증이 지속되는 환자에게 진통제의 최대 허용 용량은 제한될 수 없다.

　오랜 기간 약물이 투여되면 환자는 마약성 진통제에 내성이 생길 것이다. 기간 내 약물 효과가 감소하면서 투여 용량이 증가하게 되면, 이는 질병 진행의 징후일 수 있다. 만일 마약성 진통제가 증량되는 경향이 조기에 확인된다면 중환자 전문의는 대응성 조절보다는 선행적으로 증량을 고려해야만 한다. 흥미롭게도 환자는 여러 이유로 마약성 진통제 증량을 꺼리기도 한다. 그들은 담대한 기분을 느끼며 "선의의 대결을 위한 투쟁"으로 마약을 거부하기도 할 것이다. 가족 앞에서 약물 용량을 높이는 것을 허용하는 데 당황스러움이나 부끄러움을 느끼기도 한다. 또, 환자는 신체적 의존을 염려할 수 있다. 그러나 그러한 잘못된 생각들을 떨쳐버리고 의존성과 내성을 구분하는 것이 중요하다. 마약을 처음 사용한 환자 중에 의존(즉, 중독)의 위험성은 약 0.1%로 추정된다. 마약을 남용한 적이 있는 환자에서도 중독의 위험성은 약 1% 정도에 그친다. 이 같은 환자의 경우 본인 혹은 가족의 태도가 매우 복잡하게 얽혀 있으므로 파악하는 데 시간이 필요하다.

　임종기에 복잡한 통증 치료를 위해서는 통증 전문가의 협진이 도움이 될 수 있다. 특히 완화 의료 전문의는 의료인들이 임종 과정을 이해하는 데 도움을 줄 수 있다. 이는 환자가 중환자실에 체류하는 동안 의료인이 좀 더 일찍 치료의 목표를 설정하거나 명확하게 하도록 하며, 통증 조절 계획을 세울 수 있도록 한다. 통증 치료는 환자의 선호도에 맞아야 하며 환자가 말한 치료의 목표와 일치해야 한다. 초기 증상은 이질통(통증을 유발하지 않는 자극에 의한 통증) 혹은 통각과민(통증을 일으키는 자극에 의해 유발된 통증 증가)의 징후를 포함할 수 있다. 호흡 곤란은 통증과 혼동될 수 있으며, 특히 질환이 상당히 진행된 경우 마약은 이 둘을 위한 훌륭한 치료제가 된다. 마약 중에서도 특별히 더 우수하다고 판명된 약물은 없으므로 다양한 치료를 고려해야 한다. 보조적 약물치료와 상상 요법이 있다. 신경병증성 통증을 위한 대체 약물로 캡사이신과 같이 바르는 약제가 사용될 수 있으며, 비경구성 비선택성 나트륨 통로 차단제 그리고 여러 항우울제(선택적 세로토닌 재흡수 억제제, 세로토닌-노르에피네프린 재흡수 억제제, 삼환계 항우울제)도 여기에 포함될 수 있다.

두려움

삶의 마지막 단계에서는 여러 치료에도 불구하고 환자는 심각한 통증을 반복하여 경험한다. 많은 의사가 통증 조절 교육을 충분히 받지 못하였고, 삶의 마지막 단계에서조차도 통증을 줄여주기 위해 충분한 용량의 마약을 사용하는 것을 꺼리고 있다. 가장 흔한 이유는 고용량의 마약 사용에 관한 규제와 소송을 의사가 두려워하기 때문이다. 결과적으로 통증을 충분히 치료하지 않게 되고, 흥미롭게도 이러한 태도가 반대로 소송으로 이어지게 된다. 통증을 충분히 치료하지 않는 것은 환자에 대한 무관심으로 여겨지므로 의사는 좀 더 익숙하게 적절한 통증 치료 전략을 시행할 수 있어야 한다. 통증 조절의 문화적인 측면까지 고려하지 않더라도, 다양한 문화에서 다양한 방식으로 통증을 받아들인다. 중환자실에 있을 때라도, 의료인은 환자의 문화적 차이를 고려하고, 통증 인지에 대한 각 개인의 선입견과 반응을 고려하여 환자를 평가하고 치료하여야 한다.

환자는 마약성 진통제와 통증 조절 약물에 대해 오해하고 있을 수 있다. 환자는 가장 좋은 약을 조기에 사용한 뒤 나중에 통증이 악화된다면 더는 효과 있는 약이 없을 것이라는 두려움을 느낄 수도 있다. 환자, 가족, 대리인이 이전의 중독이나 내성의 경험에 근거하여 복용량을 제한해달라고 할지도 모른다. 그러므로 초기에 통증을 평가할 때 환자의 두려움과 걱정을 평가하는 것이 필요하다.

통증 관리가 효과적이지 못할 때 기본 용량을 25%에서 100%까지 올릴 수 있다. 이렇게 추천했을 때 의사는 "공격적"이라고 느낀다. 평소 고용량의 마약성 제제를 처방하지 않는 일부 의사는 고용량의 마약 사용이 사망을 앞당길 수 있는 위험이 높고 금지되어 있다고 믿고 있다. 일부 의사는 이러한 결과가 마약성 진통제의 이차적이고 의도되지 않은 결과로서 "이중효과(double effect)"라고 알고 있다. 이중효과가 윤리적으로 성립하려면 잠재적으로 원치 않는 이차적인 효과가 있더라도 본디 이로운 결과가 있어야 한다. 의도하지 않은 효과가 유익한 효과를 위한 수단이 될 수 없다. 현실적으로 본다면 호흡부전이 발생하기 오래 전에 환자들은 전형적인 혼동, 의식 소실 같은 경고 징후를 보인다. 따라서 마약성 진통제를 사용하는 경우,

조기 사망의 위험도는 높지 않으며, 이중효과 원칙을 적용할 일도 없다.

의사결정과 특수한 상황

환자는 고용량의 마약성 진통제를 투여받는 동안 의사결정 능력(decision making capacity)이나 판단능력(competence)을 걱정하여 중요한 치료 결정을 미루는 경향이 있다. 의사결정 능력과 판단능력이라는 두 용어는 중요한 차이가 있다. 판단능력(competence)이란 의사결정의 성격과 잠재적 결과 모두를 이해하는 환자의 능력을 의미하는 법률 용어이다. 판단능력이 없는(incompetent) 환자들은 아마도 독립적으로 결정(의학적 또는 재정적 결정) 내리기 어려울 것이다. 의사결정 능력(decision-making capacity)은 판단능력이 있는 환자가 치료를 선택(치료 동의 또는 치료 거부)하는 경우이므로 구별하여야 한다. 치료 결정과 관련되는 의사결정 능력을 판단하는 책임은 의사에게 있으며 의사결정 능력은 시간에 따라 변화할 수 있다. 마약성 진통제를 다량으로 복용하는 동안에도 환자는 진통제의 선택과 단기 목표를 선택할 수 있지만, 장기적 목표에 도달하기 위한 절차나 장기 목표를 설정하기는 어렵다. 환자의 의사결정 능력을 매일 평가할 수 있는 도구도 있다. 환자의 의사결정 능력이 호전과 악화를 반복할 경우 대리결정자를 찾아야 한다. 가능하다면 환자는 통증 조절법과 치료 결정을 위한 의사결정 과정 중에 참여할 수 있어야 한다. 환자와 관련한 모든 대화는 의무기록에 상세히 기록하여야 한다.

고용량의 마약성 진통제 사용을 포함하여 적절한 통증 조절을 환자에게 교육하는 것은 의사의 의무이다. 마약성 진통제의 안전지침을 환자와 가족, 대리인에게도 알려주어야 한다. 심각한 통증이나 증상을 조절하기 위해서 다학제적으로 다양한 접근이 필요하다. 기관 삽관을 하지 않은 환자의 경우, 통증 조절이 잘 되고 있는지 반복하여 물어보고 평가하여야 한다. 기관 삽관을 한 얕은 진정 상태 환자의 경우, 환자의 표정과 활력 징후를 관찰함으로써 통증 조절을 평가할 수 있다. 검증된 통증 평가 척도는 아동과 성인 모두에게 적용할 수 있다. 단, 나이가 너무 어리거나 많은 환자에게는 특별한 주의가 필요하다. 소아에서는 성장 단계, 통증에 대한 이해나 소아가 받아들이는 의미를 주의 깊게 판단하여야 한다. 소아에서는 이전 성장 단계로 퇴행하는 반응이 있을 수 있다. 노령의 환자를 평가할 때는 인지장애와 다른 동반 질병으로 판단에 혼란을 겪을 수 있다. 치매 환자들은 통증을 느껴도 자신의 필요를 전달하거나 소통하지 못할 수 있다. 가족, 간병인은 환자가 무엇을 말하고자 하는지 더 주의 깊게 살펴보아야 하고 이는 통증을 평가하는 좋은 자료이다. 노쇠한 환자들은 신장기능이 떨어지고 대사물질 축적의 위험성이 있어 마약 처방량을 조절할 필요가 있다.

마약은 가려움증, 변비 같은 부작용을 유발할 수도 있다. 일부 환자와 가족은 마약 용량을 증량할 때 졸린 증상을 걱정하는 반면, 걱정 없이 쉽게 받아들이는 사람들도 있다. 보조 약제를 함께 사용하여(예: chlorpromazine) 마약 투여용량을 줄일 수도 있다. 장운동 약물이나 항히스타민제를 사용하면 변비와 가려움증에 도움이 될 수도 있다. 불안감의 경우 벤조다이아제핀(예: 로라제팜이나 미다졸람)을 사용하거나 가능하다면 중환자실에서 조용한 환경을 만들면 경감될 수 있다. 약제 또는 질병에 의한 섬망은 신경이완제(예: 할로페리돌)로 조절할 수 있다. 통증과 더불어서 심각한 불안감을 호소하는 환자에게는 안정제 투여를 상황에 따라 고려할 수 있다. 그러나 통증 경감을 위해 신경 근육 차단제(NMB)를 사용하는 것은 윤리적으로 받아들여지지 않는다.

요약

임종기 통증 조절은 복잡하다. 다양한 치료적 접근과 완화 의료진과의 조기 상담으로 환자에게 적절한 지원을 제공할 수 있다. "통합 통증(total pain)"의 개념을 적용하면 중환자실 의료진의 수고를 덜어줄 것이다. 소아, 노인 환자 등 의사 결정 능력이 없는 환자는 세심한 주의가 필요하다.

참고문헌

1. Bates MS, Rankin-Hill L. Control, culture and chronic pain. Soc Sri Med. 1994; 39:629-45.

2. Breuer B, Fleishman S, Cruciani R, et al. Medical oncologists' attitudes and practice in cancer pain management: a national survey. J Clin Oncol. 2011; 29:4769-75.

3. Fishbain D, Cole B. What percentage of chronic nonmalignant pain patients exposed to chronic opioid analgesic therapy develops abuse, addiction, or aberrant drug-related behaviors? A structured evidence-based review. Pain Med. 2008; 9:444-59.

4. Jennings AL, Davies AN, Higgins JP, et al. Opioids for the palliation of breathlessness in terminal illness. Cochrane Database Syst Rev. 2001; (4): CD002066.

5. Stieg RL, Lippe P, ShepardTA. Roadblocks to effective pain treatment. Med Clin North Am. 1999; 83:809-21.

6. World Health Organization. WHO's pain ladder for adults. http://www.who.int/cancer/palliative/painladder/en/index.html. Accessed June 1, 2013.

10

무익한(Futile) 치료 요구에 대응하는 방법

    미국 중환자실에서 사망하는 환자의 대부분은 심폐소생술로 회복하지 못하여 사망하기보다는 치료를 중단하거나 유보하는 결정에 따라서 사망하게 된다. 대부분의 경우, 환자나 환자 대리인과 의료진은 치료를 지속함으로써 얻는 이익보다 부담이 더 커질 때가 언제인지 상의하게 된다. 어떤 경우에는 의료진이 치료가 장기적으로 이익이 없다고 판단하더라도 환자나 환자의 가족이 치료를 계속하기를 원하는 경우도 있다. 임상의는 종종 이런 경우를 "무익한(futile)" 치료로 묘사한다. 환자가 임상적 적응증이 없는 수술적 치료나 약물을 요구할 수 없다는 것이 일반적이지만, 치료가 도움이 되지 않을 것이라고 서로 합의가 이루어진 경우를 제외하고는 중환자실에서 생명연장 치료를 시행해야 한다는 것이 기본적인 가정이다. 인공호흡기 혹은 심폐소생술을 시작할지에 대한 결정은 급박하거나 불확실한 상황에서 이루어지고, 심지어 치료를 지속할지에 대한 논의가 나중에 이루어지는 경우가 있으므로 서로 합의가 이루어진 경우를 제외하고는 이러한 가정은 적절하다고 볼 수 있다.

정의(DEFINITION)

    수년간 "무익함(futility)"을 정의하기 위해 많은 시도가 있었지만, 이는 생각보다 어려운 문제이다. 가장 간단한 형태로, "생리학적인 무익함(physiological futility)"은 목표를 이룰 가능성이 없는 치료를 말한다. 심폐소생술에 반응이 없는 경우에도 이를 지속하려는 노력이 하나의 예이다. 이런 상황에서, 지속적인 노력에도 더 이상 회복 가능성이 없는 시점을 결정하는 것은 의료진에게 달려 있다. 의료진이 심폐소생술을 중단하는 것을 받아들일지에 대하여 가족에게 확인할 필요는 없다. 오히려, 가족들에게 가능한 모든 치료가 시도되었고 불행히도 성공하지 못하였다고 동정심을 가지고 알려야 할 것이다. 대부분 진행 중인 치료가 제한된 시간 동안만 생명을 유지할 수 있을 때 '무익'에 대한 논쟁이 발생한다. 그러나 의료진은 일반적으로 치료가 성공적으로 지속될 가능성이 거의 없거나 최종적으로 삶의 질을 보장해줄 가능성은 희박하다고 본다.

양적 무익함(quantitative futility)은 치료를 통해 장기적으로 성공할 확률이 매우 낮다는 개념이다. Schneiderman과 Jecker 등은 이런 종류의 무익한 치료란 100명의 유사 환자에게 시행했을 때 성공하지 못할 경우를 양적 무익함이라고 정의하였다. 다시 말해, 성공률이 1% 미만인 치료이다. 임상의가 결과를 정확하게 예측할 수 있도록, 동일한 임상적 상황에 있었던 환자를 자주 경험하는 것이 필요하지만 실제로 이런 경우는 드물다. 게다가, 일부 환자와 가족은 성공할 가능성이 아무리 낮더라도 가능한 한 시도를 해보기를 원하는 경우가 많다. 질병의 중증도 평가가 환자의 회복률을 예측하기 위해 가끔 사용되기도 하지만, 그러한 점수는 인구 집단을 기반으로 만들어졌기 때문에 개개인의 결과를 예측하기에 정확하지 않을 수 있다.

한편 질적 무익함(qualitative futility)이란 치료를 함으로써 생명을 지탱하거나 심폐기능을 안정화할 가능성이 있기는 하지만, 의료진의 입장에서는 회복되더라도 삶의 질이나 기능 수준이 너무 열악하여 지속적인 치료를 부담할 가치가 없다고 생각될 때를 뜻하는 개념이다. 다시 말해, 치료의 무익함에 대한 결정에는 가치 판단이 요구되고, 때때로 받아들일 수 있는 장애의 정도에 대하여 가족의 의견과 의료진의 견해에 차이가 존재하기도 한다. 가족은 의료진의 예측이 맞다고 단순히 믿지 않기 때문에 이전 경험에만 의존하지 말고 문헌을 통해 사실을 확인하는 것이 중요하다.

과정에 따라 해결하기

무익함(futility)은 정의하거나 예측하기 어려우므로, 무익한 치료를 규정하기보다는 논쟁 해결을 위한 공정한 과정을 만드려는 노력이 지속되고 있다. 가장 대표적인 것은 텍사스주의 사전의료의향서 법안이다(Texas Advance Directive Act)*. 법안은 특정한 상태(조건)에 이를 경우 의사와 의료기관이 이득이 없는 치료는 유보하거나 중단하는 것에 대해 면책권을 제공한다. 이 과정에는 환자나 대리인에게 치료 중단이나 유보하는 단계가 시작된다는 것을 공식적으로 알리는 것, 기관윤리위원회의 검토의견, 다른 의사 또는 의료기관으로 전원을 요청할 수 있는 선택권, 생명연장치료를 중단하기 전 숙고 기간이 포함된다. 아직 이러한 정책의 세부적인 내용(예를 들어, 숙고기간이 너무 짧다는 의견)과, 그러한 상황에서 일개 기관에 너무 많은 권한을 주는 데 대한 공정성 논란이 있지만, 적절한 보호 장치가 있을 경우에 임상 의사의 판단이 환자나 가족의 선호보다 우선시되어야 한다는 개념은 매우 중요하다. 다른 주와 기관들도 유사한 정책을 만들어내고 있다.

협의 구성하기

대부분 사례에서, 다루기 힘든 다툼이나 법적 분쟁이 애초에 발생하지 않도록 하는 것이 좋다. 적절한 의사소통을 위해 시간을 할애하고, 환자에게 최선이라고 간주하는 것을 근거로 결정이 이루어진다는 점을 강조하며, 일부 치료가 유보되거나 중단된다 하더라도 어떠한 치료들을 계속해서 제공할 것인지에 대화의 초점을 맞추면 협의에 실패하는 경우를 막을 수 있다. 인공호흡기 중단 결정으로 가

---

* 우리나라 법안(법률 제14013호, 2016.2.3 제정)에서는 '사전연명의료의향서'로 지칭하고 있다.

족이 그들의 사랑하는 사람을 "포기"하는 느낌이 들어서는 안 된다. 침습적 치료에 대해 의논할 때 "모든 것을 한다"는 표현이나 환자의 편안함에 초점을 맞춰 의논할 때 "아무것도 하지 않는다"와 같은 표현을 사용하는 것은 피하는 것이 좋다. 대부분의 가족은 사랑하는 사람을 돕기 위해 가능한 모든 것을 다 했다고 느끼고 싶어 하므로, 침습적인 중환자실 치료를 "모든 것"으로 표현하게 되면 가족은 환자를 위해서 이 방법을 추구할 필요가 있다고 느낄 수 있다. "이와 같은 상황에서 어떤 가족은 환자가 편안하게 느끼도록 하는 데 초점을 두고 선택을 합니다."와 같은 언어를 사용하여 걱정에 휩싸인 가족 구성원들로 하여금 그들이 잘못되거나 불합리한 의사결정을 하는 것이 아님을 느끼게 해준다.

이와는 다르게 결과가 비교적 확실한 경우, 짧은 시일 내 사망이 예상되는 경우, 치료의 부담이 높은 경우에는 의사가 좀 더 지시적인 입장을 취하는 것이 합당하다. 의사는 이러한 상황에서 의사의 권고사항을 제공해줄 수 있고, 만약 가족이 책임을 지는 것을 불편해한다면 의사의 권고사항을 따르는 능동적인 결정을 하도록 요구하는 대신 이의를 제기할 기회를 줄 수도 있다. 이러한 상황에서 의사가 최선의 선택이라고 여겨지는 결정으로 환자나 가족을 함께 이끄는 것은 환자중심접근(patient-centered approach)이라고 할 수 있다. 단 이는 환자나 가족이 계획에 대해 충분한 설명을 제공받고 의사의 지도를 받아들일 의향을 보인 경우에 해당한다. 가족이 치료를 제한하거나 중단하자는 의사의 권고 사항에 불쾌감을 나타낸다면, 의사가 한시적이지만 진행 중이거나 더 강화된 치료에 동의하는 것이 가족의 신뢰를 유지하는 데 도움이 된다.

의료비용

의사는 의료자원의 신중한 관리인이어야 하고 고비용 혹은 자원 집중적 치료를 실행에 옮기기 전에 높은 근거 수준의 임상효과가 있는지 확인해야 한다. 일례로, 모든 심정지 환자에게 체외순환막형산화요법†을 적용하는 것은 합당하지 않다. 일부 환자에서는 질병의 과정이 가역적일 가능성이 매우 낮아서 이러한 치료를 시도할 명확한 적응증이 없다. 치료 과정이 공정하다고 담보된다면 의료진은 환자가 합당한 치료 후보인지 결정할 수 있다. 그러나 대부분의 "표준적인" 중환자실 치료의 경우, 의사는 일반적으로 환자 옆에서 비용을 고려하고 싶지 않아 한다. 따라서 의사에게 개별적 상황에 따라 판단하도록 요구하기보다 특정 상황에 적절한 치료비용이 얼마일지에 대해 사회적으로 또는 (보건의료)시스템에 따라 결정하도록 하는 것이 바람직하다. 물론, 많은 중환자실 의료진은 자원이 제한된 환경에서 일하고 있으며, 이러한 환경에서 자원은 좋은 결과를 기대할 수 있는 환자에게 제공되어야 한다고 주장하는 것이 합리적이다. 미국에서는 장기 배분과 같은 상황에서 이러한 주장이 고려되는 반면, 일부 국가에서는 기계 환기를 회복의 기회가 있는 사람에게만 제공하기도 한다. 분쟁 해결과 의료진 지원에 있어 종종 시간이 가장 좋은 방법이 될 때도 있다. 시간이 경과되면 환자나 가족은 상황이 심각하다는 것을 알게 되고, 환자의 질병 경과도 명확해진다. 때때로 환자는 예상치도 못하게 회복하기도 한다. 만일 환자나 가족이 치료가 도움이 될 것 같지 않다는 의사의 결정을 받아들일 의향이 없다는 것이 확실해지면, 의견의 차이를 인지하고 환자가 좋아지거나 나빠지는 것을 살펴볼 며칠 간의 시간적 여유를 준 후 다시 상의하자는 계획을 세우는 것이 합리적이다. 분쟁을 해결하기 위해서 추가적인 자원이 필요할 때는 윤리위원회나 분쟁조정서비스가 도움이 될 수 있다. 사회복지사, 사제 또는 완화의료팀의 도움을 받아 심리사회적 지원을 제공한다면 신뢰를 형성하고 의료진과의 관계를 바로잡는 데 도움이 된다. 또한, 의료진이나 간호진 중에서 주 팀 구성원을 정하여 환자나 가족과 가급적 많은 대화를 시도하게 한다면 논의의 연속성을 위해 매우 도움이 된다. 환자나 가족이 어

---

† ECMO(extracorporeal membrane oxygenation)을 건강보험심사평가원에서는 체외순환막형산화요법이라는 용어로 통일하기로 하였다. 원문에서는 Extracorporeal life support라고 기술하고 있다.

려운 상황에서 큰 고통과 부담을 견디고 있는 동안 의료진 역시 자신들이 이롭다고 믿지 않는 치료를 제공할 때 힘들어 할 수 있다는 것을 아는 것이 중요하다. 이러한 이유에서 의료진을 지원하고 debriefing 모임도 중요할 수 있다.

요약

원활한 의사소통은 잠재적으로 이로움이 없는 치료를 둘러싼 대부분의 갈등 상황을 해결하는 핵심요인이다. 의료진은 신뢰를 형성하기 위해 노력하고, 확정적인 자세를 피하고, 팀의 주요 관심사는 환자의 안녕이라는 것을 환자와 가족에게 확신시켜야 한다. 이 과정에서는 의료인의 인내심이 종종 요구된다. 그러나 의료인이 환자와 보호자와 원만한 관계를 형성하고 환자나 보호자가 치료나 예후에 대한 안내를 필요로 할 때 적절히 제공한다면, 무익한 치료를 지속하는 일이나 분쟁을 줄일 수 있다.

참고문헌

1. Barnato AE, Arnold RM. The effect of emotion and physician communication behaviors on surrogates' life-sustaining treatment decisions: a randomized simulation experiment. Crit Care Med. 2013;41:1686-91.

2. Burns JP, Edwards J, Johnson J, et al. Do-not-resuscitate order after 25 years. Crit Care Med. 2003; 31:1543-50.

3. Clark JD, Dudzinski DM. The culture of dysthanasia: attempting CPR in terminally ill children. Pediatrics. 2013; 131:572-80.

4. Consensus statement of the Society of Critical Care Medicine's Ethics Committee regarding futile and other possibly inadvisable treatments. Crit Care Med. 1997; 25:887-91.

5. Curtis JR. The use of informed assent in withholding cardiopulmonary resuscitation in the ICU. Virtual Mentor. 2012;14:545-50.

6. Feudtner C, Morrison W. The darkening veil of "do everything." Arch Pediatr Adolesc Med. 2012; 166:694-5.

7. Fine RL, Mayo TW. Resolution of futility by due process: early experience with the Texas Advance Directives Act. Ann Intern Med. 2003;138:743-6.

8. Houston S, Casanova MA, Leveille M, et al. The intensity and frequency of moral distress among different healthcare disciplines. J Clin Ethics. 2013; 24:98–112.

9. Kon AA. Informed nondissent rather than informed assent. Chest. 2008; 133:320-1; author reply 321.

10. Meadow W, Pohlman A, Frain L, et al. Power and limitations of daily prognostications of death in the medical intensive care unit. Crit Care Med. 2011; 39:474-9.

11. Medical futility in end-of-life care: report of the Council on Ethical and Judicial Affairs. JAMA. 1999; 281:937-41.

12. Prendergast TJ, Luce JM. Increasing incidence of withholding and withdrawal of life support from the critically ill. Am J Respir Crit Care Med. 1997;155:15-20.

13. Prendergast TJ, Puntillo KA. Withdrawal of life support: intensive caring at the end of life. JAMA. 2002; 288:2732-40.

14. Quill TE, Arnold R, Back AL. Discussing treatment preferences with patients who want "everything." Ann Intern Med. 2009; 151:345-9.

15. Schneiderman LJ, Jecker N. Futility in practice. Arch Intern Med. 1993;153:437-41.

16. Truog RD. Is it always wrong to perform futile CPR? N Engl J Med. 2010; 362:477-9.

17. *Truog RD. Tackling* medical futility in Texas. N Engl J Med. 2007; 357:1-3.

18. White DB, Pope TM. The courts, futility, and the *ends* of medicine. JAMA. 2012; 307:151-2.

19. Zier LS, Burack JH, Micco G, et al. Surrogate decision makers' responses to physicians' predictions of medical futility. *Chest*. 2009; 136:110-7.

11

사전연명의료의향서*
(Advance directive)

사전연명의료의향서는 자신의 의료선택에 관한 지시이다. 사전연명의료의향서는 문서로 기록하는 것이 이상적이나 구두로 전달되기도 한다. 사전연명의료의향서는 개인이 일시적이거나 영구적인 질병, 사고로 인하여 의사결정을 할 수 없는 경우를 대비하여 의료윤리 원칙인 자율성을 존중하기 위해서 만들어졌다. 자율성(autonomy)은 그리스어의 autonomia에서 유래했으며 "자기 자신을 다스리다"라는 뜻을 가진다. 이는 의료윤리의 원칙 중 하나로 개인이 자신에게 제공되는 의료서비스의 세부사항들을 결정한다는 뜻이기도 하다. 사전연명의료의향

---

* 역자 주: 우리나라 법률 제 14013호 '연명의료결정법'에서는 사전연명의료의향서를 작성할 때 작성자에게 그 작성 전에 다음 각 호의 사항을 충분히 설명하고, 작성자로부터 내용을 이해하였음을 확인받아야 한다.
1. 연명의료의 시행방법 및 연명의료중단등결정에 대한 사항
2. 호스피스의 선택 및 이용에 관한 사항
3. 사전연명의료의향서의 효력 및 효력 상실에 관한 사항
4. 사전연명의료의향서의 작성 · 등록 · 보관 및 통보에 관한 사항
5. 사전연명의료의향서의 변경 · 철회 및 그에 따른 조치에 관한 사항
6. 그 밖에 보건복지부령으로 정하는 사항
또한 법률에서 정한 사전연명의료의향서는 다음 각 호의 사항을 포함하여야 한다.
1. 연명 의료중단 등 결정
2. 호스피스의 이용
3. 작성일시 및 보관방법
4. 그 밖에 보건복지부령으로 정하는 사항
우리 법에서 정한 사전연명의료의향서의 내용은 이 장의 내용과 다소 차이가 있다. 특히 대리인 제도를 포함하고 있지 않으므로 일부 내용의 해석에 주의가 필요하다.

서에는 유언(living will)을 포함한 다양한 사안에 관한 내용을 담고 있다. 의료 결정에 관한 위임, 대리 의사 결정자 및 후견인, 장기기증과 부검에 관한 사안도 포함한다. 일반적으로 사전연명의료의향서를 통해 환자는 회복 가능성 없이 생명 연장만을 위한 치료는 거부할 수 있다. 사전연명의료의향서는 미국의 50개 주와 컬럼비아 특별구에서 법적 권리로 인정되고, 의료인과 환자의 친구 및 가족에게 이행 의무가 뒤따른다. 미국의 안락사 협회는 1967년에 사망 시 유언과 사전지시서(instruction directive)를 사전연명의료의향의 표현으로 제안하였다. 현재 사전연명의료의향서는 환자를 대신하여 의료 결정을 할 수 있도록 개인 또는 다수를 지정한다. 이를 대리 지시서 또는 의료 대리 위임장이라고도 한다.[†] 환자는 배우자, 성인 자녀, 형제, 가까운 친구 또는 종교적인 조언자를 의료 대리인으로 임명할 수 있다. 대리인이 부재중이거나 대리인이 의무를 이행할 능력이 없을 경우를 대비하여 예비 대리인을 임명하도록 권장하기도 한다. 독거노인의 가장 가까운 사람이 의료인인 경우도 있지만, 대부분의 주에서는 의료인이 환자의 대리인이 되는 것을 금지한다. 또한 일부 주는 동거인을 대리인으로 인정하지 않는다. 주 정부는 환자의 의료 의사결정 대리인을 임의로 임명하기도 하는데, 이렇게 주에서 지정한 대리인은 환자에 대해 전혀 모르거나 지극히 일부분만 알고 있으므로 환자의 의사를 파악하는 데에는 의료진이 중요한 역할을 한다.

환자가 입원 전이나 의사결정 능력을 잃기 전에 모두 대리인을 지정할 수 있는 것은 아니다. 이럴 때 의료진과 환자의 가족은 현재 상황과 환자의 평소 신념이 가장 잘 반영된 치료계획을 세워야 할 것이다. 일반적인 윤리 원칙이 대화의 기준이 되어야 하며 환자와 가족의 의사를 공식화하기 위해서 오리건주에서 개발한 연명의료에 관한 의사지시(physician orders for life sustaining treatment, POLST)를 도입한 주들도 많다. 이 문서에는 의료진이 심폐소생술 시행금지(do not attempt cardiopulmonary resuscitation, DNR or DNAR) 지시와 법정 대리인 결정을 비롯한 치료에 관한 환자의 선택을 기록할 수 있게 되어 있다. POLST는

[†] 역자 주; 국내에서는 대리인을 지정하는 절차가 없다.

사전연명의료의향서 정도의 법적 효력을 지니지는 않는다. 그러나 연명의료계획서를 통해 환자, 가족, 의료진과 환자 치료에 대한 대화의 기초를 마련할 수 있으며 의료진과 환자 간에 치료 방향에 관해 윤리적으로 접근할 수 있다.

사전연명의료의향서의 법적 기원은 1976년의 Quinlan, 1990년의 Cruzan 판결과 1990년의 통합예산조정법(Omnibus Budget Reconciliation Act)의 개정안인 환자자기결정법(Patient Self Determination Act)이다. 이 법은 병원과 의료시설의 의료진이 환자와 보호자에게 사전연명의료의향서가 있는지 확인하는 것을 의무화하였으며 환자에게 사전돌봄계획에 관한 정보를 제공하도록 했다. 2009년에는 미국의 적정의료선택법(America's Affordable Health Choices Act)이 입법화되었다. 이 법안은 사전지시 상담료를 청구할 수 있도록 하는 내용을 담고 있는데, 이는 마치 의료인이 환자의 생명 중단에 대한 계획을 수립하도록 권유하는 듯한 인상을 남기기 때문에 많은 논란을 불러일으켰다.

의료인의 입장에서 사전연명의료의향서는 두 가지 중요한 의의를 지닌다. 첫째, 사전연명의료의향서가 환자의 의도와 일치하는 치료계획을 수립할 수 있게 해준다는 것이다. 둘째, 사전연명의료의향서 기록과 치료계획이 일치할 때 환자의 자율성이 지켜지고 의료진이 윤리적 범죄와 법적 책임으로부터 전반적으로 보호를 받을 수 있다는 점이다. 의사 결정권이 없는 환자를 대신하여 의료 대리권을 행사해야 하는 가족이나 대리인의 입장에서 보면, 사전연명의료의향서는 두 가지 면에서 중요성을 지닌다. 첫째, 사전연명의료의향서의 작성은 평상시에 의논할 기회가 없었던 치료에 대한 희망 사항을 가족 혹은 친구와 의논할 기회를 마련한다는 것이다. 둘째, 사전연명의료의향서는 모호함을 제거함으로써 여러 의료 대리자 사이의 갈등을 줄여 준다.

의사 결정 능력의 상실 시점에서 사전연명의료의향서는 효력이 발생한다. 별도로 결정한 사항이 없으면 모든 성인은 의사 결정 능력이 있다고 간주한다. 의사결정 능력을 평가하는 것은 의사의 몫이며 필요한 표준과 서류는 주마다 다소 다르다. 환자가 의사 결정 능력이 있는지를 판단하기 위해서는 두 명의 의사가 각각 환자를 평가해야 하며 일정한 형식의 서류가 필요하다. 하지만, 지속적인 식물인간 상태의 환자는 의사 한 명의 선언과 서류로 의사결정능력의 여부를 판단하기에 충분하다. 의사결정능력은 보통 지속해서 유지되는데, 특정 상황에서는 의사결정능력을 상실하였다가 다시 회복하기를 반복할 수 있다. 오직 의사결정능력이 없는 상황에서만 사전연명의료의향서와 의료결정 대리권을 인정한다. 의사결정 능력의 상실은 개인에게는 매우 중요한 사건이다. 이는 가장 취약한 상황이며, 그와 같은 환자를 어떻게 돌보아야 하는지, 환자의 이익을 어떻게 보호해야 하는지를 결정하는 시민 사회의 역량이 필요한 때이다. 환자의 의사결정 능력을 최대한 보호하고 그 능력을 상실하였을 때에는 회복시키기 위해 많은 노력을 기울여야 한다. 어떤 사전연명의료의향서도 결정 역량이 있는 환자만큼 완벽할 수는 없을 것이다. 사전연명의료의향서가 존재하는 것과 상관없이 환자의 의사결정능력을 회복하도록 지속적으로 노력해야 한다.

다음 사례를 고려해보자. 여호와의 증인인 55세 여자가 복잡한 심장 수술 과정을 받게 되었다. 수술에 앞서 그녀는 외과 의사에게 사망을 초래하는 출혈이 발생하더라도 절대 수혈을 받지 않겠다고 말했다. 심지어 수혈 받는 것을 거절하는 서류에 사인도 하였다. 자신이 무력해져 더 이상 스스로의 의사를 표시할 수 없게 되었을 때를 대비하여 남편을 법정 대리인으로 지정하였다. 수술은 어렵게 진행되었는데, 의료진과 남편이 대화하는 과정에서 환자를 제외한 남편과 가족 모두 여호와의 증인이 아니라는 것이 밝혀졌다. 그는 또한 아내가 죽음의 위험에 처한 상황에서 수혈을 거절하는 것에 확신이 없다고 사전에 아내에게 말했다고 주장했다.

사전연명의료의향서는 현재와 미래의 치료 선택에 관한 실제적인 문제를 해결할 필요가 있다. 사전지시 운용에 관한 비판은 환자가 제외된 채 의료 제공자와 의사결정 대리자 간에 논의가 이루어진다는 점이다. 대리인이 마치 환자가 직접 이야기하는 것처럼 환자를 대변해야 할 책임이 있다는 것을 대리인에게 설명하는 것이 필요하다. 환자는 대개 자신이 사랑하는 사람을 대리인으로 임명할 것이고, 대리인은 서로 친밀한 관계에 있으므로 치료 철회와 같은 일에는 엄청난 정신적 괴로움을 느낀다. 비유하자면, 의료진은 대리인에게 "대리인이 입을 열되, 나오는 것은 환자의 말이 나오도록" 지시해야 한다. 이런 방식으로 의무를 모델링한다면 대리인이 결정하는 부담이 상당히 줄어들 수 있을 것으로 기대된다.

여기서 소개된 증례는 드문 요소를 가지고 있다. 환자의 진의는 알 수가 없다. 수혈을 받지 않겠다는 그녀의 요청을 지지하는 것에 남편이 극심한 어려움을 느낄 것을 알고 있는데, 환자가 남편을 대리인으로 지명했다는 사실은 도대체 무엇을 의미하는가? 이 선택은 그가 수혈을 허락하도록 의도된 것일까? 의료진은 남편에게 이러한 구체적인 질문을 해야 한다. 남편과 아내의 사적인 대화에서 암시적으로 혹은 분명하게 어떠한 약조가 있었을지도 모른다. 환자는 만약 죽음에 이르더라도 치료를 받지 않기로 요청했지만 지정된 대리인이 치료를 받기로 결정했다면 그것이 나쁜 것일까? 사전연명의료의향서는 새로운 정보가 알려졌을 때 무엇이 이득인지 판단하고 의견을 낼 수 있는 역량을 가지고 살아있는 생각과 행동을 하도록 기대된다. 의사결정의 대리자는 사전연명의료의향서가 환자를 진정으로 대변하도록 만드는 데 매우 중요하다. 이 점을 명확히 하자면, 대리자는 작성된 문서의 진술과 완전히 반대로 선택할 수 있으며 모든 것이 적절하게 고려되었다고 가정한다면 이런 결정을 잘못된 것으로 간주하여서는 안 된다. 사전연명의료의향서의 정서(sentiment)는 존중되어야 하지만 조치는 변할 수 있으며 그것은 항상 선행의 관점을 고려한 것이어야 한다.

넓은 의미에서 사전연명의료의향서는 "의사가 환자에게 최선의 이익이 되는 방향으로 항상 행동하지는 않는다"라는 믿음에 대한 직접적인 반응으로 도입되었다. 왜 환자는 윤리적으로 선행하도록 요구 받는 의료 제공자로부터 보호가 필요하다고 생각할까? 다음의 사례를 생각해보자. 오래 전 뇌졸중이 있었던 86세의 노인이 현재 최소한의 반응만 하는 상태에 있다. 공정한 제3의 평가자에 따르면, 환자는 의사소통 시 어떤 일관된 응답을 보이지 않았다. 환자는 입원 전에 이미 기관절개술을 받고, 기계 환기에 의존하고 있는 상태였으며, 폐렴을 진단받고 중환자실에 입원하게 되었다. 그 환자에게는 자신을 돌보기 위해 많은 시간을 할애하고 있는 두 명의 자식이 있었다. 성인이 된 자식들은 자신의 아버지와 어느 정도의 의사소통을 할 수 있다고 믿고 있었다. 비록 문서화된 사전연명의료의향서는 없었지만, 성인이 된 자식들은 아버지와 오랫동안 사랑으로 관계를 지속하였기에, 아버지의 이익을 대변해 합리적인 대리인으로 행동할 수 있다고 믿고 있었다. 환자가 중환자실에서 지낸 지 2주가 지났지만, 그는 회복되지 않았고 신부전이 진행되어 결국 투석이 필요하게 되었다. 중환자실 의료진은 가족에게 환자의 상태에서는 더 이상의 치료는 무의미하고, 투석도 더 이상은 하지 않을 것이며 인공호흡기도 제거할 것이라고 알렸다. 자식들은 강하게 반대하였고, 종교적 정당성을 언급하면서 이러한 상황에서 죽음을 재촉할 수 없다고 하였다.

사전연명의료의향서의 등장은 과거에는 가능하지 않았던 수준 이상으로 수명을 연장하는 새로운 의료기술의 발전과 밀접하게 연관되어 있다. 사람들은 수명연장이 통증, 장애 또는 전반적인 무능력을 동반하며 결과적으로 삶의 질이 저하될 것이라고 우려한다. 더 크게 걱정하는 부분은 의사결정 무능력 상태 즉, 환자가 자신의 바람을 이야기할 수 있는 능력을 잃어버리게 되었을 때 고통의 연장을 초래할 수 있을 것이라는 점이다. 일반적으로 환자는 사전연명의료의향서에 삶의 질이 낮은, 고통스러운 상태를 초래할 수 있는 치료를 받지 않을 것을 요구한다. 특히 환자는 기계 환기, 투석, 회복이 불가능할 경우 심폐소생술 등을 하지 않기를 원했다. 사전연명의료의향서가 운용될 때, 환자의 가족과 의료진은 회복하는 과정에서 불가피한 고통과 죽음을 통해서만 고통을 덜 수 있으리라는 현실적 두려움, 그 둘 사이에 명확한 경계선이 존재하지 않음을 깨닫게 된다. 사전연명의료의향서의 지지자들은 종종 고통은 죽음으로써만 완화되고, 진정은 고통을 감소 혹은 제거해준다고 주장한다. 사전연명의료의향서의 정의, 목표, 내용의 모호성에 대하여 의료 공급자와 환자, 대리인 사이에 의견이 불일치한다면 갈등의 여지가 생길 수 있다. 환자가 환자 자신에게 해롭지 않은 것, 즉 선행의 의무가 있는 의사의 도움을 요구하면서도 자신에게 해가 될 수 있는 선택을 원했을 때 발생되는 의견 충돌을 어떻게 원칙적으로 해결해야 하는지는 아직 확실하지 않다. 아마도 환자의 자율성 또는 선행에 대해서 더 나은 정의가 내려진다면, 이러한 문제가 해결되거나 축소되겠지만, 그때까지는 임상 상황에서 적절하게 협의하는 방식으로 갈등을 해결해야만 한다. 극단적 사례의 경우에 결과는 의료 공급자가 협상을 끌어내는 문화적, 종교적 가치에 따라 달라질 것이다. 의료 제공자와 환자 또는 환자 대리인 사이의 신뢰 관계는 치료적 관계(therapeutic relationship)를 유지하고 분쟁의 소지를 줄이는 데 큰 도움이 될 것이다.

의료에서 사전연명의료의향서는 개인이 문서로 작성하거나 구두로 남겨진 것으로서, 자신을 치료하는 문제를 선택할 때 기준이자 지시 사항 가이드라인이 된다. 사전연명의료의향서는 법률 문서이자 도덕적 계약이고, 책임 있는 개인이 의사결정 능력이 부족한 환자를 대신하여 환자의 의사를 최대한 존중하게 되어 있다. 사전연명의료의향서는 환자의 의사결정 능력이 소실이 되었을 때 비로소 활성화된다. 현재로서는 환자의 무반응을 평가할 수 있는 능력이 불완전하지만, 미래에는 기술이 발전함에 따라 현재 의사결정 능력이 없다고 생각되는 환자의 경우도 의사소통이 가능한 더 좋은 방법이 제공될 것이다. 환자에게 최선의 이익이 되도록 행동하는 의사결정 대리인은 상상할 수 없는 것들까지도 고려하여 올바른 치료 방향으로 나아가는 데 도움을 주는 필수 요인이 된다. 의료 제공자는 윤리적으로 환자에게 최선의 이익이 되도록 행동할 것이 요구되지만 결코 환자와 의료 제공자의 역할을 모두 다 수행할 수는 없다. 사전연명의료의향서가 의료제공자-환자-대리인 간의 모든 분쟁을 해결해주지는 못하며, 의료제공자 또한 본인이 가지고 있는 편견들을 인정할 필요가 있다. 의료 제공자와 환자의 치료적 연대를 위해서는 반드시 신뢰가 뒷받침되어야 한다. 특히 잘 작성된 사전연명의료의향서를 통해 적극적으로 의사 환자 간 관계를 맺는 데 도움을 받을 수 있고 앞으로 나아갈 길을 제공받을 수 있다.

국내의 사전연명의료의향서와 연명의료계획서[†]

사전연명의료의향서란 19세 이상인 사람이 자신의 연명의료 중단 등 결정 및 호스피스에 관한 의사를 직접 문서로 작성한 것을 말한다(호스피스 완화의료 및 임종과정에 있는 환자의 연명의료 결정에 관한 법률 제2조 9호). 환자의 자기 결

[†] 본문에 없으나 국내의 진료 지침에 입각한 개념을 소개한다.

정권을 반영하기 위한 고려로 처음으로 도입된 제도이다. 현재 미국의 모든 주에서는 주마다 채택한 사전연명의료의향서의 종류는 상이하나, 적어도 하나 이상의 사전연명의료의향서를 인정하고 있다. 그러나 건강할 때 작성한 사전연명의료의향서가 실제 임종기에 접어들었을 때 환자의 의사를 완전히 반영하지 못한다는 의견이 제시되었고, 사전연명의료의향서 작성을 대상으로 한 대규모 연구에서 잘 훈련된 간호사에 의한 장기간의 중재에도 불구하고 환자-의사간 CPR에 관련된 사전 논의율, DNR 여부, 환자의 희망에 대한 의사의 사전 인지, 중환자실입실 기간, 인공호흡기 치료율, 사망 전 혼수 여부, 통증 관리 등의 주요 지표가 호전되지 않았으며 의료 자원의 절약이라는 경제적 목표도 달성하지 못하였다는 결과가 보고되었다(JAMA 1995;274:478-82). 이러한 사전연명의료의향서의 한계를 극복하여 임종기 치료의 질을 향상시키기 위해 제시된 것이 연명의료지시서(POLST)이다(Cleveland Clin \-ic journal of medicine 2012;79:457-64, Journal of the American Geriatrics Society 2014;62:1246-51). 이는 환자가 임종기에 접어들었을 때 환자 자신과, 보호자 혹은 대리인, 의사와 마지막 단계의 처치에 대해 충분한 협의를 하고 환자의 희망을 반영한 처치 계획을 요약한 의사의 지시서를 말한다. 심폐소생술, 인공영양공급, 항생제 투여 등 특정한 치료를 지시하는 표준화된 양식이 제도의 핵심이다(National POLST Paradigm. (Accessed Oct 20, 2016, at http://www.polst.org/., Minnesota medicine 2010;93:42-6). 환자의 현재의 건강상태를 바탕으로 환자, 대리인, 의사가 충분한 논의를 거쳐 치료 범위를 결정하고, 결정된 사항을 의사의 지시로 바로 사용할 수 있다는 점에서 사전연명의료의향서와 성격이 다르다고 할 수 있다(표 11-1). 연명의료지시서의 작성은 임종기 연명치료에 관한 환자의 자율성을 확보할 수 있고 환자, 보호자, 의사의 협의에 통해 작성되므로 환자나 보호자가 환자의 예후 및 치료의 특성을 파악하여 의료적 처치의 의도를 명확히 할 수 있다. 또한 환자의 가치관과 의료 환경에 따라서 정기적으로 재검토나 변경이 가능하다.

표 11-1

	사전연명의료의향서	연명의료지시서
작성주체	환자 자신	환자, 환자와 담당의사
작성대상자	19세 이상 모든 성인	환자, 법정 대리인(미성년인 경우), 담당의사
작성 시기	성인이라면 언제든지 작성가능	임종기 상태 혹은 말기 상태의 COPD, HIV, LC, Cancer 환자
적용시기	임종과정	임종과정
내용	임종 과정시 연명의료 시행과정에 대한 결정	임종 과정시 연명의료 시행과정에 대한 결정

11. 사전연명의료의향서(Advance directive)

참고문헌

1. Cruzan v Director, Missouri Department of Health, 497 US 261 (1990).

2. *Hickman SE*, Sabatino CP, Moss AH, et al. The POLST (Physician Orders for Life Sustaining Treatment) paradigm to improve end-of-life care: potential state legal barriers to implementation. J Law Med Ethics. 2008;36:119-*40,144*.

3. *In re* Quinlan, 355 A2d 647 (NJ 1976).

4. Kunter L. Due process of eutha*nasia: the living will, a proposal. Indiana Law* J. 1969;44:539-54.

5. Sprung CL, Cohen SL, Sjokvist P, et al. End-of-life practices in European intensive care units: the Ethicus study. *JAMA*. 2003;290:790-7.

12

뇌사와 지속적 식물 상태

뇌사(brain death)와 지속적 식물 상태(persistent vegetative state)는 다르다. 따라서 두 상태는 서로 구분하여 이해하여야 한다.

뇌사

뇌사의 역사는 이식의 역사와 밀접히 관련되어 있다. 최초로 간과 심장 이식을 하던 해, 하버드 뇌사위원회(Harvard Brain Death Committee)가 설립되었고 죽음에 대한 새로운 정의가 제안되었다. 우리는 생명(살아 있음)이 무엇인지 합의되지 않은 사회에 살고 있으므로, 죽음의 정의가 무엇인가에 대해서도 모두가 동의하는 것은 거의 불가능하다. 하지만 장기 이식 수술을 진전시키려는 욕구가 "뇌사"라고 하는 죽음의 분류를 만들었다. 사망판정법률(The Uniform Determination of Death Act)은 두 가지 정의 -심장 기준에 의한 죽음과 신경학적 기준에 의한 죽음-를 법제화한 시도이다. 법률적으로 신경학적 기준에 의해 사망 선언을 받은 사람(뇌사)의 경우 뇌의 모든 기능이 중단되어야 한다고 설명한다. 현실적으로 뇌사를 인정할만한 임상학적 기준은 오로지 뇌간 사망을 일컫는다. 뇌 혈류를 확인하는 확진 검사나 뇌파 검사가 의사 재량에 의해 시행될 수는 있지만 반드시 필요하지는 않다. 그리고 실제로 뇌사 판정에서 요붕증*(시상하부나 뇌하수체

---

* 요붕증(Diabetes inspidus) ; 항이뇨호르몬 (antidiuretic hormone, ADH)의 결핍

기능이 없는 상태를 의미)을 확인하지는 않는다. 뇌사라는 정의를 인정한다는 것은 환자가 뇌사로 판정된 경우 의사는 그 환자의 연명 의료(기계 환기, 승압제, 지속적 신 대체요법 등)를 제거(중단)할 수 있고, 곧 환자의 심장이 멈추게 됨을 의미한다.

지속적 식물상태

지속적 식물상태는 오로지 뇌간 기능만 살아 있고 그 이상의 기능이 남아 있지 않은 경우 내릴 수 있는 진단이다. 뇌사 환자와 달리, 지속적 식물 상태의 환자는 자발적으로 숨을 쉬며 자발적인 안구 운동을 한다. 호흡은 연수에 의해 통제되기 때문에 뇌간 기능이 살아있는 식물상태의 환자는 호흡하는 데 다른 도움이 필요하지 않다. 많은 의사와 철학자는 뇌간 기능 하나만으로 생명이라는 자격이 성립하지 않는다고 말한다. 그러나 두 가지 사실 -자발적인 호흡이 존재하는 것과 지속적 식물 상태를 진단하기까지의 확실성의 결여-때문에 식물인간 상태가 죽음의 형태로서 받아들여지지 않는다. 실제로 의식 상태를 진단하기 위한 새로운 방법들을 이용해서 의료인 사이에 이견 없이 지속적 식물상태를 감별하기는 쉽지 않다. 지속적 식물상태를 확실히 진단하기가 어려운 이유는 중환자실 입실 후 수 시간 내 평가할 수 있는 이분법적 변수가 아니라 오랜 시간(3~6개월) 동안 관찰에 근거하여 내려지기 때문이다. 이 때문에 지속적 식물상태는 뇌사와 심폐기관 사망과 같이 사망의 한 형태로 인정되기 어려울 수 있다.

으로 인하여 다음(polydipsia)과 다뇨(polyuria)가 발생한다. 심한 경우 심한 탈수증과 고나트륨혈증이 나타난다.

뇌사와 지속적 식물상태

뇌사와 지속적 식물상태 모두 심한 뇌 조직의 손상이 있다는 점(위치는 다름)에서 병리학적으로 유사하다. 뇌사 환자는 혼수상태에 있는 사람같이 보인다. 눈은 감겨 있고 의식이 없다. 지속적 식물상태 환자는 수면-각성 순환을 하고 있으며 그들의 눈동자는 움직이며 소리를 낼 수 있으나 주변 환경을 이해할 수는 없다. 이러한 심한 뇌 손상의 다른 임상적 특징을 분석해 보면 왜 뇌사는 죽음으로 생각되고, 지속적 식물 상태는 치료를 지속하는지 이해할 수 있다.

참고문헌

1. A definition of irreversible coma. Report of the Ad Hoc Committee of the Harvard Medical School to Examine the Definition of Brain Death. JAMA. 1968;205:337-40.
2. Defining Death. A Report on the Medical, Legal and Ethical Issues in the Determination of Death. Washington, DC: President's Commission for the Study of Ethical Problems in Medicine and Biomedical and Behavioral Research. July 1981.
3. Webb AC, Samuels OB. Reversible brain death after cardiopulmonary arrest and induced hypothermia. Crit Care Med. 2011;39:1538-42.

13

의사결정 능력이 없는 환자 · 가족이 없는 환자 관리에 대해 알아야 할 것

　환자가 자신의 치료를 결정할 수 있는 고유의 권리인 자율성은 미국 사회에서 당연한 권리로 받아들여진다. 이 개념은 고대부터 내려오는 법과 철학적 규범에 기반을 두고 있는데, 세계의사협회(The World Medical Association)는 "환자의 권리"를 선언함과 동시에 "의사는 환자에게 선택한 의학적 결정의 결과를 알려주어야 하며, 정신적으로 성숙한 성인 환자라면 거절할 경우 장애가 발생하거나 사망을 할지라도 자신이 받은 진단 또는 치료법을 동의 혹은 거절할 권리가 있다."라고 말했다.

　미국에서 환자 자율성에 대한 법적인 개념은 1914년 뉴욕의 대법원에서 "모든 성인은 자신의 신체에 행해지는 모든 것에 관해 결정할 권리가 있다"고 발표하면서 확립되었다. 충분한 정보에 의한 동의(informed consent)의 개념은 1950년대에 처음 나타났으며, 1972년에 법원은 "합리적인 인간의 표준(reasonable person standard)"을 발표하면서 "의사는 합리적인 사람이라면 당연히 알고 싶어 하는 정보를 공개해야 한다"고 하여 처음으로 개념을 수립하였다. 이는 환자가 단순히 관련된 정보를 이해하는 것뿐만 아니라 정보의 중요성을 알고 선택을 할 수 있는 능력이 있어야 한다는 것을 의미한다.

　대리인에 의한 의사결정(surrogate decision making)은 1976년 뉴저지의 대법원에서 처음 법적으로 인정되었는데, 성인 환자의 의사결정권이 만약 대리인에 의해서 행해질 수 없다면 의사결정권이 법적 의미가 없다고 본 것이다. 법원의 결정은 1957년 11월 24일 교황 Pius 12세가 의료인에게 생명의 보존에 관해 언급한 것을 광범위하게 인용하였다. 이때 교황은 의학적 치료를 중단하는 것은 "치료의 특별한 한 방법(an extraordinary means of treatment)이다"라고 언급하면서 안락사와는 다르다고 하였다. 그러나 법원과 교황 모두는 공통적으로 의사 또는 대리인이 환자를 포기할 독립적인 권리는 없다고 말하며, 환자가 명백히 또는 암암리에 그러한 동의를 했을 때만 행할 수 있다고 하였다.*

아직 제한이 있는 대리인의 의사 결정권에 대해 1990년 미국 대법원은 "모든 성인은 자신의 신체에 행해지는 것을 결정할 권리가 있다"고 발표했다. 법원은 또한 의사결정 능력이 없는 사람은 이러한 권리를 행사할 수 없다고 언급했다. 법원은 의사결정 능력이 없는 환자를 위해 대리인이나 가족은 최선의 이익을 다 하겠지만, 확실히 보증할 수 없다고 하였다. 그리고 치료 거부의 결과는 돌이킬 수 없으므로 환자가 자신의 생명을 유지하는 치료의 중단을 원한다는 명백한 증거가 필요하다고 하였다.

중환자실에서 환자는 상태가 위중하여 의사결정 능력을 갖추지 못하는 경우가 있다. 미국 대부분 주의 법령에서는 자신의 건강과 관련된 결정의 특성과 결과를 이해하지 못하는 환자는 의학적 치료에 동의할 수 없다고 기술하고 있다. 이런 상황에서는 가능한 세 가지 시나리오가 있다. 첫 번째, 환자는 사전연명의료의향서를 만들거나 의학적 결정권을 누군가에게 위임한 경우, 두 번째는 가장 일반적인 것으로 환자가 문서는 가지고 있지 않지만, 대리인이 될 수 있는 가족이나 친구가

---

* 참조 – 1976년 이 판결은 의사 결정능력이 있는 사람이 연명치료를 거부할 헌법적인 권리를 가질 뿐 아니라 Quinlan처럼 의사결정능력을 상실한 경우에도 그 권리가 소멸하지 않는다고 판시한 점에서 중요한 의미가 있다. 나아가 법원은 Quinlan이 분명히 이 권리를 스스로 행사하지는 못하지만, 그녀의 부모가 최선의 판단(best judgement)을 하여 그녀라면 어떤 결정을 내렸을 것인지 근거하여 판결하였다(이에 대한 간결한 소개는 Ditto/Koleva, 전문, 제10~11면; Capron, 논문, 제262~267면). 이 판결에서 뉴저지 주 대법원은 파티에서 폭탄주와 안정제를 마신 후 심각한 뇌 손상을 입어 지속적 식물인간 상태(persistent vegetative state, PVS)가 된 Karen Ann Quinlan의 문제를 심리하였다. 부모들은 그녀의 생명을 유지하던 인공호흡기를 제거해 줄 것을 원했지만 병원 운영자들은 법적 책임을 우려하여 법원에 이 문제를 다뤄 달라고 요청했다. 법원은 인공호흡기의 유지가 헌법에서 보장된 사생활권을 침해한다고 판시하면서 인공호흡기를 제거해달라는 부모의 청구를 인용하였다. 사전의료지시의 한계에 대하여 딸을 대신하여 권리를 행사할 수 있다고 판시하였다.

있는 경우이며, 세 번째는 주위 사람조차도 전혀 없는 경우이다. 우리는 이 각각의 경우에 대해 언급하고자 한다. 의료(healthcare), 의료 결정(healthcare decision), 의사결정 능력(capacity)의 정의는 연방법이 아닌 각각의 주의 법률에 따라 정의하고 있다. 미국은 연방법으로 의사결정권이 있는 환자에게 사전연명의료의향서를 작성할 권리 및 정보 제공의 의무를 정하고 있으며, 개인이나 대리인이 치료 방향을 결정하는 세부 사항은 주 법으로 정하고 있다.

사전연명의료의향서 또는 의료 위임장(MEDICAL POWER OF ATTORNEY)을 가지고 있는 의사결정 능력이 결여된 환자

실제로 모든 주에서 누구나 사전의사결정을 할 수 있도록 하는 두 개의 법률문서가 있는데 이는 '유언장(living will)'과 '의료관련 위임장(medical durable power of attorney)'이다. 여기에는 대리 권한의 필요성, 수행 절차와 다른 세부사항에 대해서 언급하고 있다. 윤리적 배경은 더 이상 이러한 선택을 할 수 없는 사람의 자율성 보호와 권리의 확대 요구때문이다. 법원은 의사결정 능력이 있는 성인의 치료 결정을 위해 환자 자신이 작성한 사전연명의료의향서나 지정된 의료위임장을 갖는 사람까지 확대하도록 명시하고 있다.

그러나 이렇게 권리가 확대된 것에도 문제는 있다. 일반적으로 의사결정이 의료대리인 지정문서(healthcare proxy)에 기반을 두게 되었을 때 복잡해진다. 예를 들어 메사추세츠 법률에서는 "대리인은 환자의 이익에 따라 모든 의료서비스를 포함한 의사 결정을 할 수 있고, 여기에는 생명 연장치료, 의료관련 위임장에 있는 어떠한 주제도 포함된다"라고 언급하고 있다. 그러나 뉴욕의 법률에서는 특별히 위임장에 의한 대리인의 결정은 명확하게 환자의 의사가 문서로서 기록되어 있지 않는 한 환자의 생존을 결정을 할 권리가 없다고 언급된다. 대부분의 주에서는 환자의 치료를 위한 것이 아닌 다른 누군가의 이득을 위한 결정(예를 들면, 부검 또는 장기기증 등)은 특별히 문서로서 정확히 명시되어 있지 않는 한 대리인이 할 수 있는 결정이 아니라는 것이다. 법원은 이러한 이익에 관한 문제를 주시하고 있다. 예를 들어 한 아이가 자신의 쌍둥이에게 신장을 이식하는 것을 첫 번째 아이(공여자)가 얻는 잠정적인 이익에 기반을 두어 허락하기도 하였다. 'Uniform Anatomical Gift Act†'와 같은 법의 규정에는 장기 기부의 경우 누가 동의를 할 것인지 등과 같은 특별한 상황에 대해 언급하고 있다. 하지만 의료 대리인이 장기 기부에 동의할 수 있는지는 명확하게 규정하고 있지 않다.

기존에 이루어진 결정이 환자의 최선의 이익과 충돌할 때 법적, 윤리적 문제가 발생하게 된다. 많은 임상 결정이 사전연명의료의향서(advance directive)에 의해 예측되지 않는 상황에서 이루어진다. 최선의 노력에도 불구하고, 이전에 모든 상황을 예측하여 논의하거나 문서화할 수는 없다. 예를 들어, 만일 환자가 수술을 받지 않길 바랐으나 낙상하여 환자의 팔이 부러진 경우 환자의 편안한 삶을 위해 팔을 고치기 위한 수술은 필요하다고 볼 수 있다. 이런 경우 수술을 진행하는 것이 환자의 바람을 위반하는 것인가?

오직 6개의 주에서만 대리인 또는 법원이 지정한 후견인이 사전에 임명된 의료대리인의 의료 의사결정 권한을 보다 우선할 수 있으며, 현재까지 어떤 법원도 사전연명의료의향서를 뒤집지는 않았다. 사전연명의료의향서 혹은 대리인에 관한 우선순위는 Cruzan의 사례에서 법원에 의해 확인되었다. 하지만, 이에 대해 동의하지 않는 몇몇 의견들도 존재한다. George W. Bush의 생명윤리 대통령자문위원회는 만일 가족 및 임상의가 기존에 판단 능력이 있었던 환자의 사전연명의료의향서가 환자의 최선의 이익에 부합하지 않는다고 동의하는 경우에 문서를 무시할 것을 권고하였다.

---

† 1968년에 미국에서 만들어진 주 단위의 장기 이식 관련 법

사전연명의료의향서가 없는 환자의 가족이 대리인 역할을 하는 경우

단지 소수의 환자만 그들이 의사 표현 능력이 부족해지거나 상실하는 경우를 대비하여 법적 결정을 내릴 대리인을 지명하는 법적 서류를 작성한다. 미국에서 약 20%가 이에 해당하며 여러 연구에서 다른 국가에서는 이보다 낮은 비율을 보인다고 하였다. 미국 내 여러 주에서 이 비율을 높이기 위해 노력해 왔다. 캘리포니아주 등 일부 주에서 의사결정 능력이 있는 성인은 의사에게 구두 진술로 의료 대리인을 임명할 수 있다. 다시 말하면, 이러한 진술은 특정한 경우의 입원과 질병 혹은 치료 상황에서만 유효하며 제한적이다. 만일 환자가 "나는 이런 식으로 삶을 지속하길 원하지 않는다"고 의사에게 말한다면 이 진술은 의료 문서에 기록되며 이는 유효하다. 의사와 병원은 임상에서 이를 이행해야 하며 가능하다면 환자가 입원할 때 이 문제에 대해 다루어야만 한다.

대리 의사결정자는 사전연명의료의향서가 작성되지 않은 경우 환자를 대변하는 사람이다. 비록 의사결정 능력이 없고 사전연명의료의향서가 없는 환자를 위한 대리 의사결정은 많은 논란을 낳고 있지만, 미국에서는 "최선의 이익" 원칙과 반대로 대리 판단의 원칙이 더 선호되는 법률적, 도덕적 합의가 존재한다. 대리 판단은 "판단 능력이 없는 개인이 만일 능력을 갖추고 있었다면 선택했을 것을 선택하고 이전에 표현했던 신념, 가치, 목표를 알고 이와 관련된 개인적 측면을 통합할 수 있는 대리자에 의해 이루어져야 한다. 대리인의 의사결정은 환자가 의사결정을 할 수 있었다면 선택할 것에 기초하여 결정되어야 한다. 이 대리 의사결정은 권리의 관점에서 결정을 내릴 수 있도록 하며, "최선의 이익" 원칙을 따르는 정부의 간섭으로부터 어느 정도 보호해준다. 이는 의사결정 능력을 상실한 환자의 삶의 질에 관해 법원이 결정권을 행사하지 못하게 한다. 만일 법원이 환자의 생명 연장 치료의 철회가 환자의 강한 바람이라고 결정을 한다면, 연명 치료 철회는 환자의 삶의 질이 낮아 삶을 지속하는 것보다 죽음이 선호되는 상황이기 때문이다.

대리 의사결정에 대한 윤리적인 근거는 더 이상 선택할 수 없게 된 개인의 권리를 연장해주고 자율성을 보호한다는 데 있다. 이 개인의 자율권은 의료 의사 결정에 아주 중요하기 때문에 자율성을 잃은 경우라고 해도 존중되어야만 한다. 의사가 적응증이 된다고 판단한 것과 대리인의 판단이 다른 경우에는 "최선의 이익" 원칙이 여전히 유효하다. 이런 경우 다른 정보가 필요하다. 현 영국 법률은 의사결정이 불가능한 성인에 대한 대리인의 동의를 허용하지 않는다. 의사는 환자의 최선의 이익을 위해 결정할 권한을 갖는다.

때때로 대리인은 의사결정을 내리기 어려운 상황에 놓이곤 하는데, 특히 환자와 사전 논의가 없었거나 환자의 바람을 알지 못할 때가 그렇다. 또한 대리인은 본인이 환자를 위해 원하는 것과 환자가 원한다고 생각되는 것을 구별하는 것 또한 어려울 것이고, 환자에게 대리인의 필요와 신념을 투사할 수도 있다. Shalowitz 등은 전신 마취 후에 대리인과 환자의 결정을 비교하였다. 대리인의 결정은 환자가 원했던 것보다 좀 더 치료를 받게 하는 경향을 보였고, 이는 대리인 자신이 원하는 것보다 더 많았다. Shalowitz 등은 사전의 논의가 대리인이 환자의 바람을 대변하는 데 있어서 정확성을 개선하지 못한다고 밝혔다. 다른 연구에 따르면 대리인은 의사 결정의 1/3~1/2 수준에서 환자의 의사를 정확하게 대변하지 못하고, 일부의 대리 결정은 환자의 선호보다는 치료에 대한 대리자의 선호를 반영했다. 하지만 이 연구는 환자가 그의 질병 및 치료법 선택이 가족에 미치는 영향(예를 들어, 경제적인)에 대해 분명히 염려하고 있음을 보여주었고, 따라서 환자의 안녕을 위하여 대리인의 참여 필요성을 지지하였다. 대리인의 결정이 항상 올바른 것은 아니지만, 대리인은 의사와 법원이 할 수 있는 것보다 환자의 바람에 부합하는 결정을 내릴 것으로 판단된다.

대부분 주에서는 누가 대리인을 할 것인지 결정할 때, 위계적 선호도가 있다. 5개 주(콜로라도, 아이다호, 인디애나, 미시간, 와이오밍)는 가족의 만장일치를 요구하고 10개 주는 다수결 투표에 의한 가족의 결정을 요구한다.

지난 몇 년 동안 대부분 주에서는 가족이 없는 경우 "친구(close friends)" 또는 "이해관계의 성인(interested adult)"이 의사결정에 참여할 수 있도록 법률을 개정했다. 테네시 주에서는 만일 의사가 판단하기에 친구가 환자의 가족보다 환자에 대해 가장 잘 안다고 믿는다면 의사는 친구를 대리인으로 선택할 수 있다.

주마다 법률이 다양하므로 1993년에 단일주법에 관한 국립위원회의(National Conference Of Commissioners on Uniform State Laws)는 단일건강관리결정법안(Uniform Health Care Decisions Act)을 채택하였고 이는 1994년에 미국 변호사 협회(American Bar Association)도 찬성하였다. 이 법안은 대부분의 대리 법령에서 보이는 방어적인 처리 방법을 거부하고 환자의 자율성을 강화하는 최선의 방법으로 대리인의 권한을 상당히 신뢰하고 있다. 2012년 말까지, 단지 9개 주만 이 법률을 채택하였고, 다른 주(예: 캘리포니아)들은 법률의 한 모델로서 활용하고 있다.

대리인의 의사 결정이 대부분의 진료에서 받아들여지지만, 환자의 임종기에 대한 의사결정에서는 미국 대법원(Cruzan)과 주 법원(예: 캘리포니아, Wendland vs. Wendland†)은 환자의 바람에 대한 "명확하고 확실한 증거" 없이는 대리인의 결정 권리를 인정하지 않는다. Terry Schiavo 사건§에서 나타난 것처럼 이러한 증거가 있다 하더라도 여론이 법원의 결정을 내리는 데 영향을 행사할 수 있다.

최근 연구에서 대리로 의사결정을 하는 부담을 조사한 바 있다. 그 부담은 대리인이 환자의 선호도를 판단할 때 대리인의 자신감 부족에 비례하였다. 대리인이 환자의 선호도를 정확하게 이해했을 때, 역할은 의사 결정자가 아니라 환자의 유언 집행자 또는 시행자가 되었다. 불확실함이 커질수록, 결정을 내리는

---

† Robert Wendland 사건은 2001년에 일어난 사례로 부인인 Rose Wendland가 건강 관리를 위한 변호사의 위임장 없이 남편을 대신하여 인공 영양과 수액 치료중단을 요구한 사건이다. 캘리포니아 최고 법원은 부인에게 이러한 권리가 없다고 판결한 바 있다. 법원은 스스로 의사를 결정할 수 없는 환자는 헌법상의 생명권과 사생활 보호 권리에 따라 특별한 보호를 받아야 한다고 인정했다.

§ 2005년 10년간 인공경관 영양에 의해 연명하는 식물인간상태의 환자로 8년간 남편을 위한 긴 법정 투쟁 끝에 인공 영양관 제거를 법적으로 허용 받고 환자가 며칠만에 사망한 사건이다. 당시 이 사건이 관심의 대상이 되었던 것은 미국 시민사회의 정치 환경과 친정 부모 측의 생명보전 요구를 대통령을 포함한 주지사 등의 정치인들이 물리칠 수 없어 법정 판결 사항에 개입함으로써 국내외적 화두로 대두되었다.

것이 많은 부담이 되었다. 게다가, 일반적인 반응은 "아무 것도 안 함"이거나 현재의 처치를 지속하며 환자에게 "모든 것을 수행하는 것"이었다.

Aristotle은 의학을 과학이라기보다는 예술이라고 하였다. 이는 Aristotle가 의사는 의학적·도덕적 원칙을 개별적인 사례에 따라 적용하는 데 능숙해야 한다는 신념을 지녔기 때문이다. 여기에는 환자나 대리인이 환자를 위해 가장 바람직한 선택을 할 수 있도록 돕는 것도 포함된다. 우리는 의학적 상황에서 대리인이 가족 구성원들이 바라는 바에 따라 결정을 내릴 수 있도록 지원해야 한다. 하지만 우리는 환자의 바람에 근거한 결정을 실행하는 주체는 대리인이 아닌 의사라는 점을 대리인에게 주지시켜야만 한다. 22세 여성에게 어머니의 인공호흡기 중단 여부에 관한 의사결정을 요구하는 것은 도덕적으로 비난의 여지가 있는 일이다; 이와 같은 사안에 대한 결정은 그녀의 어머니가 원하던 것을 대리인에게 확인한 이후 의사가 직접 결정해야 하는 일이다. 대리인은 22세의 여성이 스스로 "엄마를 죽게 했다"라는 생각에 사로잡혀 평생을 살도록 해서는 안 된다. 그녀는 다만 의사가 엄마의 바람을 따랐다는 사실만 분명히 인지하고 있으면 된다. Welie가 언급한 바와 같이, "삶과 죽음을 결정하는 것과 같이 가장 어려운 의사결정에서 환자 자신과 가족이 충분히 배려 받지 못하고 방치되는 것은 의사의 온정적 간섭보다 더 큰 잠재적 위험을 내포하고 있다."

마지막으로, 환자를 위한 최선의 선택은 대리인의 의견과는 다를 수 있다. 예를 들어, 여호와의 증인인 가족이 9세 남아의 수혈을 거부하는 경우나, 천식을 앓고 있는 40세 남성에게 급성맹장염 수술이 요구되는 상황에서 환자가 대리인에게 인공호흡기를 원치 않는다고 언급해왔다는 이유로 수술이 불가한 경우가 있다. 이러한 경우 우리는 윤리위원회나 법원과 같은 관련 기관에 추가적인 판단을 요청해야 한다.

보호자가 없는 환자

마지막 시나리오는 가족이나 대리인이 없는 환자의 경우이다. 이들을 돌보는 문제는 생명윤리 상담에서 마주치는 가장 흔한 문제 중의 하나이며, 미국 내 대부분의 지역에서 이 환자들을 위한 효과적인 의료결정 정책을 만들지 못했다. 한 연구에서는 보호자 없는 환자들이 중환자실에서 사망하는 환자의 5.5%를 차지하는 것으로 밝혀지기도 했다. 샌프란시스코의 한 대형병원에서는 내과계 중환자실에서 입원한 환자들의 16%가 보호자 없는 환자였고, 연명의료 유지 또는 중단에 관한 결정은 사법 혹은 관련 기관의 검토 없이 의료진에 의해 이루어졌다. 의과대학 병원의 중환자실을 대상으로 시행된 한 다기관 연구에서 대리인이 없는 환자들의 연명의료 중단 현황과 이에 대한 의사들의 의견을 조사하였다. 그 결과 중환자실 사망의 0~27%는 보호자 없는 환자들이었으며 이들 대부분의 치료에 관한 결정은 의사들이 수행하는 것으로 나타났다. 연명의료를 중단하는 결정의 81%는 중환자실 의료진 단독 또는 다른 전문의의 동의하에 이루어졌다.

이 문제에 관해 많은 논쟁이 이어져 오고 있지만, 대부분은 법원이 개입해서는 안 된다는 데 동의한다. 가족이 없는 노숙자들을 대상으로 한 최근의 연구에 따르면 조사 대상의 80%가 법원에서 지정해 주는 후견인보다는 의사가 이러한 결정을 내려주기를 선호하였다. '미국 노인학회 윤리위원회(The American Geriatric Society Ethics Committee)'는 법원의 개입을 반대하고 의사가 환자 돌봄에 관한 결정을 수행하도록 권고하고 있다. 이 위원회는 또한 오랫동안 정상적인 판단 능력을 상실해 온 환자는 후견인이나 보호자를 지정해 줄 것을 제안하고 있다. '미국 의사협회(The American Medical Association)'에서는 보호자가 없는 환자는 윤리위원회나 사법권의 검토 중 한 가지 방안을 택할 것을 권고하고 있다. 대조적으로, '미국 의과대학 교수협회(The American College of Physician)'에서는 반드시 사법적 검토가 필요하다고 제안해왔다. 미국 중환자 학회에서도 이러한 환자들에 대한 정책을 가지고 있지 않다.

Thadius Pope는 "보호자가 없는 환자에 대한 의료진의 편견으로부터 그들을 보호해야 할 필요가 있으며, 한편으로 기관의 이윤 추구 측면이나 환자와 의료관계자들이 적절한 거리를 두는 문제 사이에 균형을 찾아야 한다"고 하였다. 이 환자들은 종종 과도한 정도로 치료를 받기도 하는데, 위임 받은 대리인이 없는 상태에서 임상적, 윤리적 검증이 이루어지지 않은 채 최대한의 의학적 치료를 받는 경우가 여기에 해당한다. 반대로 그들은 치료를 충분히 받지 못할 수도 있는데, 이는 의사나 병원 입장에서 그들에게 응급 상황이 발생하기 전까지 치료를 거부하는 등의 경우이다.

미국의 13개 주에서는 적절한 대리인이 없는 환자에 대해 입장을 발표한 적이 있다. 이 중 8개 주에서는 그에 대한 결정을 내릴 때 병원, 지역 윤리위원회 혹은 담당 의사 외에 다른 의사의 동의를 거치도록 권하고 있다. 이때 다른 의사는 환자의 의료 보장이나 담당 의사의 의사결정과 직접 관련되지 않아야 한다. 나머지 다섯 개 주에서는 법적 과정을 통해 임시 후견인을 제공하고 있다. 텍사스 같은 일부 주에서는 지정 대리인이 가능하지 않을 경우 성직자가 치료 결정에 참여하는 것을 허용하고 있다. 테네시주는 환자의 가치관을 알고 있는 누군가가 있다면 그를 치료 결정권자로 지정할 수 있도록 담당 전문의에게 권한을 부여하고 있다. 하지만 대부분 주에서는 보호자가 없는 환자의 의사결정 장치로서 법원에서 지정하는 후견인만을 공식적으로 인정하고 있다. Cruzan 판례에서 알 수 있듯이, 환자 본인의 바람이 알려지지 않은 경우에는 대리인들도 치료 중단과 관련한 의사결정을 내리기 어려울 수 있다.

병원 정책, 전문가 협회의 지침, 각 주의 법률을 살펴보면 보호자가 없고 의사 결정 능력이 부재한 환자들을 위한 의사 결정의 표준이 존재하지 않는다는 것을 발견할 수 있다. 이러한 상황에서 의사결정을 위한 접근 방식 및 결정 방법에 대한 장단점과 책임에 대해 설명할 연구 결과가 존재하지 않는다. 하지만, 의사가 이러한 의사결정 상황에 놓였을 때는 병원 윤리위원회나 이해관계가 없는 다른 의사 등 다수의 사람을 참여하도록 하는 것이 바람직하다. 이러한 방식은 각기 다른 곳에서 수련을 받은 의사가 주 법안이나 병원 정책을 알지 못한 채 의사결정을 내리는 일을 사전에 방지할 수 있다. 미국 변호사협회(The American Bar association)와 미국 의사협회 윤리법제위원회(The American Medical Association Council on Ethical and Judicial Affairs) 역시 이러한 비사법적 검토과정을 지지하고 있다.

미국 노인학회 윤리위원회에서 발표한 것처럼, "대리인 의사결정 법과 정책이 환자가 자연스럽고 편안하게 죽을 수 있는 자격을 가로막아서는 안 된다." 유사한 상황에서 의사결정 능력이 있는 환자들의 경우 환자가 다른 것을 원한다는 증거가 없는 한 환자의 돌봄 계획이 수립되어야 한다. 대부분의 사람이 인위적인 방법으로 생명을 유지하기보다 자연스러운 죽음을 선호한다는 광범위한 근거에도 불구하고, 법원은 종종 명백한 반대의사표시가 없다면 생명 연장을 선호하는 쪽으로 추정한다. 이와 다르게 대부분의 환자는 생명 연장치료에 있어서 삶의 기간을 연장하는 것보다 삶의 질을 확보하는 것을 더 우선시한다.

Welie가 말했듯, "환자들은 자유주의 철학자들이 논쟁하던 개념의 자유를 원하는 것이 아니다. 그들은 인간으로서 존중 받기를 원하며, 개인으로서 고유한 삶 그리고 자신만의 목표를 갈구하는 것이다." 생명윤리에 관한 대통령자문위원회¶는 "궁극적으로 환자를 돌보는 사람들은 치료로 인한 부담 및 결과와 잠재적인 합병증을 치료하지 않았을 때의 결과와 비교해야만 한다. 그리고 치료 후 예상되는 현실과 치료를 하지 않았을 시의 예상되는 현실과도 비교해보아야 한다. 의학은 가능하다면 병을 치료하는 것을 목적으로 하지만, 또한 동시에 환자의 안녕과 돌봄의 의무가 있다.

¶ The President's Council on Bioethics (PCBE) ; 미국 대통령 George W. Bush가 '생명의학 및 기술'에 관한 조언을 위해 구성한 자문그룹. 1996년 Bill Clinton 대통령이 수립한 국가 생명윤리 자문위원회를 계승하여 2001년 11월에 설립되었다(출처; WIKIPEIDA).

참고문헌

1. American Bar Association. Ethical issues surrounding surrogate health care decisions. Spring 2005 Symposia Program Materials. Available at: http://apps.americanbar.org/rppt/meetings_cle/2005/spring/pt/SurrogateDecisionMaking/BARR_elder_hand.pdf. Accessed August 20, 2013.

2. American Bar Association Commission on Law and Aging. State law charts and updates: Health care decision-making authority of health care agents v court-appointed guardians. Published 2003. Available at: http://www.americanbar.org /groups/ law_aging/ resources/ state_law-charts_updates. html. Accessed August 20, 2013.

3. American Bar Association Commission on Law and Aging. Surrogate Consent in the Absence of an Advance Directive Legislation. Chicago, IL: American Bar Association; 2008.

4. American Medical Association. Code of Medical Ethics, Current Opinions With Annotations: Including the Principles of Medical Ethics, Fundamental Elements of the Patient-Physician Relationship and Rules of the Council on Ethical and Judicial Affairs. Chicago, IL: American Medical Association; 2004.

5. Berger JT. Patient's interests in their family members' well-being: an overlooked, fundamental consideration within substituted judgement. J Clin Ethics. 2005; 6:3-10.

6. Braun UK, Naik AD, McCullough LB. Reconceptualizing the experience of surrogate decision making: reports vs genuine decisions. Ann Fam Med. 2009; 7:249-53.

7. Burt RA. Law's effect on the quality of end-of-life care: lessons from the Schiavo case. Crit Care Med. 2006; 34:S348-S354.

8. Canterbery v Spence. 464 F2d 111 (DC Cir. 1972).

9. Cruzan v Director, Missouri Dept. of Health. US Supreme Court (1990).

10. Evans N, Pasman HR, Alonso TV, et al. End-of-life decisions: a cross- national study of treatment preference discussions and surrogate decision maker appointments. PLoS One. 2013; 8:e57965.

11. Hall DE, Prochazka AV, Fink AS. Informed consent for clinical treatment. CMAJ. 2012;184:533-40.

12. HealthLawProf blog. Life-support stopped for 6-month-old in Houston. Available at: http://lawprofessors.typepad.com/healthlawprof_ blog/2005/ 03/lifesupport_sto.html. Published March 16, 2005. Accessed August 20, 2013.

13. Karp N, Wood E. Incapacitated and alone: healthcare decision making for unbefriended older people. Human Rights Magazine 2004;31(2):1. Available at: http:// www.americanbar.org/publications/human_rights_magazine_home/human_ rights_vol31_2004/spring2004/hr_spring04_inca-pacitated.html. Accessed August 20, 2013.

14. Karp N. Report urges laws and practices to address problems of elderly patients incapable to making health care decisions. Bifocal (American Bar Association). 2003; 25(l): l-4. Available at http://apps.americanbar.org/ aging/publications/bifocal/251.pdf. Accessed August 20, 2013.

15. Lo B, Donbrand L, Wolf LE, et al. The Wendland case—withdrawing life support from incompetent patients who are not terminally ill. N Engl J Med. 2002; 346:1489-93.

16. Norris WM, Nielsen EL, Engleberg RA, et al. Treatment preferences for resuscitation and critical care among homeless persons. Chest. 2005; 127:2180-7.

17. Pope TM, Sellers T. Legal briefing: the unbefriended: making healthcare decisions for patients without surrogates (part 1). J Clin Ethics. 2012; 23:84-96.

18. Pope TM, Sellers T. Legal briefing: the unbefriended: making healthcare decisions for patients without surrogates (part 2). J Clin Ethics. 2012; 23:177-92.

19. Position paper. Making treatment decisions for incapacitated older adults with-

out advance directives. J Am Geriatr Soc. 1996; 44:986-7.

20. President's Council on Bioethics. Taking Care: Ethical Caregiving in Our Aging Society. Washington, DC: Presidential Commission for the Study of Bioethical Issues; 2005. Available at: http://bioethics.georgetown.edu/ pcbe/reports/taking_care. Accessed August 20, 2013.

21. Quinlan, 70 NJ 10.355 A2d 647 (1976).

22. Sayers GM, Bethell HW. Pacing extremely old patients: who decides— the doctor, the patient, or the relatives? Heart. 2004; 90:134-5.

23. Schloendorff v Society of New York Hospital 211 NY 125,105 NE 92 (1914).

24. Shalowitz DI, Garrett-Mayer E, Wendler D. The accuracy of surrogate decision makers: a systemic review. Arch Intern Med. 2006; 166:493-7.

25. Tenn. Code Ann §68-11-1801 to - 1815 (2007), particularly §68-11-1806.

26. Tennessee Department of Health. Advance directives resources. http://health. state.ta.us/boards/advancedirectives/flowchart.pdf. Accessed August 20, 2013.

27. Tomelli MR. Substituted judgement in medical practice: evidentiary standards on a sliding scale. J Law Med Ethics. 1997; 25:22-9.

28. Tonelli MR. Substituted judgement in medical practice: evidentiary standards on a sliding scale. J Law Med Ethics. 1997; 25:22-9.

29. Uniform Law Commission. Health-care decisions act summary. http://uniform-laws. org/ActSummary.aspx/title=Health-Care Decisions Act. Approved by the Uniform Law Commissioners in 1993. Accessed August 20, 2013.

30. Welie JV. Living wills and substituted judgement: a critical analysis. Med Health Care Philos. 2001; 4:169-83.

31. White DB, Curtis JR, Lo B, et al. Decisions to limit life-sustaining treatment for critically ill patients who lack both decision-making capacity and surrogate decision-makers. Crit Care Med. 2006; 34:2053-59.

32. White DB, Curtis JR, Wolf LE, et al. Life support for patients without a surrogate

decision maker: who decides. Ann Intern Med. 2007; 147:34-40.

33. White DB, Curtis JR, Wolf LE, et al. Life support for patients without a surrogate decision maker: who decides. Ann Intern Med. 2007; 147:34-40.

34. Williams JR. Medical ethics manual-physicians and patients. 2nd ed. Ferney-Voltaire, France: World Medical Association; 20(59. Available at: http://www.wma.net/en/30publications/30ethicsmanual/pdf7chap_2_ en.pdf. Accessed August 20, 2013.

14

중환자실 연구의 사전동의

이 연구에 제시된 주장은 저자 개인의 관점이며, 미국정부 또는 우리나라의 중환자실의 입장을 대변하는 것은 아니다.

중환자 연구는 중증 환자 치료의 발전을 위해 필요하다. 그러나 위중한 환자를 대상으로 이루어지는 연구는 사전동의를 얻는 데 큰 장벽이 있다. 이런 장벽에는 시시각각 바뀌는 의식 수준, 섬망, 착란, 기억상실증, 기저질환 혹은 기저 손상과 인지 장애 등이 포함된다. 게다가, 환자는 종종 큰 두려움에 휩싸여 인지력이 정상이어도 정보를 이해하는 능력이 결여되어 있을 수 있다. 정보를 받아들이고 회상하는 어려움은 환자에게만 한정된 것이 아니다. 환자의 보호자들도 종종 집중하고 정보를 유지하며 그것을 이해하는 데 어려움을 느낀다. 이는 가족이 중환자실에 있는 것을 지켜보는 것을 매우 힘들어 하기 때문이다. 일반적으로 이러한 현상은 논의되는 정보가 익숙하지 않고, 복잡할 때 고조되며 연구를 위한 사전동의가 요구되는 사례에서 일반적이다.

연구를 위한 사전동의는 환자 자신의 등록을 위한 사전 동의, 대리인의 등록을 위한 사전허가, 그리고 비상시 동의 면제라는 세 가지 형태로 분류된다. 각각은 서로 다른 윤리적인 문제를 낳는다. 이번 장에서는 이러한 문제와 함께 동의의 절차와 치료에 있어서 오해를 불러일으키는 문제에 대해서도 간략하게 논의할 것이다.

충분한 정보에 의한 동의(INFORMED CONSENT)

중환자실에 있는 환자들에게 연구 등록을 위한 동의를 구할 때, 연구자는 반드시 환자가 이런 결정을 할 능력이 있는지 주의 깊게 생각해 보아야 한다. 이러한 결정능력은 이분법적으로 판단될 수 있는 것이 아니다. 몇몇 결정들을 내릴 능력이 없는 환자들도 다른 종류의 결정들을 내릴 능력은 유지하고 있다. Appelbaum 과 Grisso는 이 주제에 대하여 연구하였고, 연구 참여를 위한 사전 동의에 관하여 환자의 결정 능력을 평가하는 데 사용할 수 있는 도구를 개발하였다. 그에 따르면 환자가 특정 결정을 내릴 수 있는 능력을 갖추기 위해서는, 4개의 광범위한 카테고리(이해, 인식, 추론, 결정)로 나뉘는 특정 인지능력을 갖추고 있어야 한다.

이해(UNDERSTANDING)

환자는 결정 능력을 갖추기 위해 몇몇 기본 개념들을 이해할 수 있어야 하며 이는 다음의 6가지가 있다. 1) 연구의 성격 2) 연구의 일차 목표(예: 개별화된 치료가 아닌 연구) 3) 연구에서 환자가 받을 치료 방법에 대한 효과 4) 연구 참여로 인한 개인적·사회적 이익 5) 연구와 관련된 위험과 불편 6) 연구 참여의 자발적 성격으로 구성된다. 물론 잠재적인 대상에게 이 모든 주제에 대해 완전하게 이해하도록 할 필요는 없지만, 소주제들에 대한 연구자의 지식 차이는 분명 환자의 결정 능력에 대한 의문을 불러올 수 있다. 명확하면서도 공감에 기반한 대화를 진행한다면 그의 이해력이 향상될 수 있는데, 부차적인 자료(예를 들어, 연구 브로셔, 연구 절차에 관한 그림), 가족/친구와 상의할 수 있는 시간의 허용, 연구에 등록된 다른 사람과의 논의, 결정에 필요한 시간을 가질 수 있는 능력, 그리고 교육보조 도구들을 이용하면 더욱 도움이 될 수 있다.

인식(APPRECIATION)

정보를 이해하는 것만으로는 결정 능력을 갖추지 못한다. 환자는 반드시 연구 등록에 동의하거나 거절하는 것의 영향을 알고 있어야 한다. 이에 더해, 환자는 1) 환자의 개인적인 이익은 연구의 주된 목표가 아니라는 것, 2) 연구 상황에 놓여 있는 것이 표준 치료를 받는 것보다 개인적인 차원에서는 이익이 적을 가능성이 있다는 것, 3) 거절하거나 연구를 그만두는 것에 대한 개인적인 결정은 존중될 것이라는 세 가지 중요한 점을 알아야 한다.

추론(REASONING)

만약 잠재대상이 연구의 핵심 내용을 이해하고 선택 후의 결과를 인식하는 인지 능력이 있다고 해도 그가 합리적인 선택을 할 수 있는 능력이 있다는 것을 반드시 의미하지는 않는다. 그는 결과 추론 및 비교 추론 모두 수행할 수 있어야 하며 각 선택에 대한 잠정적인 결론을 내릴 수 있는 능력을 갖추어야 한다. 또한, 그의 추론과 선택과정에 논리적인 일관성도 있어야 한다.

선택(CHOICE-MAKING)

결론적으로, 잠재적인 연구 대상은 선택할 수 있고 그 선택을 명백하게 전할 수 있어야 한다. 여기서 말하는 의사전달은 "예"라고 말하고 종이에 사인하는 것을 넘어서는 다양한 형태가 있을 수 있다. 예를 들어, 경추 손상을 입은 환자는 인지 능력이 완전히 보존되어 있을 수 있으나, 그의 이름을 말하지 못하거나 서명을 못 할 수 있다. 이런 경우에는 다른 방법(예를 들어 눈을 깜박이거나 응시하는 것)도 가능하나, 이보다도 연구자가 환자의 신호를 알맞게 해석할 수 있는 관리가 필요하다.

정보에 근거한 허가(INFORMED-PERMISSION)

중환자실 환자는 질병, 부상, 약물치료로 인하여 연구 참여에 동의하기가 힘들 수 있다. 환자가 자신을 위해 결정할 수 있는 능력이 있다면, 보호자의 결정보다는 환자가 선택하는 것이 더 적절한 방법이다. 이 방법이 만약 환자에게 과도한 부담을 주지 않고 결정하는 데 더 용이하다면 연구자가 환자와 선택사항에 대해 논의하는 시간을 늘리고, 가족과 친구와 더 많은 시간을 이야기하도록 하며 이를 위해 진정 용량을 줄이는 것도 가능할 것이다. 그러나 보통 환자는 정상적인 생활이 어려운 상태에 놓여 있기 때문에 연구자는 보호자에게 환자의 연구 참여 허가를 얻는 것을 고려해야 한다. 정의에 따르면 개인의 치료나 연구 참여에 대한 동의는 환자 자신이 하는 것이 원칙이다. 만약 대리인이 환자를 대신하여 결정을 내리게 될 경우에는 이를 '충분한 정보에 근거한 허가(informed permission)'라고 한다. 동의와 허가 사이에는 윤리적으로 큰 차이점이 있으므로, 미연방 규정에는 동의를 할 수 없는 피험자를 추가적으로 보호하고자 한다. 특히 소아, 신생아 중환자실에서 이러한 조치가 가장 확고하게 이루어진다. 미연방 규정에서는 기관심의위원회(institutional review board, IRB)가 소아와 신생아와 관련된 연구를 승인할 수 있는 세 가지 사항을 명시하였다.

각 연구자는 법의 틀 안에서 동의를 받을 수 있는 대리인의 범위를 알고 있어야 한다. 대리인의 경우 다음과 같이 나눌 수 있다. 1) 배우자 2) 부모 3) 자녀 4) 형제자매 5) 환자의 바람을 가장 잘 알고 있는 사람(가족이나, 법정 대리인 지정이 되지 않았을 경우). 각 중환자실에는 환자를 대신해서, 연구에 대한 동의를 받을 대리인의 범위에 대한 명확한 지침이 마련되어 있어야 한다.*

또한, 연구자는 환자의 연구 참여 여부를 결정하는 대리인의 의사 결정 능력에 대해 잘 알고 있어야 한다. 대리인들의 의사 결정 능력은 사랑하는 사람이 중환

---

* 우리나라는 지정대리인 제도가 상속법 외에는 법령에 없으므로, 법적 대리인의 확인과 동의 자격에 주의하여야 한다.

자실에서 치료받고 있다는 슬픔, 빠르게 결정되는 중환자실 치료의 특징, 가족이나 집과 떨어져 있다는 느낌, 기계장치가 가득 차 있는 중환자실의 환경 등에 의해 많은 영향을 받을 수 있다. 연구자는 대리인이 마주할 이러한 문제와 연구의 동의 과정에 미칠 제한점에 대해 잘 알고 있어야 하며 연구 진행 시 "충분한 설명에 근거한 허가"라는 정의에 맞도록 많은 노력을 기울여야 한다.

자유의사(VOLUNTARINESS)

중환자실 환자는 특히 중환자실 의료진에게 의존적이다. 그러므로 연구자는 환자의 자유의사를 보장하기 위해 특별히 주의를 기울여야 한다. 환자와 가족은 의료진이 생존에 필요한 열쇠를 갖고 있다고 인지할 때, 의료진이 그들에게 호의를 갖기를 원하며 '문제를 일으키는 환자'로 인식되기를 원치 않는다. 따라서 중환자실 담당 전문의가 연구 참여를 의뢰하기 위해 환자에게 다가갈 때 연구 참여를 거절하면 환자를 치료하려는 의료진의 열정과 노력이 사그라질 가능성이 있다고 느낄지도 모른다. 만일 환자나 가족이 연구 참여를 거절하여 최적의 치료를 받지 못할 것이라고 믿고 있다면, 이는 강압의 한 형태가 될 수 있다. 따라서 중환자실 의료진은 환자와 보호자가 연구 참여를 강요받았다고 느끼지 않도록 추가적인 방법을 강구해야 한다. 연구등록을 위해 환자와 가족에게 내용을 설명할 때 연구자는 뛰어난 의사소통 능력을 발휘해야 하고 참여하지 않기로 결정할지라도 이것이 치료에 부정적인 영향을 주지 않음을 확실하게 설명해야 한다. 이때 중환자실 의료진의 일원이 아닌 다른 연구자가 설명하는 것이 도움이 될 수 있다.

응급상황 동의면제(EMERGENCY WAIVERS)

때때로 동의서 면제 없이는 중환자나 외상 환자를 위해 필수적인 연구를 수행하지 못할 수 있다. 조기 중재에 관한 연구는 환자가 의식이 없거나 가족과 연결이 닿지 않는 상태에서도 연구 등록이 필요하다. 1996년에 미연방은 기관심의위원회가 특정한 응급 상황에서 진행되는 연구에 대한 동의서 면제를 진행할 수 있도록 승인하였다. 동의서 면제는 극히 일부의 상황에서만 승인될 수 있고 연구의 공개와 더불어 기관심의위원회의 사전 합의가 필요하다. 또한, 대리인이 있거나 환자 스스로 동의를 할 수 있는 능력이 있는 경우, 연구자는 환자를 연구에 등록하기 위해서 반드시 대리인의 승인이나 환자의 동의를 얻어야만 한다. 이는 동의서 면제와 관련한 논의에 여전히 많은 쟁점이 존재하기 때문이며(지역 사회 합의는 어떻게 이루어지는가? 연구 공개를 위해 필요한 것은 무엇인가? 위험을 줄이고 적절성을 확보하면서 이러한 연구를 어떻게 수행할 수 있을 것인가? 등의 문제를 포함한, 상대적으로 극히 일부의 연구만 이러한 조항에 따라 승인을 받고 있다.

우리나라에서는 다음과 같은 경우 동의면제 대상이 된다.

해당 연구가 법 제16조 제3항의 다음 요건을 모두 갖춘 경우에 한하여, 기관위원회는 서면동의 면제를 승인할 수 있다.

1) 연구대상자의 동의를 받는 것이 연구 진행과정에서 현실적으로 불가능하거나 연구의 타당성에 심각한 영향을 미친다고 판단되는 경우

2) 연구대상자의 동의 거부를 추정할 만한 사유가 없고, 동의를 면제하여도 연구대상자에게 미치는 위험이 극히 낮은 경우

과정으로서 동의(CONSENT AT A PROCESS)

하나의 논문이 승인을 얻기 위해서는 충분한 정보에 의한 동의가 필요하지만 이것이 가장 중요한 것은 아니다. 연구 참여를 위해 충분한 정보에 의한 동의를 얻는 것은 현재도 계속해서 논의되고 있는 이슈이다. 환자나 가족이 연구와 관련한 충분한 설명을 들었다고 느끼고 연구 참여를 승낙하기 위해서는 상당한 시간과 많은 대화가 필요하다. 게다가 연구 대상자(그리고 대리인)는 지속적으로 정

보를 제공받아야 하고, 부작용이 없을지라도 언제라도 연구 참여를 철회할 수 있는 권리를 갖는다. 실제로 일부 연구 윤리학자는 연구기간이 연장되는 연구에 있어 동의 서명 갱신을 포함한 지속적인 동의시스템을 제안하고 있다.

치료에 관한 오해

중환자실 환자와 가족은 종종 절망에 빠져 있으므로 임상 연구자는 치료 목적의 연구를 설명할 때 특히 주의해야 한다. 연구의 실험적 성격을 명백하게 설명을 했음에도 불구하고 대부분 환자는 그들의 담당 의사가 연구에 참여하는 것이 환자를 위한 최고의 선택이기 때문에 참여를 권하였다고 믿고 있다. 실제로 많은 의사는 이른바 시행 효과(trial effect, 가령 연구에 참여하는 환자가 그렇지 않은 환자보다 더 나은 결과가 있을 것)를 믿고 있지만 그러한 효과는 없다는 근거들이 있다(같은 기관에서 같은 의료진에게 치료받은 환자들을 비교한 연구에서 연구 조건을 충족하여 참여하였던 환자와 참여를 거부한 환자들의 결과에 차이가 없었고, 연구 등록된 환자와 표준 치료군으로 무작위 배정된 환자들의 결과도 차이를 보이지 않았다). 이처럼 환자와 의사 모두 연구 참여를 논의할 때 종종 치료에 관한 그릇된 생각을 하는 경우가 있다. 앞서 설명하였듯, 연구팀과 중환자 치료팀을 확실하게 구분 짓는 것이 환자와 가족들이 연구 참여가 중환자실 치료의 일부라고 오해하지 않도록 하는 데 더욱 바람직할 수 있다.

요약

중환자실에서 연구를 위해 충분한 정보에 근거한 동의와 허가를 얻는 일은 쉽지 않다. 연구 참여에 앞서 가능하다면 환자 본인에게서 직접 동의를 받아야 한다. 환자에게 결정 능력이 부족하다면, 적절한 대리인에게 동의를 받아야 하며,

만약 환자가 결정 능력을 다시 얻게 된다면, 환자의 동의를 구하고 참여 혹은 거부의 결정을 존중하여 이전의 동의를 대체하여야 한다. 연구에 앞서서 충분한 정보에 근거한 동의와 허가를 얻는 것이 가능하지 않을 경우, 기관심의위원회는 응급동의면제를 승인할 수 있다. 하지만 연방법은 적절한 대리인이 있다면 대리인의 승낙(혹은 환자의 동의)을 받을 것을 요구한다. 치료 동의와 마찬가지로 연구를 위한 충분한 정보에 근거한 동의는 연구의 한 과정이지 단순히 처리해야 할 일의 하나가 아니다. 우리는 종종 "동의 설명"에 대해 대화를 나누고 동의서에 서명을 요구하지만, '충분한 정보에 근거한 동의 과정'이란 솔직한 대화 과정이 필요하며 잠재적인 연구 참여자(혹은 대리인)에게 충분한 정보와 시간, 합리적인 선택에 필요한 방법을 제공해야 한다. 동의서에 서명하는 행위는 연구 참여자가 환자의 바람에 관해 소통하는 데 도움이 될 수 있다. 하지만 환자가 충분한 정보를 제공받지 못하고 설명을 잘 듣지 못하거나, 강압적인 환경에서 연구 참여가 이루어졌거나 환자가 완전히 자발적이지 않았다면, 환자의 서명을 얻었다고 보기에는 적절하지 않다.

참고문헌

1. Appelbaum PS, Grisso T. MacArthur Competence Assessment Tool for Clinical Research (MAcCAT-CR). Sarasota, FL: Professional Resource Press; 2001.
2. Code of Federal Regulations. Title 45 (Public Welfare). Department of Health and Human Services. Part 46 (Protection of Human Subjects) (45 CFR 46). Department of Health and Human Services. http://www.hhs.gov/ohrp/policy/ohrpregulations.pdf.
3. Kipnis K, King NM, Nelson RM. Trials and errors: barriers to oversight of research conducted under the emergency research consent waiver. IRB. 2006;28:16-9

15

치료와 연구를 위한 긴급 동의에서 고려해야 할 윤리적 문제

긴급동의 문제를 완벽하게 이해하기 위해서는 '충분한 정보에 근거한 동의'의 윤리적, 법적 근거를 포함한 배경을 알아야 한다. 충분한 정보에 근거한 동의 (Informed consent)는 환자의 안녕과 자율권이라는 기본적인 가치에서 기인하며, 이는 의사와 의료인이 환자에게 치료의 선택권에 관한 정보를 제공함으로써 환자에게 안녕이란 가치를 강조한 것이다.

정보 제공과 함께 환자의 믿음과 선호도를 고려하면서 적절한 치료법에 대한 대안 및 위험도를 확실히 제시해 줄 수 있다. 이와 같은 정보의 교환으로 환자와 의료진이 치료 방법의 위험도와 이익을 각각 평가할 수 있고, 또한 환자의 신념과 가치, 목표에 따라서 치료 방법을 선택할 수 있다.

환자 치료

자율성의 원칙을 위해서는 환자가 자신의 믿음과 가치, 목표에 따라 치료 방법을 적절하게 평가할 수 있는 능력이 있어야 한다. 환자의 결정은 외부의 영향이나 압력 없이 자발적으로 이루어져야 한다. 이와 같은 본질에 따라 충분한 정보에 의한 동의는 의사와 환자의 관계에서도 중요한 부분이다.

충분한 정보에 의한 동의가 이루어질 수 없거나, 환자의 안녕에 부정적 영향을 줄 수 있는 특정 상황이라면 동의에 대한 예외가 필요하다. 환자의 죽음이나, 심각한 부상을 막기 위해 즉각적인 개입이 필요할 때가 대표적인 상황이다. 갑작스럽게 생명을 위협하는 상황에서는 '동의(충분한 정보에 의한 동의)'는 예외가 되어야 하고, 그래야 의료인이 응급 치료를 진행할 수 있다.

의학적 치료가 긴박하게 요구되는 중증 환자에게는 긴급동의를 적용할 수 있다. 긴급동의는 환자가 의지나 동의를 표현할 수 없거나, 가족이나 대리인의 법적 동의를 죽음이나 심각한 손상을 예방할 수 있는 시간 내에 얻지 못할 경우 적용할 수 있다. 환자가 제안했던 치료를 거부했던 과거의 언급이나 문서가 있거나, 환자가 치료를 원하지 않는다고 명시한 사전연명의료의향서(advance directives)가 있다면 존중하여야 한다. 환자가 치료를 원하지 않는다는 문서가 있을 때 치료를 보류할 수 있다. 환자의 요구사항을 모르거나, 응급 상황에서 명쾌하게 적용할 수 없을 때, 의료인은 가장 먼저 '악행 금지' 원칙을 따라야 한다. 즉, 사전연명의료의향서나 환자 스스로 혹은 대리인의 결정을 통해 환자의 바람이 분명히 드러날 때까지, 응급 치료를 제공하여야 한다. 때때로 병원윤리위원회나 법원의 결정이 필요한 경우도 있다.

긴급동의를 위해서는 의료인의 윤리적 판단이 필요하다. 우선 치료의 불가피성과 긴박함에 대한 판단이 필요하다. 치료나 절차가 지금 이 시점에서 꼭 필요한지, 좀 더 구체적으로, 환자의 '동의'나 가족, 법정 대리인 동의를 얻기 위해서 지연되면 안 될 정도의 생명을 위협하는 상황인지 판단해야 한다. 환자가 과거에 특정 치료를 받지 않는다고 표현했다면, 환자의 의사는 존중되어야 한다. 환자의 의사를 알지 못한다면 치료에 필요한 긴급 동의는 암묵적으로 획득한 것으로 하고 치료를 진행해야 한다. 생명을 위협하는 상황이 아니거나, 시간이 허락된다면, 긴급 동의는 환자에게 받아야 하지만, 환자가 의학적으로 의사를 표현할 수 없거나 의사결정 능력이 부족한 경우에는 직접 환자의 가족이나 법정 대리인으로부터 동의를 얻어야 한다. 가족이나 법정 대리인에게 동의를 얻었다는 것은 그들이 환자의 최대 이익을 대변한다고 가정하는 것이다. 하지만 가족이나 대리인의 결정이 환자가 이전에 표현했던 결정과 명백하게 대치될 경우, 의사는 그 선택에 대해 의문을 가져야 한다. 의사는 윤리적으로 그 문제를 판단하고 검토해 줄 적절한 관리기관(윤리위원회, 혹은 법원)에 의뢰하여야 한다.

특별한 상황에 대한 고려

연명의료: 중단할 것인지, 유보할 것인지?

환자의 자율성과 자기결정권은 특정 치료를 진행하지 않을 것인지 혹은 현재 치료를 중단할 것인지에 대한 결정이며 연명의료에 초점을 맞춘 사전연명의료의 향서에 필요한 윤리적 고려사항이다. 중증 환자의 경우 임상적 상태로 인해 연명 의료에 관한 결정을 종종 하게 된다. 환자의 바람을 치료 시작 후에 알게 된다면, 그 치료를 보류할 것인지 혹은 현재의 치료를 중단할 것인지 결정해야만 한다. 연명 치료를 중단할지 혹은 보류할지에 대한 환자의 동의가 요구되는 응급상황에서 중환자실 의료진의 도덕적 의무에는 환자의 안녕과 자율성을 보장하는 것도 포함된다.

중환자는 이런 관점에서 몇 가지 윤리적인 도전에 직면할 수 있다. 설령 환자가 의사 표현을 할 수 있더라도, 질병상태가 위중할 경우 환자의 생명유지 치료 여부에 대한 결정 능력이 없을 수도 있다. 비록 사전연명의료의향서가 환자의 바람에 관한 확실한 기록이 될 수 있을 때일지라도, 연명의료를 철회하려면 추가로 고려해야 할 사안들이 있다. 환자의 현재 상태가 구체적으로 사전연명의료의향서에 서술되어 있지 않을 때가 해당될 수 있으며, 환자가 의사결정을 할 수 없을 때 이미 지정해둔 가족이나 법정 대리인에게도 제약이 있을 수 있다. 이러한 제약이 있을 때 '선행의 원칙'과 '악행 금지의 원칙'을 적용한다. 연명의료 철회에 대한 요구가 사전 지시에 자세히 기술되어 있고 적용될 수 있는 상황일지라도 승인 과정에서 의사결정 권한이 있는 가족이나 법정 대리인의 결정권이 법률적으로 제약을 받을 수도 있다. 대리인 권한이 있는 의사결정자의 권한은 일정 정도 상황적 제약을 받는데, 환자가 설정한 생전 유언이나 사전의료지시에 따라 제한되기도 한다. 예를 들어, 미국의 여러 주에서는, 환자의 사전 지시를 시행하기 전에 환자의 질환이 말기 상태이거나 영구적으로 의식이 없을 것이라는 점을 의사가 증명할 것을 요구한다. 다른 주에서는 사전연명의료의향서나 생전 유언이 없거나, 두 가지 모두 없다면, 대리인은 법적 표준에 따라 결정할 수밖에 없다. 이러한 표준에는 최대한의 이익 원칙, 명확하고 설득력 있는 증거, 치료가 도움이 되지 않거나 치료로 인한 이익이 부담을 초과하지 못하는 경우, 의학적 말기 상태, 또는 지속적 식물 상태일 때와 같은 원칙이 있다.

특수 지역(전염병이나 재난 지역과 같은 곳)

긴급 동의는 특수한 상황에서 적용할 수 있다. 자연재해나 생명을 위협하는 전염병이 유행하는 경우, 응급상황이 발생하거나 자원이 제한될 때가 그러한 예가 될 수 있다. 의료인들은 이런 극단적인 상황에서 제한된 자원을 반드시 우선순위에 따라 할당해야 한다. 특히 환자를 분류해야 하는 경우, 분배 정의에 충돌이 있을 수 있다. 잠시 동안 의료 서비스와 소모품을 공정하게 분배하는 것을 보류할 수도 있다. 이러한 특수한 상황은 예외적으로 고려되어야 한다.

응급상황에서의 연구

중환자 치료 영역에서 충분한 정보에 의한 동의를 얻는 것은 여러 가지 어려움이 있다. 전통적인 이유 중의 하나는 인간 대상 연구는 참여하는 각 개인에게 기꺼이 연구의 위험을 감수하고 참여로 얻게 되는 이익의 가능성을 받아들이겠다는 내용을 문서로 받는 전향적 사전 동의를 필요로 하기 때문이다. 게다가 연구 대상에 이익이 되고자 하는 연구 프로토콜은 추가적인 동의와 윤리적인 문제를 명확하게 담고 있지 못하다. 이 장에서는 윤리적인 문제를 다루고자 한다.

간단히 역사를 살펴보는 것은 이러한 윤리적인 문제를 강조하는 데 도움이 될 것이다. 뉘른베르크 강령은 1949년 연구 지원자가 부당한 압력이나 영향을 받지 않고 사전 동의를 얻기 위한 시도로 채택되었다. 이는 가능하다면 인간 연구에 앞서 동물 실험이 시행되어야 하고, 예상되는 과학적 결과와 이익에 의해 실험의 정당성이 확보되어야 한다고 하였다. 연구대상자를 보호하는 또 다른 방법으로 연구는 반드시 자격을 갖춘 과학자에 의해 수행되어야 하고, 고통 또는 괴로움, 사망이나 심각한 장애와 같은 부정적인 결과를 피하도록 설계되어야 한다고 하였다. 사전동의와 관련된 윤리적 문제는 1964년 헬싱키 선언으로 더욱 상세히 기술되었는데 이는 임상 실험에서 환자를 등록할 경우 특수한 상황에서의 대리인의 동의나 동의 면제에 관하여 기술하고 있다. 벨몬트 보고서는 연구 제안서의 윤리적 기준을 평가하며 특히 연구 수행에 있어 세 가지 윤리적인 대전제를 다룬다: 1) 선행, 2) 개인에 대한 존중, 3) 정의가 그것이다. 벨몬트 보고서는 사전동의가 이루어지는 조건에 대해서도 명시하고 있다. 이러한 조건 중 하나는 동의를 받을 때 연구의 목적과 수행될 시술, 실험의 이익과 위험을 포함하는 정보가 제공되어야 한다는 것이다. 연구 대상자는 강압이 없는 상태에서 제공되는 정보를 이해하고 동의해야 한다.

중환자실에서는 생명을 위협하는 응급상황이 종종 발생한다. 이러한 상황의 환자는 연구나 더 심도 깊은 조사에 적합할 수도 있다. 하지만 환자의 상태가 위중하고 환자의 의사결정 능력이 결여되어 전향적으로 동의를 구할 수 없는 상황이 있기에 종종 윤리적 딜레마가 생긴다. 이러한 종류의 응급 상황(예: 심장 마비, 외상, 뇌졸중)에서는 연구 프로토콜로부터 얻는 이익이 시간에 민감하여 연구 대상이 바로 즉시 연구에 참여하는 것이 요구된다. 또한 치료 시작을 지연한다면 비가역적인 장기 손상으로 이어질 수도 있다.

이러한 응급 상황에서의 연구에 대해서는 연구가 진행되는 곳에 따라 지역 사회의 협의나 공표, 연구 대상자와 가족들에게 연구에 참여하는 것을 알려야 하는 엄격한 규정이 있다. 지역 사회의 참여에 대한 이러한 요구 사항은 적절한 보호를 유지하면서, 합법성을 제공하고, 연구에 대한 책임에 지역 사회를 포함함으로써 이익의 증대라는 목표를 윤리적으로 충족시키기 위한 것이다. 그러나, 지역 사회 협의와 관련된 문제 중 하나는, 적절한 지역 사회 협의, 정보 공개, 공표, 연구 대상자와 가족들에게 임상시험 참여 고지를 결정하는 데 미국의 임상시험 심사위원회(IRB)가 그들의 고유한 재량권을 행사할 수 있다는 것이다. 이것은 원래 연구가 시행되는 특정 지역 사회가 협의와 소통의 종류 및 빈도를 탄력적으로 고려하도록 계획된 것이었다. 그러나 그 규정은 지역 사회와의 협의, 소통의 종류 및 빈도에 관한 특정한 기준 데이터를 요구하지 않아 복수 등록 사이트를 가지는 임상 시험에서는 다양한 문제가 발생할 소지가 있다. 자료 모니터링 위원회(Data Monitoring Committee)는 종종 이러한 연구들에서 나오는 새로운 데이터를 지속적으로 검토하곤 한다.

연구 자율성을 위해 연구 대상자를 보호하는 다양한 행동 조치가 있으며 이러한 행동 조치는 연구의 위험성을 포함한 몇몇 요소들에 의존한다. 시간을 다투는 중환자 연구와 관련된 윤리적 문제 중의 하나는 대리인이 연구에 동의하거나 추가적인 참여를 거부하는 데 타당한 판단을 제공할 수 있느냐는 것이다. 가족과 친구들은 환자의 중증 질환의 급성기와 관련하여 겪게 되는 심리적 위축 상태에서 대리인에 의한 사전동의 시 제공되는 정보들을 이해하는 데에 어려움을 겪을 수 있다. 게다가, 그 자료를 취급하는 것과 관련해 윤리적 문제가 대두될 수 있다. 만약 대리인이 사전 동의를 거부하거나 대리인의 동의를 얻을 수 없는 경우(예를 들어, 가족 구성원이 올 수 없을 때), 이미 얻은 정보를 어떻게 할지 윤리적 딜레마가 생긴다. 그렇다고 이러한 연구 대상자들을 제외하는 것은 연구 결과의 타당성을 위태롭게 할 수 있다.

2001년 유럽 임상시험 지침은 유럽 전체의 임상시험 규제 체계를 간소화하고 통일시켜 연구를 촉진하기 위해 창안되었다. 이 지침에서 요구하는 것들 중 한 가지는 연구대상자로부터 사전 동의를 받는 것인데, 이것이 바로 중환자 임상연구에서는 큰 문제이다. 여기에는 환자의 자율 결정권(self-determination)에 대한 윤리적 원칙이 포함된다. 그러나 많은 유럽 국가들에서, 환자의 법적 대리인이나 법적 후견인은 임상 시험에 대한 동의를 포함해 환자를 위해 결정을 내릴 권한이 없다.

연구용 약의 특별 사용

한 환자에게 연구용 약물의 특별 사용을 요청하려면 기관심의위원회(IRB)의 승인을 얻고 미국 FDA에 적절한 서류를 제출해야 한다. 이상적으로는 연구대상자가 작성한 사전 동의서를 받아야 하지만, 주변 상황이 사전동의서를 얻는 데 여의치 않고(예를 들어, 연구대상자가 의사결정 능력이 없거나 대리인이 없는 경우) 의사나 다른 의료진이 연구용 약물만이 타당한 대체 수단이라고 결정한다면, 긴급 동의를 얻을 수 있다. 기관심의위원회는 단일 환자에게 연구용 약물의 특별 사용 요청이 있을 경우 반드시 이를 검토하고 긴급 동의가 적절한 상황과 적응증에 해당하는지 결정해야 한다.

요약

환자에게 사전 동의를 구할 수 없을 때 긴급 동의가 필요하게 된다. 치료가 지연되면 사망이나 심각한 손상이 발생할 수 있는 경우, 환자가 동의를 할 능력이 되지 않는 상황, 그리고 보호자가 없는 경우 등이 있다. 이러한 경우에는 상황의 긴급한 특성 때문에, 암묵적으로 동의를 구했다고 여긴다. 긴급 동의는 자연 재해와 같이 제한된 자원 배분이 필요하고 생명을 위협하는 긴급 상황에서도 필요할 수 있다. 환자를 보호하고 합법적인 의료자원을 제공하기 위해, 의료진이나 다른 의료 서비스 제공자는 대리인이 환자의 사전 지시를 무시하거나 환자에게 최선의 이익이 되는 방향으로 움직이지 않는다고 생각될 때는 보호 장치를 투입할 수 있다. 만약 연구에 대한 동의를 얻느라 치료가 늦어져 치료 시기를 놓칠 수 있을 때 추가적인 검사를 요하는 상황에서의 연구 동의와 관련한 윤리적 딜레마가 발생될 수 있다.

참고문헌

1. Beauchamp T, Walters L. Contemporary Issues in Bioethics. 6th ed. Belmont, CA:Wadsworth; 2003:139-141. Discusses the ethical theory and bioethics relating to healthcare. Also discusses the legal concepts of informed consent, refusal of treatment, advance directives, and the principle of autonomy.

2. Campbell A, Gillett G, Jones D. Medical Ethics. 4th ed. Oxford, UK: University Press; 2005:222-8. Ethical aspects of information and consent are discussed in the contexts of both the doctor-patient relationship and research.

3. Council for International Organizations of Medical Sciences. International ethical guidelines for biomedical research involving human subjects. Bull Med Ethics. 2002;(182):17-23.

4. Dickert NW, Sugar man J. Getting the ethics right regarding research in the emergency setting: lessons from the PolyHeme study Kennedy Inst Ethics J. 2007;17:153-69. Discusses ethics regarding research in the emergency setting.

5. Eisenberg MS, Bergner L, Hearne T. Out-of-hospital cardiac arrest: a review of major studies and a proposed uniform reporting system. Am J Public Health. 1980;70:236-40.

6. Guidance for institutional review boards, clinical investigators and sponsors: exception from informed consent requirements for emergency research, http://www.fda.gov/downloads/RegulatoryInformation/Guidances/UCM249673.pdf. Updated April 2013. Accessed June 28, 2013.

7. Halperin H, Paradis N, Mosesso V Jr, et al; American Heart Association Emergency Cardiovascular Care Committee; American Heart Association Council on Cardiopulmonary, Perioperative and Critical Care. Recommendations for implementation of community consultation and public disclosure under the Food and Drug Administrations "Exception from informed consent requirements for emergency research": a special report from the American Heart Association Emergency

Cardiovascular Care Committee and Council on Cardiopul*monary, Perioperative* and Critical Care: endorsed by the American College of Emergency Physicians and the Society for Academic Emergency Medicine. Circulation. 2007;116:*1855-63.*

8. *JansenTC,* Kompanje EJ, Bakker J. Deferred proxy consent in emergency critical care research: ethically valid and practically feasible. Crit Care Med. 2009;37(1 suppl):*S65-S68.*

9. Katz J. The Nuremberg code and the Nuremberg trial: a reappraisal. JAMA 1996;276:1662-6.

10. Moskop JC. Informed consent in the emergency department. *Emerg Med* Clin North Am. 1999;17:327-40, ix-x. Discusses legal foundations and ethics of informed consent. Also discusses issues that occur in emergency situations when patients are unable to consent.

11. Protection of human subjects: Belmont report: notice of report for public comment. Fed Regist. 1979;44:23191-7.

12. Rhodes R, Silvers A, Francis LP. The Blackwell Guide to Medical Ethics. Oxford, UK: Blackwell; 2006:52-67. Discusses autonomy and controversial choices, with a chapter devoted to patient competence and surrogate decision making.

13. Rickham PP. Human experimentation. Code of ethics of the World Medical Association. Declaration of Helsinki. Br Med J. 1964;2:177.

14. Robinson K, Andrews PJ. *The Europe*an clinical trials directive and its impact on critical care and emergency research. Curr Opin Crit Care. 2011;17:141-5.

15. Truog RD. Will ethical *requirements bring criti*cal care research *to a halt? Intensive Care Med.* 2005; 31:338-44.

16. *Venkat A, Be*cker J. The effect of statutory limitations on the authority of substitute decision makers on the care of patients in the intensive care unit: case examples and review of state laws affecting withdrawing or withholding life-sus-

taining treatment published online January 17, 2012. J Intensive Care Med.

17. Weaver WD, Cobb LA, Hallstrom AP, et al. Factors influencing survival after out-of- hospital cardiac arrest. *J Am Coll Cardiol*. 1986;7:752-7.

18. White-Bateman SR, Schumacher HC, Sacco RL, et al. Consent for intravenous thrombolysis in acute stroke: review and future *directions*. *Arch Neu*rol. 2007;64:785-92.

19. Wright DW, Clark PL, Pentz RD, et al. Enrolling subjects by exception from consent versus proxy consent in trauma care research. *Ann Emerg Med*. 2008;51:355-60, 360.el-3.

16
말기 돌봄에서 환자의 종교에 대해 알고 있어야 할 것

임종 직전 환자의 가족이 그들을 위해 의료진이 기도를 해주기를 원할 수 있다. 방금 사망한 환자의 아내와 자녀들이 당신에게 환자가 24시간 안에 매장되어야 한다고 요구할 수 있다. 생존 가능성이 거의 희박한 조산아의 부모가 현 시점의 치료가 실제적으로 고통만 지속시키는 것이라도 그들의 종교에서는 치료중단을 금지하고 있다며 치료 중단을 거부할 수 있다. 문화의 다양성이 증가하는 현재, 중환자 의학전문의는 다국적의 사람들, 다양한 언어를 사용하고 다양한 종교나 전통을 가지고 있는 환자와 가족의 관점을 이해해야 하는 상황에 종종 직면하게 된다. 임종기에는 이렇게 다양한 가치와 의식들에 대해 인지하는 것이 매우 중요해 질 수 있다.

이런 상황 중 몇몇의 경우는 의료인을 난처하게 만들기도 하는데, 이는 다른 문화와 종교에 대한 지식이 부족하기 때문이거나 도움에 제한이 있을 수밖에 없기 때문이기도 하다. 많은 연구진들은 의사가 환자의 정신적, 종교적 생각에 대해 묻고 인지할 필요가 있다고 주장해 왔지만, 실제로 의료진이 환자나 그 가족이 의료진과 다른 문화를 가지고 있는 경우나 혹은 가족에게 종교적 신념에 대해 물어보았을 때 언짢아 할 수 있다고 생각한다면 이 문제에 대해 대화하는 것을 주저하게 된다. 만약 의료진이 환자와 정서적인 부분에 대해 대화를 나눈 후에 목회자의 역할이 필요하다고 생각해 자리를 마련한다면 종교적으로 독실하지 않은 환자의 경우 화를 낼 것인가? 어떠한 억측도 없이 이 문제에 대해 말할 수 있는 한 가지 방법은 "지금 의료진이 알고 있어야 하는 당신과 가족에게 중요한 정신적이거나 종교적인 신념이 있나요?" 라고 묻는 것이다. 이 질문은 환자나 가족이 의료진에게 털어놓고 고지할 사항이 있는지 선택할 수 있는 기회를 제공하며, 의사가 어떠한 문화적 관점도 전제하지 않은 상태에서 질문하는 것임을 의미한다. 의료인은 개방형 질문이 오히려 이 문제에 접근하기 어렵게 만든다고 우려할 필요가 없다; 만일 환자가 "왜 이런 일이 나에게 일어나는가, 왜 신은 이렇게 하는가"라고 묻는다고 해도 의료진에게 즉각적인 대답을 기대하는 것은 아니다. 만일 질문을 주고받는 과정에서 환자가 정신적인 위기에 처해있다고 판단된다면 이때에는 목회자, 사회 복지사, 혹은 성직자의 추가적인 도움을 요청할 수 있다.

이 단원은 몇몇 종교적 전통에 대한 실례를 간단하게 소개하고 있지만 환자 혹은 환자의 선호를 종교적 배경에 기초하여 예상할 수 있다고 억측하지 않는 것이 매우 중요하다. 비슷한 배경을 가진 타인들의 믿음과 지식은 토론을 시작하기에 도움이 되지만 개인의 가치와 선호를 도출해 내는 수단으로 사용해서는 안 된다. 여기에서는 중환자실에서 임종기에 빈번하게 마주하게 되는 증례에 대해 소개하고 있다. 특정 전통에 대한 두 가지 적절한 참고 자료로 이 장의 후반부에서는 임종기 치료에 대한 *Lancet* series와 생명 윤리에 관한 *Canadian Medical Association journal* series를 살펴본다.

문화에 기반을 둔 생기론자(VITALISTS) 및 임종기의 결정

대부분의 전통에서는 죽음의 시점은 신에게 달려 있고 인간은 즉각적인 죽음에 이르게 하는 결정을 해서는 안된다고 믿고 있다. 생기론(vitalism)이란 생명을 가능한대로 연장시킴으로써 그 생명을 가치 있게 여기려는 바람을 말한다. 많은 정통 유대인 사회에서는 장기간의 생존이 예상되지 않더라도 생명을 유지하는 치료를 포기하는 것을 금하고 있다. 삶을 끝내는 데 있어 능동적인 결정을 피하는 것이 생명의 무한한 가치이며 신의 의지로서 존중 받는다. 동시에, 유대법에서는 실제로 생명이 위태로운 환자에게 해를 끼치거나 도움이 되지 않을 것으로 예상되는 치료라도 수행하지 않는 것에 대해 경고하고 있다. 유대법에서 죽음은 호흡의 정지로 정의되고 있는데 어떤 집단에서는 사망 선고를 위한 신경학적 기준을 거부하고 있으나 다른 집단은 자발적인 호흡이 부족하다면 이러한 기준을 받아들일 것이다.

그리스 정교회 전통의 경우도 위와 유사하게 죽음은 인간의 결정으로 이루어져서는 안 된다고 보고 있으며, 생존할 확률이 매우 낮더라도 치료를 계속해야 하는 의무를 갖고 있다고 설명한다. 하지만 일단 죽음이 분명해지면 치료 포기는 받아들여지고 신경학적 기준에 의한 사망 선언과 장기 기증은 허용될 수 있다.

로마 가톨릭의 전통에서는 "특수한(extraordinary)" (혹은 기대되는 결과에 대한 과도한 부담) 치료는 보류하거나 중단할 수 있지만, "일반적인(ordinary)" (이익이 되는) 치료들은 계속 지속되어야만 한다. 또한, 일반적인 치료에는 영양과 수분 공급이 항상 포함되어야 한다. 죽음을 의도적으로 서두르지는 않아도 고통은 적극적으로 조절해 주어야 한다.

대부분의 이슬람교, 힌두교, 불교, 기독교에서는 만일 이득이 거의 없는 경우 치료를 보류하거나 중단할 수 있지만, 이러한 결정을 내리는 데 필요한 확신의 정도가 매우 다양하다. 어떤 기독교 집단에서는 환자나 혹은 가족의 신념에 대한 시험으로 볼 수 있는 "기적" 혹은 신성한 중재에 대한 희망이 있을 수 있다. 또 어떤 힌두 집단에서는 치료의 중단을 고려한다면 특히 길한 날을 선택하는 것이 중요해질 수 있다. 대부분의 전통에서 고통은 치료받아야 하는 것으로 생각하지만, 어떤 집단에서는 고통을 죽음 전의 시험이나 정화로 여기기도 한다.

가능할 때까지 생명을 연장하는 것을 지지하는 환자나 가족과 대화할 때 의료진은 생명을 연장할 수 있는 어떠한 선택이 가능한지 혹은 의학적인 판단으로 환자의 상태 때문에 제공할 수 없는 치료에 대해 명백하게 말해야 한다. 많은 가족들은 이 치료가 적응중이 되는지 여부에 관한 의학적 조언을 잘 받아들이겠지만 생명을 연장할 수 있는 치료를 할 것인지 그 여부에 대해 질문한다면 많은 이들은 꼭 생명연장치료가 제공되어야 한다고 말할 의무를 가진다고 느낄 것이다.

개인주의 대 공동체 및 가족 단위의 의사 결정

서구 사회에서는 개인의 권리와 자율적인 의사 결정을 강조하고 있지만, 모든 문화에서 반드시 그러한 것은 아니다.

환자의 선호도가 무엇인지 파악하려는 의사들은 가족이나 공동체의 지도자, 의사 결정을 미루려는 환자들과 맞닥뜨릴 수도 있다. 전통적인 유대교 가족에서는 랍비나 존경받는 다른 종교 지도자에게 의료행위 결정을 맡기기도 한다. 아미교(역주: 메노나이트교회에 속하는 보수적인 프로테스탄트교회의 교파) 환자는 의사결정 권한을 지역 공동체의 연장자에게 부여하는데 이는 지역사회 재원으로 의료비를 지불하기 때문이다. 아시아 출신 가족들은 다수의 가족과 친지들에게 정보를 구하며, 가족과 연장자에 대한 그들의 의무는 환자 개인의 이익보다 우선시 될 수 있다. 힌두교 가족들은 장남의 권위를 믿고 따르며, 중앙 아메리카 로마 가톨릭 교도들은 의사와 같은 권위 있는 인물이 결정을 내려주기를 기대할 수도 있다.

비록 환자가 아닌 다른 사람이 최종 결정을 내리게 되는 경우라도, 의료진은 의사결정을 내리는 방식에 관한 환자의 결정을 존중하는 것이 중요하다. 자율권을 존중한다는 것은 다른 사람이 결정하도록 한 환자의 선택 역시도 존중하는 것이다. 만일 환자나 가족이 종교 지도자에게 의료 결정을 맡기기로 했다면 의사는 그 종교 지도자와 의사소통을 명확히 하여 모든 상황을 이해할 수 있도록 할 필요가 있다.

때로 의료진은 여성의 의견이 의사결정에서 배제되는 불편한 상황에 놓이게 된다. 이러한 상황을 조율한다는 것은 매우 어려운 일이다. 만약 무슬림의 아내가 남편의 의사 결정을 따르기로 선택한다면, 그녀가 속한 문화권 안에서는 매우 정상적인 일이므로, 그녀 자신의 의사를 말하도록 강요해서는 안된다. 하지만 만약 그녀가 스스로 의사를 표현하기를 희망한다면, 조심스럽게 그녀의 생각을 밝힐 기회를 주는 것도 중요하다. 몇몇 이슬람 사회에서는 남편이 있는 여성이 홀로 남성 의료진들과 함께 있는 것이 부적절하다고 생각하므로, 남성들이 있을 때에는 그녀의 머리나 몸을 가릴 수 있도록 해주는 것 역시 매우 중요하다.

임종 시 종교 의례

임종을 앞둔 시점에 어떠한 종교 의례가 환자나 가족에게 도움이 되는지 파악하는 가장 좋은 방법은 직접 그들에게 물어보는 것이다. 병원 사제나 지역 사회 종교 지도자는 이 상황에서 가족을 이끄는 데 큰 도움이 될 수 있고 친근하고 편안한 환경과 행위들을 제공하는 데에도 도움을 준다. 일부 행위들은 병원 직원에게는 일반적이지 않을 수 있지만, 안전의 문제나 다른 환자와 가족에게 영향을 줄 우려가 없다면 장려되어야 한다. 일부 무슬림 가정에서는 가족 구성원이나 그들의 신앙 공동체가 환자의 육체와 모든 시간 동안 같이 있는 것이 중요하고, 종종 신속한 매장을 희망하기도 한다. 그들은 또한 환자의 죽음이 임박했을 때 환자의 침대를 메카를 향해 돌릴 수 있는지 요청하기도 한다. 부검은 신체에 대한 모욕으로 받아들이기도 한다. 많은 전통에서는 성수를 마시거나 성수나 오일을 몸에 바르는 것을 원하곤 한다. 대부분의 로마 가톨릭 신앙의 환자에게는 생명이 경각에 있을 때, 특히 신부에게 '망자를 위한 성체'를 받는 것이 중요하다. 도유(塗油), 즉 죽은 자의 몸에 기름을 바르는 의식은 모든 죽어가는 환자의 마지막 권리로 중요하게 여겨지고 있는데 이는 환자가 소생 가능성을 지니고 있을 때에도 적용된다. 일부 힌두교인들은 환자가 임종할 때 가능하면 땅과 가깝게 있도록 하거나 갠지스강에서 떠온 물을 마실 수 있도록 해달라는 요청을 하기도 한다. 또한 환자와 가족들은 그들에게 중요한 특별한 노래, 기도, 책이나 구문을 지니고 있을 수 있다. 전통적인 중국인 가정에서는 희망을 상징하거나 죽음에 대한 깨달음을 뜻하는 색상의 옷을 입을 수 있다. 일부 종교에서는 시신을 매장하기 위한 의식, 즉 씻기기, 수의 입히기, 기도 예식이 있으며, 가족이나 지역 사회 구성원들이 병원 직원들을 대신하여 이러한 의무를 할 수 있기를 원하기도 한다. 위와 같은 상황들을 마주했을 때 의료진이 환자의 가족과 열린 마음으로 상의한다면 상이한 전통에 대한 편견 없이 환자와 가족을 지지하는 데 종종 도움이 될 수 있다. 한 가지 예로 어떤 간호사는 신생아의 부모가 그들의 아이가 사망했을 때 끌어안기를 거부하자 그 이유를 처음에는 이해하지 못했다. 그러나 그 행동은 포옹이 아들의 영혼을 붙잡아 다음 생으로 가지 못하게 할 수도 있다는 두려움 때문이었다는 설명을 듣고 그들을 이해한 경우도 있다.

많은 환자와 가족에게 임종의 순간은 가능하면 평화로워야 한다. 힌두교나 시크교 전통에서 카르마(karma)의 개념이 뜻하는 것처럼 이번 생에 있었던 일들은 이번 생이나 다음 생에 어떤 결과를 낳기도 하므로, '좋은' 또는 평화로운 죽음은 다음 생에서의 선을 의미하기도 한다.

사후세계

환자들에게 사후세계에 관한 종교적 가르침은 큰 힘이 되기도 하지만 동시에 심각한 질병이나 죽음이 닥쳐온 때에는 의문이나 괴로움의 근원이 될 수도 있다. 이 시기에는 신앙 생활을 하지 않는 환자와 가족들에게조차 인생의 의미와 목적에 관한 영적이고 철학적인 의문이 흔히 발생한다. 의사는 환자와 종교적인 배경이 다를지라도 환자의 견해나 소망을 지지해줄 수 있으며, "믿음이 당신 힘의 근원인 것 같군요"와 같은 말을 해줄 수 있다.

대부분의 유대교-기독교-이슬람교에는 죽음 이후에도 개인의 존재가 지속되는 사후세계(천국 또는 신과 함께 머무를 수 있는)의 개념이 존재한다. 많은 종교에서, 사후세계의 질은 현생의 보상이거나 처벌로 여겨진다. 로마 가톨릭 전통에서는 현생에서의 행동을 사후세계에서 보상 받는다고 믿는다. 많은 개신교 전통에서 신에 대한 믿음이 사후세계의 핵심이며, 일부 환자와 가족들은 그들의 삶에 하나님이나 예수를 받아들일 때 "구원받는다"거나 "다시 태어난다"고 말한다.

힌두교와 시크교에서, 인간과 모든 생명은 한 생에서 다음 생으로 윤회한다. 업보(karma)는 이전 생애가 이번 생애에 그리고 다음 생으로 이어진다는 연속성을 반영한다. 정화란 중요한 개념인데 순수성을 배가시키는 삶은 결국에 신성한 깨달음을 가진 합일에 이르게 될 것이라는 것이다. 불교도들은 다른 생이 이번 생에 따라온다고 믿기 때문에 삶의 마지막 순간에 죽음을 받아들이는 태도를 갖게 된다. 이들에서 찾아볼 수 있는 유사점은 고통은 삶의 한 부분이며, 그렇기에 회피하기보다는 받아들여야 하는 것으로 여긴다는 것이다. 유교와 도교의 가르침에서는 죽음에 이르기 전에 사람으로서 도덕적 의무를 완수하는 것이 매우 중요하다. 그래서 필생의 업을 완수하지 못했다면 죽음을 미루기를 바라기도 하며 적절한 때가 되었을 때에는 죽음을 받아들인다. 이들에게 사후세계에 대한 믿음은 있을 수도 있고 없을 수도 있다.

요약

중환자실에서 임종기 돌봄을 제공하는 의료진은 환자와 가족의 종교적 또는 영적 관심사를 다루는 데 능숙해야 하며 기꺼이 영적 돌봄 전문가의 도움을 요청할 수 있어야 한다. 또한 말기 의사 결정에 영향을 줄 수 있는 일반적인 믿음에 대해 잘 알고 있어야 하고, 모든 환자를 개인으로서 접근하되 의료진 개개인과 다를 수도 있는 특정 문화나 종교에 속한 개인으로서 접근하는 데 융통성을 지니고 있어야 한다. 문화와 언어의 차이는 종교의 차이 이상의 상호작용을 만들기도 하지만 환자와 가족은 기꺼이 듣고자 하고, 배우고자 하며, 삶의 마지막 여행에서 함께 하고자 하는 그런 의사로부터 충분한 도움을 받을 수 있게 될 것이다.

참고문헌

1. Bulow H, Sprung C, Reinhart K, et al. The world's major religions' points of view on end-of-life decisions in the intensive care unit. *Intensive Care Med*. 2008;34:423-30.

2. Davidson JE, Powers K, Hedayat KM, et al. Clinical practice guidelines for support of the family in the patient-centered intensive care unit: American College of Critical Care Task Force 2004-2005. *Crit Care Med*. 2007;35:605-22.

3. Ehman JW, Ott BB, Short TH, et al. Do patients want physicians to inquire about their spiritual or religious beliefs if they become gravely ill? *Arch Intern Med*. 1999;159:1803-6.

4. Nelson RM. The compassionate clinician: attending to the spiritual needs of self and others. *Crit Care Med*. 2005;33:2841-2.

17

여호와의 증인, 크리스천 사이언티스트(Christian scientist) 환자가 치료를 거부하는 경우 어떻게 해야 하는가

아이들의 경우 무엇을 더 고려해야 할까? 여호와의 증인과 크리스천 사이언티스트는 특정 의료행위를 거부하는 종파이다. 여호와의 증인은 수혈을 거부하며, 크리스천 사이언티스트는 약물치료를 거부하고 크리스천 사이언티스트 치료자에게 치료받으려 한다. 이들은 의학적 행위를 할 때 발생할 수 있는 합병증이나 위험 때문이 아니라 자신들의 종교적 믿음에 근거해 치료를 거부한다. 수혈이나 약물치료의 합병증이 나타날 가능성을 이유로 들면서 자신들의 믿음을 더욱 확고히 한다.

여호와의 증인 대부분은 모든 혈액이나 혈액 부산물의 수혈을 부인하지만, 일부는 알부민(albumin), 면역글로불린(immune globulins), 응고인자 농축제제(factor concentrates), 혈액 대용물 등은 허용하기도 한다. 수혈 거부는 처음부터 여호와 증인의 교리는 아니었으며 1945년 'Watchtower group'의 글에서부터 시작되었다. 여호와 증인의 수혈 거부는 다음의 몇 개의 성서 구절에 근거하고 있다.

"모든 산 동물은 너희의 먹을 것이 될지라. 채소와 같이 내가 이것을 다 너희에게 주노라. 그러나 그 고기를 그 생명 되는 피 채 먹지 말 것이니라."(창세기 9:3-4) "이스라엘 집 사람이나 그들과 교류하는 거류민 중에 무슨 피든지 먹는 자가 있으면 내가 그 피를 먹는 사람에게는 내 얼굴에 반하여 그를 백성 중에서 끊으리니."(레위기 17:10) "그러므로 내가 이스라엘 자손에게 말하기를 너희 중에 아무도 피를 먹지 말며 너희 중에 거류하는 거류민이라도 피를 먹지 말라 하였나니."(레위기 17:12) "모든 생물은 그 피가 생명과 일체라. 그러므로 내가 이스라엘 자손에게 이르기를 너희는 어떤 육체의 피든지 먹지 말라 하였나니 모든 육신의 생명은 그것의 피인 즉, 그 피를 먹는 모든 자는 끊어지리라."(레위기 17:14) "오직 피는 먹지 말고 물 같이 땅에 쏟을지니라."(신명기 15:23) "성령과 우리는 이 요긴한 것들 외에는 아무 짐도 너희에게 지우지 아니하는 것이 옳은 줄 알았노니, 우상의 제물과 피와 목매어 죽인 것과 음행을 멀리할지니라. 이에 스스로 삼가면 잘되리라 평안함을 원하노라 하였더라."(사도행전 15:28-29)

수혈 금지의 근거가 되는 성서의 위 언급에 대해서 학문적으로는 논쟁이 있을 수 있다. 위에서 살펴본 구절에서는 "피를 먹는 것"에 대해 이야기 하고 있으나 여호와의 증인은 이것이 정맥을 통한 수혈 또한 포함하고 있다고 믿는 것이다. 과거에는 여호와의 증인 교회가 자신들의 믿음을 깨려는 사람을 피하는 것이 관행이었지만, 2001년부터 여호와의 증인 교회는 수혈을 동의하는 행위는 개인이 소속 교회에서 파면 당하는 것으로 규정하고 있다. "만일 세례 받은 교인이 자의적으로, 반성하지 않고 수혈을 받는다면, 그 사람은 자신은 더 이상 여호와의 증인의 일원이기를 바라지 않는다는 것을 행동을 통해 직접 나타내는 것이다. 그 사람은 신자들이 조치를 취하기 이전에 이미 스스로 회원 자격을 박탈한 것이다."

수혈을 거부하는 선택은 여호와의 증인 일부의 자율적인 행동으로 간주된다. 이 전제에 대해 논란은 있지만, Beauchamp와 Childress는 여기에 논란의 여지가 없다고 주장한다. 이를 판단하기 위해서는, 환자의 결정 능력에 대한 평가가 필요하다. 환자들은 자신의 결정에 대한 책임/결과에 대해 확인할 수 있고, 이때 의료진들은 환자 개개인의 선호를 파악할 수 있다. 또한 여호와의 증인 환자가 수용할 수 있는 치료의 여지가 있는지 확인하여 정확히 무엇을 거부하는가를 분명히 결정하여야 한다. 의료진의 관점에서 보기에 여호와의 증인 환자가 교회로부터 강압을 받고 있다고 의심된다면 환자 본인의 프라이버시가 보장되도록 별도의 만남을 마련해야 한다. 또는 여호와의 증인이 치료를 받고 싶어하지만 정확히 어떤 치료인지 알고 싶어하지 않거나 (수혈포함) 가족이나 교회 구성원들에게 알리지 않는다는 조건하에 수혈에 동의할 수도 있다. 둘 중 어느 결정을 내리더라도 이는 존중하여야 한다. 이러한 환자들의 경우는 다른 사람들이 그들의 선택이나 거부 여부에 대해 아는 것을 원치 않을 수 있으므로, 이 과정의 엄격한 비밀 유지는 매우 중요한 사항이다.

치료거부는 때로 의료진에게 상당한 고충을 줄 수 있다. 만약 의료진이 환자의 선택을 이유로 도덕적으로 타협했다고 느낀다면 다른 임상의에게 전원 하는 것을 권장한다. 환자는 어느 순간에도 의료인의 도덕적인 관점에 따라 수혈을 강요받거나 속임을 당해서는 안 된다. 그렇기 때문에 응급상황이나 보호자가 대신 의사 결정을 하는 경우 환자의 바람을 확인해야 한다는 사실이 쟁점이 될 가능성이 있다.

크리스천 사이언티스트의 경우, 몇몇 경우에 한해 치료 거부를 제한하는 경우도 있다. 결핵과 같은 전염성 질환은 법적으로 반드시 치료를 받아야 한다. 성 매개 전염병이 아닌 경우처럼 쉽게 전염될 수 있거나 사회에 해가 될 수 있는 질병의 경우는 강제 치료가 정당화 될 수 있다. 임산부도 치료를 받지 않을 경우 태아에게 해가 될 수 있다는 명백하고 필연적인 증거가 있다면 치료를 강제할 수 있다. 환아의 경우에도 대부분 예외로 분류된다. 이 종교 단체에 있는 아이들은 부모와 비슷한 믿음을 가질 수는 있다. 그러나 법원에서는 보통 아이들은 자신의 고유한 의견을 가질 수 있는 삶의 경험이 충분하지 않다고 여기기 때문에 가족의 종교가 아닌 사회적 통념에 따라 치료해야 한다고 판결하고 있다.

여호와의 증인 혹은 크리스천 사이언티스트에서 청소년의 치료 결정의 경우 오해가 많다. 법원이 판단하기에 청소년은 자기 결정권이 아직까지 제한되어 있다고 본다. 피임이나 출산 등 아주 특별한 경우를 제외하고 청소년은 자발적인 의학적 결정을 내리기에는 충분한 자격을 갖추고 있지 않다. 이것은 응급 치료의 경우 더 중요한데, 청소년이 의학적 상황을 이해하고 치료를 결정하거나 거절하는 결과를 이해할 수 있게 되기까지 충분한 시간을 배려하기 어렵기 때문이다. 일반적 상황에서는 청소년의 부모가 정확하게 상황을 판단하거나, 결정을 내릴 수 있을 것이다. 그렇기 때문에 여호와의 증인이나, 크리스천 사이언티스트의 경우에 법의 입장은 명확하다. 비록 여호와의 증인인 청소년이 확고한 태도로 수혈을 거부하거나, 크리스천 사이언티스트로서 약물치료를 거부한다 할지라도 이 청소년 환자는 그러한 결정을 내릴 수 있는 능력을 갖춘 것으로 사료되지 않는다. 일리

노이, 테네시, 웨스트 버지니아 같은 주에서는 정신적으로 성숙한 미성년자가 의학적 결정을 내릴 때 이를 수용·보완할 수 있는 규제를 마련해두고 있다. 수혈 여부를 스스로 결정할 자유를 지닌 성인의 경우라고 해도 미성년인 자녀의 결정을 대신할 수는 없다. '프린스 vs 메사추세츠(Prince vs Massachusetts)'라고 일컬어지는 사건에서 법원은 "부모는 순교자가 될 수 있는 자유가 있지만, 그들은 자신의 자식을 순교자로 만들 자유는 없다"고 판결하였다. 법원의 결정은 이처럼 명백했음에도 불구하고 실제로 의료현장의 문제는 그리 간단하지 않다. 의료인들은 최대한 표준적이고 일반적인 치료를 하기 위해서 부모와 자녀의 동의를 최대한 많이 얻도록 해야 한다.

청소년이나 부모로부터 수혈에 대한 동의를 얻는 것이 쉬운 일은 아니다. 여호와의 증인들은 수혈이 죄악이며 영적인 저주를 일으킬 수 있다고 생각한다. 수혈을 동의 받기 위해 설득하는 것은 그들 가족에게 신앙을 져버리라고 하는 것과 마찬가지다. 수혈을 받아야 하는 청소년에게 엄청난 심리적 부담을 줄 것이다. 부모와 가족들이 수혈에 대해서 가지고 있는 믿음을 의료진은 적절하게 평가하여야 한다. 그러나 수혈 시행 결정은 법원이 담당해야 할 몫이며, 가족 또한 법원의 결정과 내용을 인지해야 할 것이다.

참고문헌

1. Beauchamp TL, Childress J E Principles of Biomedical Ethics. 7 th ed. New York, NY: Oxford University Press; 2013.
2. Jonsen A, Siegler M, Winslade W. Clinical Ethics. 5th ed. New York: McGrawHill; 2002.
3. Prince v Massachusetts. 321 US 158 1944.
4. Why Don't You Accept Blood Transfusions? http://www.jw.org/en/jehovahs-witnesses/faq/jehovahs-witnesses-why-no-blood-transfusions/. Accessed September 7, 2013.

18
환자가 비전통적인 치료나 보완의학, 대체치료를 요구한다면

보완대체의학(complementary and alternative medicine, CAM)이 일반화됨에 따라 중환자전문의는 이제 환자와 가족이 보완대체요법을 요구하거나 이미 중환자실에 입원하기 전에 이러한 치료들을 받은 적이 있을 수 있다는 것을 알아야 한다. 보완대체의학에는 약효가 있다고 알려진 식품(허브, 영양보충제, 또는 "자연식품")의 복용이나 기(氣)치료 또는 힐링터치(healing touch)*, 마사지, 자기치료, 음악치료와 같은 치료법이 포함된다. 이러한 보완대체요법을 중환자의학에서 사용하는 것은 환자의 자율성, 치료의 표준, 의료인이 환자와 가족에게 행해야 할 전문적인 의무, 의료진과 환자 모두가 진실을 말해야 한다는 의무 그리고 문화적인 다양성과 영성에 대한 인간 존중 등과 관련한 윤리적인 문제를 일으킬 수 있다.

환자의 자율성(PATIENT AUTONOMY)

의료윤리에 관하여 서양에서는 환자의 자율성(의사결정이 가능한 사람이 개인적인 가치에 의거하여 치료를 결정할 권리)이 널리 받아들여지고 있다. 의료제공자가 치료 과정을 계획할 때 환자의 선호도를 확인하고 최대한 존중해 줄 것으로 기대되는데, 이러한 관점에서 보면 어떠한 상황에서는 합리적으로 보완대체

---

* 역자 주: Healing Touch란 질병의 치유와 건강에 도움이 되는 에너지에 기반을 둔 치료접근방법이다.

요법을 고려해야만 하는 상황이 발생한다. 하지만 의료인이 대중요법 등 치료에 관한 모든 요구에 꼭 동의해야만 하는 의무는 없다. 다만 치료과정의 일부분으로서 모든 치료의 이익과 위험을 반드시 비교하여 따져보아야 한다.

한방 또는 보완치료는 중환자실 입원의 원인과 관련이 있을 수 있고 약물 상호작용이 발생할 수 있어 약물 선택에 영향을 주기 때문에 이전에 보완대체요법을 받은 적이 있는지 알아보는 것이 중요하다. 현재는 의료제공자에게 약물 상호작용에 대해 알려줄 수 있는 컴퓨터와 스마트폰 프로그램 등이 있다. 대부분의 중환자 전문의는 한약에 대해 잘 알지 못한다. 환자와 가족들은 한약의 사용에 대해서 말하면 의사나 간호사가 부정적인 반응을 보일까 두려워 할 수 있기 때문에 의료제공자는 항상 지지적이고 중립적인 태도를 견지해야 중요한 정보를 얻기 쉽다. 많은 수의 환자와 가족들이 대체치료를 사용하는 것을 말하지 않는 다른 이유는 대체치료들은 중요한 것이 아니며 보편적으로 안전할 것이라고 생각하기 때문이다. 병력청취를 할 때 "생약 또는 한약 드시는 것이 있나요?" 라고 반드시 물어 보도록 해야 한다.

표준 의료, 직업적 의무와 법률적 쟁점사항[†]

미국에서는 병원에서 이용되는 보완대체요법을 관리하는 정책에 있어서 합의된 바가 거의 없기 때문에 의료제공자 가이드라인이 없다. 대부분의 한방 치료는 FDA에 의해 관리되지 않기 때문에 순도나 표준화, 불순물 등에 대해서 상의할 필요가 없었다. 하지만 최근에 이러한 치료요법에 대한 심의가 제정되고 있다. 그 중 일부는 대체요법 사용 결정을 내릴 때 다른 의학적 치료와 마찬가지로 평가를 내리기 위한 증거가 있는지를 위험-이익 분석을 포함하여 접근할 것을 제시하고

[†] 저자 개인의 관점으로 역자나 학회의 입장은 아닙니다. 우리나라 실정과 다름을 참고해야 하겠습니다.

있다. 의료인은 환자 또는 대리인과 함께 현재 주어진 정보가 대체요법의 사용을 정당화하는 데 적절한지 판단해야 한다. 만약 위험보다 이익이 크다면 대체요법을 중환자실에서 사용하는 것이 잘못된 선택이 아닐 수 있다. 한 예로 대체요법이 통증을 감소시키고 수면에 도움을 줄 수 있다면 사용을 고려해 볼 수 있겠다. 의료제공자는 대부분의 경우에 자신의 의료 범위를 넘어서는 치료를 제공해서는 안되므로 대체요법 전문가들과 함께(그러한 전문가들을 찾기란 쉽지가 않다) 보완대체요법과의 통합이 최대한 안전하게 이루어지도록 해야 한다. 이러한 접근 방법을 통하여 환자의 가치를 포함하여, 안전성, 잠재적 이익, 그리고 잠재적 위험성을 평가해야 하는 의료제공자의 의무를 만족시킬 수 있을 것이다. 대체요법의 수행에 있어 법률적 위험을 최소화하기 위해 다음의 것들이 제기되었다.

- 다른 효과적인 치료법을 제외하지 않는다.
- 임박하게 필요한 기존 치료를 전환하지 않는다.
- 안전성과 효과성을 평가한다.
- 적절한 허가나 승인, 동의를 얻는다.
- 대체요법이 비슷한 상황에 놓인 합리적인 임상의에게도 수용될 수 있는지, 치료가 의학 문헌에서도 최소한의 수용과 지지를 받는지를 평가해야 한다.

진실 말하기(TRUTH-TELLING)

대체요법에 관한 진실 말하기는 의료인이 알려진 위험과 이익을 공개하고 개인적인 편견과 전문적 지식의 한계성을 밝히는 것이다. 반대로 환자는 현재 사용 중인 대체요법에 대한 솔직히 밝혀야 할 의무가 있는데 이는 의료진이 잠재적 위해성을 피하는 데 도움이 된다.

문화적, 영적 수용(CULTURAL AND SPIRITUAL ACCEPTANCE)

우리는 다원화 사회에서 일하며 살고 있으므로 의료인은 대체요법뿐 아니라 서로 다른 종교, 사회적 관점에 근거한 치료적 접근을 요청받을 수 있다. 이러한 경우 의료인은 협력과 열린 의사소통을 통해 환자와 가족과의 관계를 증진하고 진실성을 유지하도록 한다.

요약

대체요법을 중환자실에서 사용하는 것은 본질적으로 잘못된 것이 아니다. 하지만 이러한 치료는 신중하게 사용되어야 하며, 의료인은 대체치료의 위험과 이익, 자신이 제공하는 의료의 범위, 표준 치료의 제공에 주의를 기울여야 한다. 이러한 치료법의 사용은 개인의 믿음과 필요성을 존중하여 이루어지는 것이지만 다른 가능한 증명된 치료법을 변경하거나 지연시킬 위험성에 대해서는 균형 있는 판단을 하여야 한다.

참고문헌

1. Astin JA, Marie A, Pelletier KR, et al. A review of the incorporation of complementary and alternative medicine by mainstream physicians. *Arch Intern Med.* 1998;158:2303-2310. *This review of surveys suggests that many physicians either use CAM therapies in their practices or refer patients to CAM providers.*

2. Cohen MH, Hrbek A, Davis RB, et al. Emerging credentialing practices, malpractice liability policies, and guidelines governing complementary and alternative medical practices and dietary supplement recommendations. *Arch Intern Med.* 2005;165:289-295. *Review of US hospital policies regarding use of CAM therapies.*

3. Cohen PA, Ernst E. Safety of herbal supplements: a guide for cardiologists. *Cardiovasc Ther.* 2010;28:246-53. *Covers important interactions.*

4. Erstad BL, Puntillo K, Gilbert HC, et al. Pain management principles in the critically ill. *Chest.* 2009;135:1075-86. *Pain management is an important area to consider the use of non-traditional therapy.*

5. Gilmour J, Harrison C, Asadi L, et al. Considering complementary and alternative medicine alternatives in cases of life-threatening illness: applying the best-interests test. *Pediatrics.* 2011;128(suppl 4):S175-S180.

6. Glazer J. The ethics of alternative medicine: an alternative standard? *Fam Pract Manag.* 2005 Apr;12(4):13-4. *Editorial suggesting that we must embrace changes in medicine but not at the expense of compromising our integrity; it warns against using CAM therapies as placebos.*

7. Miller LG. Herbal medicinals: selected clinical considerations focusing on known or potential drug-herb interactions. *Arch Intern Med.* 1998;158:2200-2211. *Comprehensive review article of herb-drug interactions.*

8. Moenkhoff M, Baenziger O, Fischer J, et al. Parental attitude towards alternative medicine in the paediatric intensive care unit. *Eur J Pediatr.* 1999;158:12-7. *Swiss study of parental attitudes toward CAM approaches in the ICU.*

9. Nelson A, Hartl W, Jauch K-W, et al. The impact of music on hypermetabolism in critical illness. *Curr Opin Clin Nutr Metab Care*. 2008;11:790-4.

10. Pain Society endorsed by the UK Association of Palliative Medicine and the Royal College of General Practitioners. Pain Med. 2010;11:872-96.

11. Raphael J, Hester J, Ahmedzai S, et al. Cancer pain: part 2: physical, interventional and complimentary therapies; management in the community; acute, treatment-related and complex cancer pain: a per*spective* from the British

12. Richards K, Nagel C, Markie M, et al. Use of complementary and alternative therapies to promote sleep in critically ill patients. *Crit Care Nurs Clin North Am*. 2003;15:329-40.

13. Toms R. Reiki therapy: a nursing intervention for critical care. *Crit Care Nurs Q*. 2011; 34:213-7.

19

병원윤리위원회

혈액투석기, 인공 심박조율기, 인공호흡기 등의 생명 유지 장치가 개발됨으로써 생명 윤리가 의학에서 중요한 쟁점으로 부각되기 시작하였다. 이러한 치료 기술 덕분에, 오늘날 환자는 신부전, 심한 부정맥, 감염에서 생존할 수 있게 되었으나 많은 비용이 소모되는 것이 사실이다. 몇몇 환자는 원하는 정도의 삶의 질을 회복하지 못한 상태로 생존하기도 한다. 연구 분야, 유전학, 의학에서의 의사 결정은 매우 복잡해졌으며, DNA 구조의 발견 등 학문이 더욱 발전함에 따라 장기 이식, 경구 피임약, 인공수정, 뇌사의 정의에 대한 논란과 같은 윤리적 문제와 관심이 증가하고 있다. 의학이 발전함에 따라 의사와 연구자는 잠재적인 문제를 내재하고 있는 수술과 술기를 할 수 있게 되었다. 어머니의 자궁 밖에서 배아를 수정하고 키우는 것이 윤리적일까? 환자가 원하는 삶의 질을 유지할 수 없을 때 환자의 생명을 유지하기 위한 장치(예를 들면, 인공호흡기, 혈액투석기)를 사용하는 것이 윤리적일까? 이식을 위한 장기나 혈액투석기와 같은 부족한 자원들의 분배를 어떻게 해야 할까?

현대의 윤리 위원회는 치료 방법 선택에 대한 환자의 기대감과 가치관이 가족 혹은 의료진의 의견과 다를 때 제기되는 여러가지 문제에 직면하고 있다. 환자가 정상적인 생활을 하지 못할 때 환자가 의사 소통을 할 수 없다면 이러한 문제는 단순히 환자가 기대하는 것이 무엇이었는지 알지 못하는 것으로 끝나는 것이 아니다. 많은 가족은 사랑하는 사람이 의사소통을 할 수 없을 만큼 손상을 받았지만 단지 현대적인 생명유지 장치의 도움으로 살아있는 경우 중요한 결정의 순간, 혼란스러워 한다. 또한 생명유지 장치와 침습적인 시술을 원하지 않을 것으로 생각되는 환자에게 이를 시행해야만 하는 경우 많은 의료진은 마음이 불편해진다. 장기기능을 대신할 수 있는 기술이 발전되면서 "무의미한 생명 연장"의 개념은 현대 의학의 전면에 드러나게 되었다. 장기 부전이 기계에 의해 유지되는 기간동안 어느 시점에서 인간의 존엄성이 상실 되는 것일까? 우리는 자율성의 원칙에 따라 이것은 각 개인의 결정에 따라야 한다고 여기지만 정의의 원칙에 따른 자원관리의 문제에 직면하고 있다.

윤리 위원회는 미국 내 병원의 60%에 존재하며 의료기관인증위원회(Joint Commission on Accreditation of Healthcare Organizations, JCAHO) 인증을 받는다. 윤리 위원회는 의료 기관에서 전체 의료 시스템에서 통합적인 조직이면서, 조언자로서 객관적이고 중립적인 관점을 유지해야만 한다. 위원회는 병원과 외래 환자 공동체를 교육하거나, 방침을 제정하거나 시행하며 각 개별 사례에 대해 상담을 하는 등의 여러 목적을 가진다.

병원의 윤리 위원회는 임명, 선출, 자원 등 여러 방법으로 위원을 선정한다. 윤리 위원회의 구성은 의사, 간호사, 사회 사업가, 의료 기관 종사자, 서기, 법조인, 행정가, 지역 사회 구성원 등으로 다양하다. 위원의 임기가 정해져 있으며 다양한 정규 교육과 윤리 분야에 대한 훈련을 받는다. 적절하게 위원회가 기능하기 위해서는 윤리 이론과 개념에 대한 지식, 적용 가능한 의료법과 규정, 병원 방침과 의학 용어; 임상 조직 구조의 기본 이해; 대담, 분쟁의 해소 그리고 의사 소통에 대한 기술이 필요하다.

윤리 위원회와의 상담 필요성에 대해서 환자, 보호자, 의료인 간의 견해차가 매우 클 수 있다. 윤리 상담이 시작될 수 있는 다양한 방법이 있기 때문에 이것은 절차의 한 부분일 수 있다. 몇 가지 상황에서 상담은 환자를 담당하고 있는 의료진의 동의 없이는 요청될 수 없으나 다른 상황에서는 가족 구성원이나 의료진 등 누구라도 상담을 요청할 수 있다. 때때로 윤리 상담팀은 환자를 위해 "올바른 것이 무엇인가"에 대한 결정을 하거나, 환자의 삶을 변화 또는 종결 시키는 선언을 준비하는 등 "도덕적 권위"의 개념을 잘못 이해할 수 있다. 이와 달리 윤리 상담이 가장 유익하기 위해서는 모든 환자에게 어려운 의학적 혹은 윤리적 상황에 대한 걱정을 공론화하고 상황을 명료화 할 수 있는 토론을 제공하여 갈등을 일으킨 주된 사건을 해결할 수 있게 하는 것이다. 일반적으로 윤리 위원회의 상담에서는 구속력을 지니지 않는 견해를 전달하며, 이에 대해 가족 구성원이나 심지어 의료인조차 다른 생각을 가질 수도 있다.

윤리 상담의 목표는 당면한 문제(확고한 사실, 가치, 갈등)를 밝히고 그 의문에 답을 하는 것이다. 때때로 그 의문은 의료 행위 중 한 가지에 관한 것이 될 수 있다: 만일 환자의 예후를 변화시킬 수 없다면 의료팀이 침습적인 시술을 제공하는 것이 옳은가? 환자의 생명 유지 장치를 의료진이 제거해야 하는가? 특정 가족 구성원이 환자를 위해 결정을 내릴 수 있어야만 하는가?

또 다른 윤리 상담의 목표는 가족과 의료진이 효과적으로 의사소통을 하지 못해 문제가 일어날 경우, 가족과 의료진간의 대화를 촉진하고 이해를 도모하며 소통에 관련된 당사자 모두를 위해 안전한 환경을 만드는 데 있다. 어떤 경우에는 간호팀의 입장에서 판단하기에 환자에게 무의미한 돌봄이 제공되고 있고 환자에게 피해가 된다고 볼 때 윤리적 딜레마가 발생한다. 결국 윤리팀은 권고안을 만들기 위해 협의를 하게 되지만 그들의 권고 역시 강제적이거나 권위는 없다. 일반적으로 윤리상담팀은 환자 기록에서 협의된 세부사항을 문서화하고 가족뿐만 아니라 의료진과도 소통한다. 대부분 윤리 상담은 가족과 환자가 그들의 걱정과 바람을 표현할 수 있는 안전한 토론 기회를 제공하는 것으로 귀결된다. 이 과정에서 충분한 의사소통이 이루어질 때 문제는 해결될 수 있다. 때때로 의사 소통의 과정은 갈등 중인 당사자들 사이에서 효과적인 방법이 될 수 있다. (35장 참조)

참고문헌

1. Agich GJ. Education and the improvement of clinical ethics services. BMC Med Educ. *2013;*13:41.

2. Jonsen AR. A Short History of Medical Ethics. Oxford, UK: Oxford University Press; *2000;*99-114.

3. Nelson WA, Wlody GS. The evolving role of ethics advisory committees in VHA. HEC Forum. 1997;9:129-46.

4. Schneiderman L, Gilmer T, Teetzel H, et al. Effect of ethics consultations on non-beneficial life-sustaining treatments *in the intensive care setting: a ran*domized controlled trial. JAMA. 2003;290:1166-72.

20

소아를 치료할 때 고려해야 할 윤리적 문제

소아 환자의 경우 윤리적 의사결정은 성인과 다르다. 왜냐하면 아이는 일반적으로 의사결정을 하는 누군가를 필요로 하기 때문이다. 하지만 모든 아이가 동일한 것은 아니기 때문에 많은 복잡한 문제가 발생하게 된다. 대부분의 아이는 18세가 되기까지 자율적인 의사결정이 인정되지 않지만, 청소년의 경우 자신의 의학적 치료에 대해서 의견을 가질 수 있다. 반면 유아는 무엇이 최선인지를 결정하는 데 참여할 수 없을 것이다. 논의나 의사결정에 아이를 참여시켜야 하는 연령 기준을 정확하게 정하기는 어렵다. 일부는 더 성숙하기도 하고 자신의 질병을 잘 알기도 하지만, 일부는 인지기능장애나 가족 내 상황 때문에 실제보다 더 어린 아이 수준의 인지능력을 보이기도 한다. 그러므로 소아윤리는 기대 이익과 아이의 의견, 치료로 얻게 될 이득의 확실성, 그리고 아이가 함께 성장해온 가족의 복합적인 관점과 요구를 고려해야 하는 균형잡기 행위가 된다.

소아 환자에 대한 윤리 원칙과 의사 결정의 기준

성인 환자에게 있어서 의학적 의사결정은 일반적으로 자율성의 원칙에 따른다. 이 원칙에서는 의사결정능력이 있는 환자는 자신의 몸에 행해지는 치료를 결정할 권리를 가진다고 명시한다. 반면 소아 환자는 자신의 치료를 법적으로 결정할 수는 없는데 그렇다고 해서 자율성의 개념이 완전히 상실된 것은 아니다. 일반적으로 5세 정도의 아이는 아무리 큰소리로 거부해도 예방접종을 피할 수 없다. 하지만 이식을 원하지 않는 16세의 아이라면 이와 관련한 대화에서 발언권을 지녀야 한다. 그러나 대부분의 경우, 자율성 존중은 유일한 지침이 아니며 최종적으로 대리 의사결정자(surrogate decision maker)가 소아 환자의 치료를 결정한다. 그러므로 소아 환자의 의사결정의 원칙은 자율성(autonomy)이라기보다는 의사결정권한(authority)이라고 표현하는 것이 더 적절하다.

대부분의 중환자실 의사는 의사능력이 없는 환자를 대신하여 대리 의사결정자와 의논하는 것에 익숙하다. 부모들은 특수한 경우를 제외하고는 아이를 위한 적절한 대리자로, 부모들에게 이러한 권한을 부여하는 것은 그들이 아이를 가장 잘 이해하고 있으며 잘 돌보고 대변할 수 있다고 여겨지기 때문이다. 성인 환자의 대리 의사결정자들은 종종 환자의 사전 바람을 따르거나, 환자가 의사표현이 가능한 상태였다면 원했을 것으로 생각되는 대로 대리 판단을 한다. 아이를 위한 의사결정을 위해 부모와 의료진은 일반적으로 '최선의 이익'이라는 기준에 따른다. 이 기준에서는 선행의 원칙에 따라 다양한 선택 방법들 가운데 아이에게 최대의 이익을 가져올 수 있는 선택을 추론하는 것이다.

어린이를 치료할 때 함께하는 의사결정(shared decision making) 과정은 필수적이며, 의료진은 부모의 결정이 적절한지 재확인하는 역할을 한다. 부모들이나 의료진 모두가 납득할 수 있는 결정이라면, 보통 추가로 검토할 필요 없이 채택한다. 의료진이 부모의 결정이 최선의 것인지 의구심을 갖게 되면, 협상을 하거나 자문을 구하거나 윤리위원회나 사법 제도와 같은 갈등해결을 위한 자원을 동원해야 한다. 부모는 자녀를 위한 광범위한 의사결정 권한이 있지만, 절대적인 권한을 갖고 있다는 뜻은 아니다. 의학 외적인 예로서, 미국에서는 부모들이 자녀를 어떻게 교육할지 결정할 수 있으나 어린 자녀들에게 교육을 받는 대신 노동을 하도록 하는 것은 용인하지 않는다. 의료에서도 부모들이 선택할 수 있는 허용 가능한 범위가 있으나 아이에게 위해가 될 것이 확실한 선택은 받아들여지지 않는다. 부모의 권한을 제한하는 극단적인 예로는 부모의 행동이 직접적으로 신체 손상을 초래하는 학대의 경우가 해당한다.

이러한 경우 의료진의 최우선 목표는 아이를 보호하고 의학적으로 적절하게 치료하는 것이며, 사법 시스템은 부모에게 결정권을 허용할지 여부를 결정한다. 대부분의 경우는 극단적이지 않지만 학대의 경우 의료진에게 아이의 이익을 보호할 독립적인 권한을 부여한다.

부모의 권한과 기준

학자들은 부모가 자녀의 치료에서 단 하나의 최고의 선택을 결정하는 데 절대적인 권한을 갖고 있는 것은 아니라고 말한다. 대안으로 제시된 것은 합리적인 부모 기준(reasonable parent standard)이다. 감당할 수 있는 불이익의 최소 기준은 넘지 않으면서 그 결정이 가족 전체에 미치는 영향, 비용 등 부모들은 여러 문제를 저울질한다. 따라서 종종 여러 문제 사이에 균형을 이루어야 좋은 양육이듯, 부모가 소아 환자의 치료를 결정할 때 소아 환자의 형제 자매와 부모 자신이 필요한 것에 대해 고려하는 것은 너무도 당연하다고 할 수 있다.

Diekema[*]는 부모의 의사결정 참여가 정당화되는지 판별하는 기준을 제시하였다. 여기서 중요하게 고려할 점으로 불이익(해로움)이 얼마나 심각한 정도인가, 해로움(害)이 즉각 발생하는가, 발생할 가능성이 얼마나 높은가 등이 있다. 부모가 받아들일 수 있는 다른 모든 선택 사항을 고려했는지, 권고된 의료 방침의 효용성은 증명되었는지, 부모의 의견을 무시하는 것이 다른 모든 유사한 상황에서도 정당화될 수 있는지도 중요한 요소이다. 부모가 권고한 치료를 거절하는 상황에 대응하고자 만든 기준이지만, 이 기준은 무엇이 해로움을 초래하는지를 확인하는 방법이기도 하다.

---

[*] Douglas S. Diekema; 시애틀 어린이병원 소아생명윤리를 위한 트루먼 카츠센터 교육담당 디렉터 겸 임상시험위원회 위원장. 응급의학 전문의이자 생명윤리학자.

연구와 임상 치료에서 소아 환자의 승인

소아 환자는 자율적으로 연구나 의료에 동의할 수 없으므로, 소아청소년과 의사는 충분한 정보에 근거한 동의(informed consent)라는 표현보다 소아 환자의 승인(child assent)과 충분한 설명에 근거한 부모의 허락(informed parental permission)이 소아 환자에서 더 나은 틀이라고 주장한다. 승인이란 소아 환자가 자기 결정을 내릴 법적인 권한이 없을 때라도 소아 환자의 동의를 얻는 것을 뜻한다. 소아 연구에서 일부는 소아 환자의 동의가 필요할 수도 있다. 일반적으로 잠재적인 임상적 이익이 없는 비치료적 연구에 적용된다. 대부분 기관에서는 약 8세 이상의 소아 환자에게는 부모의 서명과 함께 소아 환자의 승인을 요구한다. 물론 서명을 했다고 해서 아이가 실제로 논의했다거나 연구와 관련한 의사결정에 참여했다는 점을 보증하지는 못한다. 치료에 따른 이익의 가능성이 있는 연구나 임상 치료를 위한 연구를 할 때 소아 환자의 승인을 요구하는 경우는 드물다. 하지만 소아 환자의 나이와 발달능력이 허락하는 한 치료를 의논할 때 소아 환자를 포함하는 것은 좋은 관례이다. 의료진은 소아 환자와 얼마나 많은 정보를 공유할지, 얼마나 많은 책임을 아이들과 공유할 것인지 부모와 협의하여야 한다.

제약에서 벗어난 성숙한 미성년자들

일부 미성년자들은 스스로 결정을 내리는 것이 법적으로 용인된다. 미국에서는 주에 따라 어느 정도 차이가 있지만, 자신들의 의료서비스에 대해 동의할 수 있는 '제약에서 벗어난 미성년자(an emancipated minor)'가 되는 특정한 상황이 종종 있다. 전형적인 예로서 미성년자가 결혼하거나, 임신하거나, 군대에 입대하거나, 다른 가족 구성원들과 떨어져 독립적으로 사는 경우에 제약에서 벗어난 것으로 볼 수 있다. 종종 기준(가령 16세)보다 더 어린 나이의 경우 허락되지 않는다. 몇몇 주에서는 법원의 승인이 필요하다. 많은 주에서 독립적인 치료 의사결정을 용인하지 않을 때일지라도, 몇몇 특수한 결정에는 제약을 두지 않기도 한다. 예를 들어 주 법률이 청소년에게 부모의 동의 없는 출산 조절이나 성접촉 매개 감염 치료를 허용하는 경우가 이에 해당한다.

성숙한 미성년자란 일반적이지 않은 신체적 성숙이나 상황 때문에, 자신의 의료의사 결정 권한을 부여 받은 미성년자이다. 이러한 상황에서 미성년자는 법원이 경제적, 법률적 문제를 스스로 다룰 수 있도록 허락하고 있는 것과 유사하게 자신이 반드시 받아야 하는 의료 서비스에 대해서는 스스로 결정할 역량이 있는 객체로서 의사결정이 가능하다. 비록 사법 시스템 개입이 필요한 극단적인 상황은 드물지만, 청소년들이 자신의 주장을 할 경우, 가족 내 논쟁이 드물지 않게 발생한다. 이런 상황에서는 청소년이 자신의 목소리를 낼 수 있게 허락해주도록 팀이 지원해 주는 것이 가장 효과적인 중재가 된다.

소아청소년과 의사의 진실 전달하기

유년기 내내 이어지는 발달 스펙트럼 때문에 아이에게 공개해야 할 정보를 고려하는 것은 매우 어렵다. 반드시 공유해야 할 정보가 매우 끔찍할 때, 예를 들어 치명적인 병이 진단되거나, 암 재발, 아이가 사망할 것이라는 사실 같은 경우는 중압감이 높아진다. 매우 어린 소아 환자는 의사 소통을 할 수 있을 시기일지라도, 이러한 상황을 충분히 이해하지 못한다. 그리고 질문에 솔직하게 대답하는 것도 중요하지만, 가족이 있다는 것과, 가족과 함께 있으면 아무런 문제가 없을 것이라고 안심시키는 것이 가장 중요하다. 하지만 아이가 성장함에 따라 더 많은 정보를 제공해야 한다. 특히 만성질환을 앓고 있는 소아 환자의 부모는 때때로 너무 많은 정보에서 아이를 보호할 필요가 있다고 느낀다. 숙련된 팀의 구성원은 이러한 상황에 있는 부모들이 좀 더 큰 아이들은 부모의 불확실한 태도나 무응답이 솔직한 정보보다 아이를 더 힘들게 한다는 것을 이해할 수 있도록 협동해야 한다.

요약

소아에게 발병한 치명적인 질병은 가족이 상상할 수 있는 최악의 상황 중의 하나이다. 이런 위기에 직면했을 때, 중환자 진료팀은 가족의 가치체계를 일관성 있게 유지해주고 의학적으로 적절한 결정을 내릴 것을 보장해주는 편안한 동반자가 되어야 한다. 갈등이 발생했을 때, 의료진과 가족에게 가장 중요한 것은 소아 환자의 최대 이익이라는 것을 기억해야 한다. 이를 목표로 노력을 집중하는 것이 환자와 가족, 의료진에게 도움이 되는 길이다.

참고문헌

1. Diekema DS. Parental refusals of medical treatment: the harm principle as threshold for state intervention. *Theor Med.* 2004;25:243-64.

21

소아 중환자의 부모에게 희망을 전하는 방법

아이가 신생아 중환자실 혹은 소아중환자실에 입원하면 그 가족은 엄청난 스트레스를 받게 된다. 대부분의 부모들은 자신의 삶에서 가장 큰 스트레스를 경험한다. 특히 사망이나 심각한 장애가 생길 가능성이 높은 경우에, 그리고 생명연장치료를 지속할지 아니면 집중 치료를 포기하고 최대한 편안함을 제공하기 위한 완화적 치료에 초점을 맞출 것인지를 결정해야 할 경우에는 상황이 더 어려워진다.

부모들은 치료에서 희망을 얻길 바란다. 좋은 소식만을 간절히 기대하고, 아이의 생존율이 낮다는 이야기는 전혀 듣고 싶어 하지 않는다. 실제로 부모들은 원하는 것만 선택적으로 듣는 모습을 보일 수 있으며, 의료진과의 대화 후 극히 일부분 외에는 기억하지 못할 때도 있다. 어떤 부모들은 부정적인 정보에 초점을 맞추는 반면 다른 부모들은 긍정적인 것만 생각해 내기도 한다. 그럼에도 불구하고 희망이 모든 환자와 가족에게 매우 중요하다는 근거도 존재한다.

의료진은 의식적 혹은 무의식적으로 아이의 상태에서 주로 긍정적인 측면에 집중하기도 한다. 특히 신생아 또는 소아중환자실에서 근무하는 의료진은 아이의 상태 호전을 위해 전력을 다하기에 더욱 그러한 경향을 보인다. 또한 의료진은 환자의 상태를 편향되게 평가하기도 한다. 실제로 의료진보다 부모가 먼저 아이가 말기 상태임을 알아차리게 되는 경우도 많고, 어떠한 경우에는 부모가 연명치료에 관해 토의를 이끌기도 한다. 나아가, 부모들이 좋은 소식을 듣고자 하고 토의가 긍정적으로 진행될 때는 긍정적인 강화(positive reinforcement)를 제공하기도 한다(예: "오 선생님, 우리 아이를 이렇게 잘 돌봐주셔서 너무 감사해요.").

반대로 현실적이고 끔찍한 정보가 제시될 때는 부정적인 피드백을 제공하기도 한다(예: "제 생각엔 선생님들이 무엇을 하시는지 잘 모르는 것 같네요. 아마도 더 경험이 많은 큰 병원으로 전원가는게 나을 것 같아요."). 이런 모든 것들로 인하여 의료진은 부모에게 편견 섞인 정보를 줄 수 있다.

희망과 잘못된 기대(HOPE AND FALSE HOPE)

희망을 갖는 것 자체는 나쁜 것이 아니다. 실제로, 어떤 사람들은 희망적인 태도가 환자의 경과를 좋게 한다고 믿는다. 하지만 잘못된 기대는 확실히 역효과를 낳는다. 부모와 의료진이 적절한 치료방법을 결정할 때 모두가 현실적인 기대를 갖고 정확한 예후를 예측하는 것이 반드시 필요하다. 하지만 부모와 의료진 모두 비합리적인 예측에 근거하여 잘못된 기대를 가진다면, 중요한 의사결정이 최선의 이익(best interest)에 반하는 방향으로 진행될 수 있다. 부모와 의료진이 어떠한 중재적 시술이 실제는 그렇지 못함에도 궁극적으로 좋은 경과를 이끌어 낼 것이라고 믿는 실수를 하게 된다면, 아이는 불필요한 고통과 통증을 겪는 매우 부적절한 상황에 놓이게 될 수도 있다.

단지 필요한 것은 진실과 정확한 정보이다. 부모들이 진실을 듣는 것을 매우 힘겨워 하지만 진실을 전달해야 한다. 동시에 의료진은 모든 상황에서 부모의 요구에 민감해야 한다. 어떤 부모들은 암울한 결과에 대한 직설적인 소식을 들을 준비가 아직 되지 않은 경우도 있는데, 심지어 이러한 경우에도 의료진은 부모에게 정확한 정보를 제공하여 부모가 합리적인 예상을 할 수 있도록 해야 한다. 의료진은 부모에게 아이의 예후를 세심한 태도로 전달해야 하며, 토론을 할 때는 생존의 가능성, 장애의 정도와 중증도, 생명을 연장시키는 치료 방법이나 죽음에 이르는 과정에서 고통을 최소화하는 데 목적을 둔 완화적 치료방법 등 여러 가지 치료방법들이 포함되어야 한다.

희망의 다른 형태들

희망은 여러 가지 형태일 수 있다. 치료가 가능할 것이라는 희망을 갖는 것은 매우 바람직하다. 실제로도 신생아 중환자실과 소아중환자실에 입원하는 중증 아이들의 많은 수가 장기(long term) 합병증 없이 살아남는다. 그러므로 완전히 회복할 것이라고 기대하는 것은 적절하다. 하지만 종종 적극적인 중환자실 치료에도 불구하고 생존 여부를 확신할 수 없는 경우도 있다. 그러나 이와 같은 상황에서도 완치에 대한 희망을 놓지 않고, 가장 효과가 좋을 것으로 예상되는 치료에 집중하는 것이 좋다.

부모 혹은 의료진이 기적을 바랄 때가 있는데 바로 이때가 희망과 기대를 재설정하도록 도와주는 시기이다. 완치에 대한 희망이 더 이상 합리적이지 않다고 판단될 때 의료진은 부모가 그들의 아이가 생존하지 못할 수도 있고, 다시는 이전의 기능 수준을 회복하지 못하거나 장애를 가지고 살아 갈 수 있다는 것을 이해할 수 있게 도와주어야 한다. 그러나 이러한 경우에도 여전히 희망은 있다. 아이가 평생 동안 장애를 갖고 살아갈 가능성이 있을 때는, 부모들에게 장애를 가지고 있는 많은 아이들이 의미 있고 충만한 삶을 살아갈 수 있다는 것을 이야기해 주어 "정상적 아이"를 잃어버린 부모가 상실감을 헤쳐나갈 수 있도록 도와주어야 한다. 실제로, 심각한 선천적 기형을 갖고 태어난 아이의 부모들은 사망한 아이의 부모들이 겪는 똑같은 상실감을 느끼기도 한다. 부모들이 "정상적 아이"를 잃은 슬픔에 잠겼을 때 장애를 가진 아이의 부모들과 이야기를 나누면서 아이의 상태와 사용 가능한 자원에 대해 더 배울 수도 있고, 혹은 단순히 아이를 안아주고 아이와 유대감을 맺는 데 시간을 보내기만 해도 희망을 찾을 수 있을 것이다.

죽음에 다가가고 있는 아이의 부모에게도 희망은 여러 형태를 취할 수 있다. 부모들은 아이가 더 이상 고통을 겪지 않을 것을 바라기도 한다. 부모들은 그들의 아이가 집에서 혹은 그들의 품 안에서 죽을 수 있기를 바라기도 한다. 부모들은 아이에 대해 좋은 추억(사진, 손바닥자국, 발바닥자국, 머리 한 타래 등으로 촉진될 수 있는 것들)을 가질 수 있기를 바랄 수도 있다. 그들은 아이가 사망할 때 가족이 병원을 방문하고 부모가 임종을 지키기를 바랄 수 있다. 부모들이 희망을 재설정하도록 돕는 것은 어려운 일일 수 있으므로 의료진은 이러한 대화를 할 경우에 매우 신중해야 한다.

희망이 없다는 것은 가장 힘들고 비생산적인 감정일 것이다. 그러므로 부모의 희망을 뺏는 것은 합리적이지도 않고 전혀 도움이 되지 않는다. 의료인의 역할은 부모들이 새롭고 더 현실적인 희망을 찾도록 돕고, 희망은 사라지는 것이 아니라 단지 새롭게 방향지어지는 것임을 이해할 수 있게 하는 것이다.

참고문헌

1. Chicago, IL: Loyola Press; 2003. An *excellent* book written by a mother who, while pregnant, learned that her baby boy would be born with a severe congenital heart defect. The *author de*scribes how she and her husband came to find new hopes and dreams for their unborn child.

2. Feudtner C. *The br*eadth of hopes. N Engl J Med. 2009;361:2306-7.

3. *Kluge EH. Hope in the neonatal intensive care nur*sery: values, ethics, and the injury *of continued existence. MedGenMed.* 2006;8:74.

4. *Kon AA. Answering the question: "Doctor, if this were your child, what would you do?" Pediatrics.* 2006;118:393-7.

5. *Kuebelbeck A. Waiting With Gabriel: A Story of Cherishing a Baby's Brief Life.*

22

심정지 환자의 가족에게 의료인이 해야 할 일

심폐소생술을 시행할 때 보호자가 입회하는 것이 적절한가에 대한 논쟁은 계속되어 왔다. 비록 심폐소생술 시 보호자들의 참관 원칙이 응급 간호 학회(Emergency Nurses Association), 미국 중환자 간호 학회(The American Association of Critical Care Nurses), 미대학 중환자의학의사협회(The American College of Critical Care), 미국 소아과 학회(The American Academy of Pediatrics) 등에 의해 권고되고, 미국 심장학회의 전문심폐소생술지침(American Heart Association's Advanced Cardiac Life Support)에 포함되어 있으나, 이 과정이 환자 혹은 가족에게 과연 이득이 되는지 해가 되는지 의견이 분분하다.

이 문제에 대해서는 환자 및 가족과 의료진의 믿음 사이에 큰 차이가 있는 것으로 보인다. Hanson과 Strawser는 병원에서 심폐소생술 시 가족이 동석하는 것에 대한 9년간의 경험을 보고한 바 있다. 1982년에 저자들은 최근 사망한 환자의 가족을 대상으로, 심폐소생술 중에 가족이 입회하는 것이 필요하다고 또는 필요하지 않다고 느끼는지에 대한 소규모 연구를 진행하였다. 이 연구에서 72%의 응답자가 심폐소생술 과정에 입회하기를 바란다고 대답하였다. 그 후 저자들은 수년간 심폐소생술 시행 중에 가족이 입회하도록 하였고, 1985년에는 사랑했던 가족의 심폐소생술을 지켜본 47명의 유가족을 대상으로 다시 조사를 실시했다. 이 조사에서 66%가 심폐소생술을 지켜본 것이 사랑하는 사람의 죽음에 적응하는 것을 더 쉽게 해주었다고 대답했고, 64%가 가족이 옆을 지키는 것이 고인에게도 더 이롭다고 느꼈다고 대답했다. McClenathan과 그의 동료들은 2000년에 미국 흉부의사학회에 참석한 의료계 종사자를 대상으로 조사를 진행했다. 이 조사에서

20%의 의사와 39%의 간호사 및 보건전문가만이 심폐소생술시 가족들이 있는 것을 허용하겠다고 대답했다. 그 이유로 가장 많이 꼽힌 것이 가족이 받는 정신적 충격, 소생 팀이 심폐소생술을 할 때 느끼는 불안감과 심폐소생술에 집중하는 데 방해가 되는 점, 법적 문제가 생길 것에 대한 우려였다.

비록 관련 문헌이 제한적이고 작은 규모의 연구 결과이긴 하지만, 죽음을 목격하는 것에 대한 정신적 충격, 소생 중의 간섭, 소송이 문제가 되는 경우는 지금까지 없었다. 응급실 내 심폐소생술 시행 시 가족이 입회하도록 한 단 한 개의 전향적 무작위 연구에서는 25명의 환자와 가족들만 참여하도록 한 후 종료되었다. 그 이유는 대조군에서 가족이 임종을 지키지 못하게 하는 것이 비윤리적이었기 때문이었다. 사랑하는 가족의 죽음에 함께한 가족에 대한 연구는 유가족이 고인과 마지막까지 함께 있었다는 위로, 가능한 모든 일을 했다는 확신, 마지막 인사를 할 수 있었다는 장점이 보고되고 있다. 환자 가족 구성원의 입회로 인해 법적인 문제는 야기되지 않았다.

관련 연구 중 가장 대규모의 무작위 대조군 연구는 2013년에 Jabre 등이 New England Journal of Medicine에 보고한 연구이다. 이 연구는 심정지 환자의 가족 570명을 대상으로 이들을 두 그룹으로 나누었다. 실험군은 소생술을 하는 중에 가족들이 반드시 남아있도록 하였고 대조군은 과거의 표준적 방법대로 심폐소생술 중에 환자 가족을 따로 부르지 않고 소생팀의 재량에 따라 환자 곁에 남아 있게 하거나 나갈 수 있도록 하였다. 연구에서 첫 번째로 확인한 것은 가족들이 90일 뒤에 외상 후 스트레스 증후군(PTSD)을 겪는 비율이었다. 두 번째는 불안이나 우울증상의 존재여부와 심폐소생술 중 가족의 동석이 의료에 미치는 영향, 의료진의 안녕, 그리고 법률적인 문제가 발생하는 지 확인하였다. 총 342명의 가족 구성원(60%)이 심폐소생술을 지켜보았고 228명(40%)이 그렇지 않았다. 90일 후 외상 후 스트레스 증후군(PTSD)관련 증상의 빈도는 실험군보다 대조군에서 높게 나타났다. 또한 심폐소생술을 지켜보지 못한 가족들이 더 빈번하게 불안감과 우울감을 호소하였다. 이 연구는 가족이 심폐소생술 중에 입회하는 것이 소생술의 질, 환자 생존율, 의료팀의 스트레스 정도에 영향을 끼치지 않았고 법률적 문제로 이어지지 않는 것으로 결론지었다.

Jabre 등의 연구는 프랑스에서 2009년부터 2011년간 병원 전 심정지(pre hospital CPR) 상황에 대해 진행되었다. 이 시스템에서 병원 전 단계 응급의료팀은 구급대원, 간호사, 응급의학전문의로 구성되어 심정지에 대응하였다. 비록 이 연구 결과를 병원 내에서 발생한 경우에는 적용하기 힘들지만, 의사와 간호사가 포함되어 있다는 사실을 고려한다면 관련성이 없지는 않다. 국가마다 문화의 차이도 완전히 무시할 수는 없다. 하지만 이 연구는 가족에게 사랑하는 사람의 심폐소생술시 입회하도록 기회를 제공하는 것이 잠재적으로 이롭다는 것을 확신시켜 주는 결과를 보여주었다.

비록 현재 미국의 표준 치료로 심폐소생술 중에 환자 가족이 입회해야 한다고 명확히 기술하고 있는 자료는 없지만, 이러한 경우가 증가하고 있다는 사실은 의심의 여지가 없다. 대중을 대상으로 한 10년 전 설문조사에서는 60-80%의 응답자들이 사랑하는 사람이 응급처치 중에 그리고 사망하는 순간에 가족이 곁에 있도록 해야 한다고 답했다. 아기가 태어날 때 가족이 분만실에서 나가는 것을 더 이상 원하지 않는 것처럼 죽음을 맞이하는 데에도 이와 같은 변화가 일어나고 있다. 의료윤리시스템의 근간 중 하나는 환자의 자율성이다; 하지만 지금까지는 환자나 그 가족은 심폐소생술 중에 가족 구성원이 자리를 지키는 것에 대해 따로 언급하지 않았다. 이러한 권리를 거부하는 견해를 지지하는 증거는 거의 없으며 오히려 이득을 주장하는 자료들이 증가하고 있다는 점에서 볼 때 가족이 환자의 심폐소생술을 지켜보는 사례가 점점 더 많아질 것이다.

미대학 중환자의학의사협회는 2007년에 환자 중심 중환자실에서 가족의 지지에 대한 다음과 같은 임상 가이드라인을 발간하였고, 심폐소생술 중에 가족들이 함께 하기를 권고하고 있다.

1) 병원들은 심폐소생술 중 가족들의 참관을 허용하는 구체적인 절차를 개발해야 한다; 이 과정에는 의료진의 debrie fing을 포함하여야 한다.

2) 심폐소생팀은 가족 참관 심폐소생술 중에 가족을 지지할 수 있는 숙련된 팀원을 지정하고 훈련시켜야 한다.

3) 심폐소생팀과 중환자실 수련에는 가족 참관의 과정 및 근거에 관한 정보를 포함하여야 한다.

참고문헌

1. AACN Practice Alert, Family Presence during CPR and Invasive Procedures. http://www.aacn.org/wd/practice /docs/practice alerts/http://www.aacn.org/wd/ practice /docs/practice alerts/ family%20presence%2004-2010%20final.pdf. Accessed September 3, 2013.

2. Davidson JE, Powers K, Hedayat KM, et al. Clinical practice guidelines for support of the family in the patient-centered intensive care unit: American College of Critical Care Medicine Task Force 2004-5. Crit Care Med 2007;35:605-22.

3. Hanson C, Strawser D. Family presence during cardiopulmonary resuscitation: Food Hospital emergency department's nine –year perspective. J Emerg Nurs. 1992;18:104-6.

4. Jabre P, Belpomme V, Azoulay E, et al. Family presence during cardiopulmonary resuscitation. N Engl J Med. 2013;368: 1008-18.

5. Mc Clenathan BM, Torringron KG, Uyehara CF. Family member presence during cardiopulmonary resuscitation: a survey of US and international critical care professionals. Chest. 2002;122:2204-11.

6. Robinson SM, Kenzie-Ross S, Campbell Hewson GL, et al. Psychological effect of witnessed resuscitation on bereaved relatives. Lancet. 1998;352:614-7.

23

중환자실에서 완화 의료를 고려해야 할 때

중증상태와 말기상태 혹은 임종기라는 개념은 완전히 다르지만, 모든 경우에, 완화의료가 집중 치료와 동시에 제공되어야 한다는 합의가 널리 이루어지고 있다. 중환자실에서 완화의료는 임종을 앞둔 환자의 말기 진정을 한다는 일차원적 구성에서 발전하여 증상 조절, 의사-환자-가족 의사소통, 영적필요, 의료진의 요구를 포함하는 다학제 분야로 발전하고 있다. 이번 장에서는 이와 같은 문제들을 다루고자 한다.

증상 조절

의료기관인증평가위원회(The Joint Commission)가 발행한 통증관리표준에서는 입원환자의 통증에 합리적으로 접근할 것을 강조한다. 중환자의 통증, 호흡곤란, 불안, 우울 등이 의료진에게 잘 인지되지 못하고 치료받지도 못한다는 문헌이 상당수 존재한다. 'SUPPORT' 연구에서 증상 조절에 대해 분석한 것을 살펴보면, 거의 15%의 환자나 보호자가 해당 기간의 절반 가량 중등도 이상의 통증이 있었다고 하였다. 이 연구에서 참여자의 40%에서는 대부분의 시간 동안 극심한 통증을 경험했다고 하였고, 25% 이상의 환자가 중등도의 불쾌감을 경험하였다; 특히 만성폐쇄성폐질환 환자의 90%, 폐암 환자의 70%가 사망 전 3일간 심한 호흡곤란이 있었다는 관찰 결과가 있었다.

통증, 불안, 호흡곤란과 다른 여러 증상은 환자와 대화를 통해 가장 잘 평가할 수 있는 주관적인 증상이다. 그러나 중환자실에서는 기도 삽관, 신경학적 손상, 진정, 신경근육차단제 때문에 자신의 경험을 분명히 표현할 수 없는 환자들이 많다. 빈호흡, 빈맥, 고혈압, 흥분과 같은 신체적 징후는 통증이나 불편함 때문일 수도 있고 중증 질환의 지표일 수도 있어 통증 지표로서는 믿을 만하지 못할 수도 있다. 행동학적, 생리학적 정보를 통합하여 통증을 평가하는 통증 평가 도구가 그 가능성을 보여주기도 했지만 관찰자의 편견(bias)에 영향을 받을 가능성도 있다. 일부 의사들은 안락사로 비춰질지 모른다는 걱정에 사용을 꺼린다는 점 또한 중환자실에서 통증 조절을 잘 하지 못하는 이유 중 하나이다. 이러한 그릇된 믿음은 '이중 효과(double effect)'에 대한 근본적인 오해 때문이다. 미국 연방법원은 "임종하는 환자는 비록 통증조절 때문에 사망이 앞당겨진다 할지라도 완화의료를 받을 수 있다."고 판결함으로써 이중효과의 개념을 확고히 지지하였다. 실제로 적정 용량의 마약성 진통제와 진정제로는 사망이 앞당겨지지 않는다는 근거는 충분히 있다.

최근에 발간된 중환자와 임종기 환자를 위한 진통제와 진정제 사용 지침을 보면 중환자실 완화요법은 상당히 발전하였다. 이 지침에서는 말기 진정, 마약성 진통제의 적정 최대 용량, 완화 치료와 안락사의 구분 등 오랫동안 중환자 전문의를 혼란스럽게 했던 문제를 강조하고 있어 임종기 중환자에게 가치가 있다.

의학적 의사결정(MEDICAL DECISION MAKING)모델

해야 할 치료와 하지 말아야 할 치료를 결정하는 데 환자나 가족을 통해 얻을 수 있는 정보가 없을 때, 1980년 이전 미국 중환자실에서는 대개 온정적 간섭주의(the paternalistic model)에 근거하여 선행(beneficence)의 원칙과 악행 금지(nonmaleficence)의 원칙에 따라 의사 주도로 의사 결정을 하였다. 이러한 결정의 근거로는 의사는 환자의 질병과 예후에 관한 복합적 지식이 있으므로 환자를 위한 최선의 이익을 반영하여 의사결정을 할 수 있는 가장 적절한 위치에 있다는 것이다. 이 모델에서는 환자와 의사의 가치관이 다르지 않고 따라서 의사가 환자를 위한 최선의 이익을 환자와 상의하지 않고도 알아낼 수 있다고 가정한다. 그러나 최근에는 환자와 의사의 가치가 같을 것이라는 가정이 더 이상 적절하지 않으며, 이제는 온정적 간섭주의 의사결정 모델에서 이제는 함께하는 의사결정(the shared-decision making) 모델로 변화하였다.

최근 미국에서 환자와 대리인의 의견이 중환자실에서의 임종기 돌봄에서 중요하다는 여러 연구들이 있었다. 함께하는 의사결정 모델에서 의사는 환자의 건강에 대한 가치, 믿음 그리고 선호하는 치료를 정하기 위해 환자 및 환자 가족과 함께 의논하게 된다. 의사는 관련된 치료 정보를 제공하고 환자의 가치 및 목표와 가장 부합한다고 판단한 치료를 추천한다. 이 의사결정 모형에서는 종종 환자가 내린 결정을 반대하기도 하고 점점 복잡해지는 의료 환경에서 환자를 보호하기 위한 필요사항도 포함한다. 함께하는 의사결정 모델은 대통령 위원회에서 승인되어 1991년 '자기 결정에 관한 연방법'으로 장려되고 있다(35장을 참고).

연명의료의 유보 또는 중단

중환자실에서 사망하는 환자들에 관한 최초의 관찰 연구가 이루어진 이래로 중환자실에서 사망의 역학, 연명의료를 포기하게 하는 요인들을 이해하는 데 상당한 관심이 집중되었다. 미국의 대학병원 중환자실을 대상으로 한 연구조사에서는 연명치료 중단으로 인한 사망 비율이 0%에서 79%까지, 소생술 금지(Do-not resuscitate order)에 의한 사망 비율이 0%에서 83%까지로 매우 다양하였다.

전통적인 의사결정 패러다임에서 연명의료를 중단할지를 결정하는 첫 번째 결정 요인은 환자의 신체 상태 악화였다. 그러나 연명의료를 포기할지 고려할 때 환자의 나이, 환자의 희망, 동반 만성 질환의 수, 예상되는 삶의 질 등 의사와 환자에게 중요한 수 많은 다른 요인들이 있다.

의사는 고비용이거나 침습적인 치료, 자신의 전문 분야에 속한 치료는 중단하려 하겠지만, 오래 전부터 해왔던 치료는 중단하려 하지 않는다. 최근 중환자실에서 이루어진 다기관 전향적 연구에서는 의사가 기계환기를 중단하고자 할 때 가장 큰 결정 요인은 질병의 중중도보다 생명유지 치료를 하지 않겠다는 환자의 선택, 중환자실 퇴실 후 예상되는 낮은 생존율, 낮은 인지 기능 수준이었다. 이 연구에서는 의사와 간호사는 종종 연명의료를 유보하거나 중단할 때 돌봄의 질에 관한 인식이 다를 때도 있으며, 이는 중환자실 간호사가 절망감을 느끼는 주된 원인이 되기도 한다고 보고하였다. 미국 중환자실 간호사 468명이 참여한 한 질적 연구에서 많은 간호사들이 치료 중단 시 높은 수준의 돌봄을 제공하는 데 상당한 장벽이 있다고 느끼며, 임종기 환자를 돌보는 과정에서 그들의 역할이 제한적이라는데 불만족스러워 했다. (연명의료의 중단과 유보에 관한 Chapter 7을 참고)

사전돌봄계획(ADVANCE CARE PLANNING)

자율성 존중의 원칙에 따르면 의사결정 능력이 있는 환자는 위중한 상태에 이르렀을 때 생명유지치료를 받을 것인지 선택할 수 있는 권리가 있다. 이러한 권리는 환자가 의사결정 능력을 잃게 될지라도 사라지지 않는다; 즉 환자는 사전연명의료의향서(advance directves)를 이용하여 미리 지정한 대리의사결정자를 통해서 자신의 바람을 드러낼 수 있으며, 여기에 특정 상황에서 자신이 원하는 치료를 표기한다. 이 서류들의 내용은 구체적으로 서술되어 있기 때문에 적용하기 쉽고, "그렇다면- 그 다음에는"의 조건문으로 수용될 수 있다. 사전연명의료의향서는 일반적이며 연방법(자기결정권에 관한 법률, 'the Patient Self Determination Act')에 의해 지지되기는 하지만, 대다수의 입원환자들은 지정 대리인도 없고, 자신들의 치료 선호에 관한 내용을 서류로 구비하고 있지도 않다. 대리인들 역시 구체적 임상 상황에서는 환자의 바람을 정확하게 얘기해주지 못한다는 근거도 있다. 이는 환자들이 자신의 죽음에 대해 의논하는 것을 꺼려하거나 가족들이 자기를 대신하여 결정해주기를 믿기 때문이기도 하지만, 사전연명의료의향서를 작성하는 비율이 낮은 또 다른 이유는 의사들이 사전돌봄계획에 관한 논의를 해줄 것이라는 환자들의 믿음 때문이기도 하다. 현재까지 사전연명의료의향서 작성율을 높이기 위한 대부분의 시도들은 성공하지 못했다. 여러 연구에서 밝혀진 바에 의하면 사전연명의료의향서가 중환자실에서의 적극적인 연명의료에 영향을 주지 못했고, 임종기 의사결정에도 영향을 주지 못했다.

의사-환자-가족 관계

많은 논문과 보고서에서는 의사, 환자, 환자 가족 사이의 의사 소통에 중대한 개선이 필요하다는 연구결과를 발표하였다. 'SUPPORT' 연구를 포함한 여러 연구 결과, 의사들은 환자가 임상적으로 악화되고 나서야 임종기 돌봄 문제를 논의한다는 것이 밝혀졌다. 호흡재활을 받고 있는 중증 만성폐쇄성폐질환 환자들을 대상으로 한 연구에서 대다수 환자들은 호흡곤란의 악화와 기관내 삽관을 걱정하고 있었지만 소수만이 담당의사와 이를 상의하였다. 또한 단 14%의 환자들만이 자신이 선호하는 임종기 돌봄에 대해 담당 의사가 알고 있을 것이라고 느끼고 있었다.

중환자실의 경우도 환자들과 의료진 사이에 의사소통이 적절하지 못한다. 의사소통의 질은 돌봄에 대한 환자 가족들의 만족도를 결정하는 요인이기도 하다. 미국의 메디케어(Medicare)는 중환자실 서비스의 하나로 가족 면담(family meeting)을 법제화하여 기준을 엄격히 제한하고 있다; 의사결정을 위한 직접적인 가족면담에 할애한 시간은 정산이 가능하지만, 환자 상태 기록을 매일 갱신하는 데 든 시간, 환자 상태에 관해 가족들의 질문에 응답한 시간, 정서적 지원을 제공하는 데 소요된 시간은 청구할 수 없다. 이러한 정책 변화는 중환자실에서 양질의 완화 돌봄을 제공하는 방향으로 회귀함을 의미한다. 가족들과 매일 의사소통을 하는 것은 양질의 중환자 치료의 핵심이 되었고, 임상의는 이러한 대화에 장애가 되는 사람들, 즉 경제성과 절차를 중시하는 정책 입안자들과 함께 일해야만 하는 상황에 있다. 또한 환자의 기본적인 요구를 확인하는 것만큼이나 가족들이 필요로 하는 것도 확실하게 논의해야 한다(표 23-1). 중환자실 의료진들은 중환자들을 치료하는 것만큼 적극적으로 가족들을 돌보아야만 한다.

표 23-1 죽음을 앞둔 환자 가족들의 필요 충족

환자와 함께 있을 것
임종 환자에게 도움이 될 것
임종환자의 변화 상태를 알려줄 것
환자에게 무엇을 해야 하고 왜 그렇게 하는지 이해시킬 것
환자가 편안하고 고통이 없음을 확신시킬 것
가족이 편안하도록 할 것
감정을 표현하도록 해줄 것
가족들의 결정이 옳다는 것을 확신시켜 줄 것
사랑하는 가족의 죽음에서 의미를 찾아줄 것
가족들이 식사를 잘하고, 수분섭취를 하게 하고, 쉬도록 해줄 것

의료진 내부의 명확한 의사소통 역시 양질의 완화 돌봄을 위한 필수 요소이다. 의사와 간호사 사이의 상호협조(collaboration)는 환자의 의학적, 사회적, 문화적 배경에 대한 보다 철저한 이해에 근거하여 치료 계획을 논의하고 결정하는 데 도움이 된다. 의사-간호사의 상호협조는 간호사와 의사 모두에게 있어 의사 결정 만족도의 주요한 요소이며, 환자의 결과와도 긍정적 관련이 있다.

환자 가족들에 따르면 성직자, 가족 면담을 위한 공간, 자유로운 방문시간, 당직 의사의 확인은 모두 중환자실에서 좋은 의사소통을 위한 중요한 요소이다.

완화의료(PALLIATIVE CARE) 교육

중환자실에서 완화 의료가 지속적이고 의미 있는 방법이 되려면 전공의를 비롯한 모든 임상의를 대상으로 교육 프로그램이 마련되어야 하며, 이 점은 여러 연구 결과로 증명되었다. 의학대학원교육인증위원회(Accreditation Council on Graduate Medical Education)에서 처음으로 완화의료를 교육 과정에 포함하였고, 가이드라인에서는 완화의료뿐만 아니라, 죽음과 죽어감에 대한 관점, 훈련 과정을 강조한다. 미국중환자의학회 또한 완화의료 교육을 시행하는 것을 권고하

는데 죽음과 죽어감, 윤리적 결정 과정, 통증 관리 원칙, 연명의료(life-sustaining treatment)에 관한 내용이 포함되어 있다.

완화의료 도구와 프로토콜

2001년까지만 하더라도 중환자실에서 환자와 가족중심의 치료를 가능할 수 있는 도구가 없었다. 이러한 부재는 연구뿐만 아니라 임종과정 환자를 위한 돌봄을 증진하는 데 장애 요인이었다. 그러나 최근 몇 년 동안 완화의료 도구와 프로토콜을 새로 개발하거나 개선하려는 움직임이 있었으며 중환자실 완화의료는 크게 진전되었다.

중환자실에서 임종기 돌봄을 증진하려면 중환자와 가족들에게 인간다운 존엄한 죽음을 제공할 수 있는지를 고민해야 한다. 최근 중환자실에서 사용할 수 있도록 '죽음의 질' 측정 도구가 개선되었고, 중환자실 치료에서 어떤 요소가 질 평가에 중요한지 연구되고 있다. Robert Wood Johnson이 개발한 임종기 질 지표는 중환자실 임종기 돌봄에 커다란 진전을 가져왔다(표 23-2).

정확한 예후 정보는 환자, 가족, 그리고 의사들에게 중요하다. 완화수행척도(Palliative Performance Scale)는 완화의료를 받는 환자들의 예후를 예측하는 인자이다. 완화예측점수(palliative prognostic score, PaP)는 Karnofsky 행동 점수(Karnofsky Performance Score)와 다른 다섯 가지 기준을 사용하여 30일 생존율을 예측한다.

표 23-2 중환자실에서의 임종기 돌봄 질 지표

- 환자 및 가족 중심의 의사 결정
- 팀과 환자 및 가족들 사이의 의사소통
- 돌봄의 지속성
- 환자와 가족들에 대한 정서적 지지
- 증상 관리와 돌봄
- 환자와 가족들을 위한 영적 돌봄
- 중환자실 의사들을 위한 정서적, 조직적 지원

말기 및 임종기 환자를 위한 중환자실 돌봄

만성 또는 말기 환자의 중환자실 입원 적응증은 무엇일까? 그리고 어떻게 중환자실 다학제 치료에 완화의료를 통합할 수 있을까? 가장 좋은 접근은 환자 중심의 돌봄 목표를 결정하고 중환자실 치료가 목표를 달성할 수 있을지 결정하는 것이다. '목표 지향적 치료' 접근방식으로 중환자실 치료의 적합성을 확인할 수 있고, 중환자실 입실 전 중환자실 치료의 목표와 선호도에 대한 대화를 시작할 수 있다. 미국중환자의학회는 중환자실 입실에 관한 가이드라인을 잘 정리하고 있다. 중환자실 의사들은 죽음을 연장하는 것이 아닌 삶을 연장하는 것이 전공이므로 말기 및 임종기 환자들이 중환자실에 입실하기 위해서는 중환자실 책임자의 승인이 필요하다. 만약 환자를 중환자실에 입원하도록 결정했다면, 의사는 생존 가능한 환자들에게 쏟는 집중력과 동일한 관심을 가지고 임종기 치료를 해야 한다. Mularski와 Osborne이 작성한 임종기 환자 돌봄 체크리스트는 적절한 가이드라인이 될 것이며, 의료과오(medical errors)를 줄이기 위해서도 사용할 수 있다.

완화의료와 중환자실 치료: 일일 치료 계획 체크리스트

A. 단기간 경과와 목표를 확인할 것

1. 호전을 의미하는 구체적 기준이 있는지 평가하라(예: 의식 상태나 인공호흡기의 필요성). 환자 상태가 지난 24시간 동안 호전 또는 악화되었나?
2. 임상적 목표를 달성하기 위한 환자의 상태에 영향을 미치는 변화가 있었는지 평가하라(예: 새로운 위장관 출혈).
3. 다음 48시간 안에 필요한 치료를 재검토하거나 경과를 평가할 수 있는 명확한 기준을 설정하라(예: 인공호흡기 이탈 적응증).

4. 의료진, 환자, 가족의 의사결정에 영향을 줄 수 있는 예후의 변화가 있는지 확인하고, 치료 목표를 재설정하는 데 이러한 정보를 이용하라.

B. 환자의 증상과 심리 사회적 필요를 파악할 것

1. 환자의 현재 증상 관리의 과정을 검토하고 환자나 가족의 심리사회적 요구를 파악하라.
2. 새로운 신체적 증상과 사회심리적 요구를 확인하고 팀원들과 토론하라(예: 환자의 우울증이나 가족의 스트레스 등).
3. 각각의 증상 치료 계획을 수립하고 다음 24시간 동안 필요한 계획을 작성하라.
4. 치료를 보조할 중환자실 및 비중환자실 자원(예: 완화의료간호사, 임상 심리사 등)을 확인하고, 다직종(interdisciplinary)팀 구성원들의 역할을 명확히 정하라.

C. 질병의 이해여부를 확인하고 환자와 가족과의 의사소통을 조정할 것

1. 환자와 가족이 진단, 예후, 가능한 결과와 세부적인 내용을 얼마나 이해하고 있으며, 무엇을 걱정하고 있는지 검토하라.
   a. 환자나 다른 누구든 환자의 목표와 선호도에 대한 팀의 이해를 도와줄 수 있는 새로운 정보나 관점을 가지고 있는지 알아볼 것.
   b. 치료의 목표를 조정하거나 변경할 필요가 있는지 결정할 것.
   c. 임상적 반응과 목표의 재평가를 위한 구체적인 기준을 합의할 것.
2. 24시간 내에 새로이 논의해야 할 정보가 있는지 확인하라.
3. 오늘 팀이 환자, 가족과 어떻게 의사 소통할 것인지 합의하라(예: 주치의가 가족들과 오후 3시에 상담을 하고, 타 지역 친척들을 다음 상담에 참여하도록 함).

D. 치료 계획을 기록하고 추적 관찰 및 다음 날의 평가를 조정할 것

1. 임상적 상태, 증상, 매일의 치료 목표, 결정의 세부 내용을 기록하라.
2. 필요하다면 처방을 변경하라(예: 소생술 거부 지시).
3. 치료 목표, 의학적 평가, 현재 치료에 대한 반응, 앞으로의 계획을 위해 환자와

가족을 포함하는 다직종 팀 회의 계획을 수립하라.

중환자실 입원 전 목표를 정하고, 환자나 가족들의 치료 선호도를 파악하기 위해 위와 같은 체크리스트를 사용할 수도 있다. 중환자실 돌봄 계획 체크리스트는 완치 혹은 연명의료뿐만 아니라 완화의료를 증진하기 위해서도 사용할 수 있다. 체크리스트를 이용하면 중환자실 치료팀, 환자, 보호자 그 밖의 여러 사람들의 치료 목표를 확실히 하고 치료의 질적인 개선에도 도움이 될 수 있다.

완화의료 모델을 이용하는 치료 개선

완화의료와 중환자실 치료 이용: 지침을 사용하여 사전 입원 평가를 시행하며, 매일 회진마다 체크리스트를 확인하여 의무기록으로 입력한다.

중환자실에서 완화의료 서비스 통합에 필요한 선택 사항들이 있다. 중환자실 의료진이 완화의료팀에게 의뢰할 수도 있고, 복잡한 환자들은 완화의료 전문가들에게 의뢰하여 완화의료 서비스를 제공하고, 다른 모든 중환자에게는 중환자실 의료진이 제공하는 완화의료를 제공할 수 있는 체계를 만들 수도 있다. 중환자실에 입실한 모든 환자들의 필요를 충족하기 위해서는 모든 입원 환자들을 선별하여 충족되지 못한 완화의료 요구, 법적 대리인의 조기 확인, 시의 적절한 증상 관리, 치료 목표를 토론하기 위한 계획된 가족 면담이 필요하다. 환자와 가족의 경험, 의료 자원의 유용성과 관계된 질적 결과는 사용 가능한 자원 범위 안에서 분석하여야 한다.

완화의료 협진은 사례별로 중환자실 의사가 의뢰하거나 고위험군 환자를 선별하는 시스템을 사용할 수 있다. 협진을 위한 핵심 지침은 다음과 같다:

- 환자에게 일반적인 치료로 조절하기 어려운 신체 증상이 있을 경우.
- 환자 대리인이 호스피스 같은 비중환자실 보조 치료 방법을 희망할 경우.
- 의료진이 환자의 연명 치료의 적절성에 의문이 있을 때.
- 복잡한 가족관계가 생명연장 치료 결정에 영향을 미치고 있을 경우.

- 의료진 사이 또는 의료진과 환자, 대리인 사이에 생명연장 치료나 예후에 대한 의견에 차이가 있을 때.
- 환자가 일정 기간 동안 중환자실에 자주 입원할 때.

전문가의 완화의료에 대한 조언과 완화의료 원칙들을 통합하면, 환자나 그 가족들의 경험을 증진시킬 수 있고, 중환자실 치료 기간과 사망률을 늘리지 않고도 중환자실이 아닌 곳에 있는 시간을 늘릴 수 있으며, 비용도 줄일 수 있다.

요약

환자와 가족들은 완화의료 팀과 논의할 때 편안함을 느낄 수 있어야 하며, 팀은 환자와 가족들에게 기대할 수 있는 결과에 관한 정보를 제공해야 한다. 환자들은 편안함을 위해 자신에게 필요한 것이 무엇인지 고민하고, 가족과의 작별, 장례 계획, 종교적 의식 등의 바람에 대해 논의해야 한다. 죽음의 시기를 예측하는 것이 매우 어렵고 이는 말기 진정을 시작한지 수시간 내지는 수일 중 언제든 발생할 수 있음을 숙지해야 한다. 많은 경우 사망이 임박해져서야 이러한 문제를 의논하고 있다.

참고문헌

1. American College of Graduate Medical Education. *Graduate Medical Education Directory* 2000-01. Chicago, IL: American College of Graduate Medical Education; 2000.

2. Consensus statement on the triage of critically ill *patients. Society* of Critical Care Medicine Ethics Committee. JAMA. 1994;271:1200-3.

3. Cook D, Rocker G, Marshall J, et al. Withdrawal of mechanical ventilation in anticipation of death in the intensive care unit. N Engl J Med. 2003;349:1123-32.

4. Desbiens NA, Mueller-Riz*ner N. How well* do surrogates assess the pain of seriously ill patients? Crit Care Med. 2000;28:1347-52.

5. Glare P, E*ychmueller S, Vir*ik K. The use of *the palliative* prognostic score in patients with diagnoses other than cancer .J Pain Symp Manage. 2003;26:883-5.

6. Guidelines *for advanced* training for physicians in critical care. American College of Critical Care Medicine of the Society of Critical Care Medicine. Crit Care Med. 1997;25:1601-7.

7. *Hawryluck* LA, Harvey WR, Lemieux-Charles L, et al. Consensus guidelines on analgesia and sedation in dying intensive care unit pat*ients. BMC Med Ethics.* 2002;3:3-12.

8. Lynn J, Teno JM, Phillips RS, et al. Perceptions by family members of the dying experience of older and seriously ill pat*ients. SUPPORT I*nvestigators. Study to Understand Prognoses and Preferences for Outcomes and Risks of Treatments. Ann Intern Med. 1997;126:97-106.

9. *Mularski RA, Osborn*e ML. Palliative care and ICU care: daily ICU care plan checklist. Fast Facts and Concepts. October 2004.

10. Nelson JE, Bassett R, Boss RD, et al. *Models for str*ucturing a clinical initiative to enhance palliative care in the i*ntensive care unit: a report from the IPAL-ICU* Project (Improving Palliative Care in the ICU). Crit Care Med. 2010;38:1765-72.

11. Nelson JE, Brasel KJ, Campbell ML, et al. Evaluation of ICU palliative care quality: a technical assistance monograph from the IPAL-ICU Project. http://www.capc.Org/ipal/.Accessed October 8, 2013.

12. Nelson JE, Mulkerin CM, Adams LL, et al. Improving comfort and communication in the ICU: a practical new tool for palliative care performance measurement and feedback. Qual Saf Health Care. 2006;15:264-71.

13. Prendergast TJ, Claessens MT, Luce JM. A national survey of end-of-life care for critically ill patients. Am J Respir Crit Care Med. 1998;158:1163-7.

14. Presidents Commission for the Study of Ethical Problems in Medicine and Biomedical and Behavioral Research. Making Health Care Decisions. Washington, DC: US Government Printing Office;1982.

15. Sprung CL, Danis M, Iapichino G, et al. Triage of intensive care patients: identifying agreement and controversy [published online August 8, 2013. Intensive Care Med.

16. Sulmasy DP, Pellegrino ED. The rule of double effect: clearing up the double talk. Arch Intern Med. 1999;159:545-50.

17. SUPPORT. A controlled trial to improve care for seriously ill hospitalized patients. JAMA. 1995;274:1591-8.

18. Sykes N, Thorns A. The use of opioids and sedatives at the end of life. Lancet Oncol. 2003;4:312-8.

19. The Joint Commission. Pain Assessment and Management: An Organizational Approach. Oakbrook Terrace, IL:JCAHO; 2000.

20. Vacco v Quill, 521 U. S. 793 Supreme Court (1997).

21. Weissman DE, Meier DE. Identifying patients in need of palliative care assessment in the hospital setting: consensus recommendations. J Palliat. Med. 2011;14:1-7.

24

부적절하거나 비윤리적인 치료를 요구 받는다면

의사가 치료를 제공하지 않아도 되는 세 가지 경우가 있다. 미국의사협회 (American Medical Association)의 의사윤리규정에 따르면(E10.05), 의사는 인종, 성별, 성적 정체성 및 어떤 부당한 차별을 조장하는 기준을 이유로 환자의 치료를 거부할 수 없다. 의사는 치료를 제공할 명백한 의무가 있지만 다음과 같은 상황에서 치료 거부는 윤리적으로 허용될 수 있다.

1) 요청 받은 환자의 치료가 의사의 능력 범위에서 벗어날 때
2) 요청 받은 치료가 과학적으로 무효하다고 알려져 있거나 적응증에 해당하지 않거나 환자에게 아무런 이익이 없을 때.
3) 특정 치료가 의사의 개인적, 종교적 또는 도덕적 믿음에 어긋날 때.

의료인은, 의료인 자신이 할 수 없는 치료는 제공할 의무가 없다. 응급 상황이 아님에도 불구하고 이러한 치료를 제공한다면 오히려 법적 소송의 원인이 될지 모른다. 더 큰 문제는 다음 두 가지이다. 의사나 보건의료인은 어떠한 상황에서도 윤리적이지 않다고 생각되는 상황에 참여하거나 그것을 지지하도록 강요 받아서는 안 된다. 환자가 자율적으로 의사 결정을 할 권리와 동등하게 의사 또한 자유의 개념에 근거하여 양심적으로 의료행위를 할 권리가 있다. 하지만 의사들은 환자의 치료에 전적으로 책임이 있기 때문에 이 문제는 간단하지는 않다. 응급 상황에서 의사결정은 더욱 복잡해진다. 우리는 이러한 문제를 다뤄보고자 한다.

유효하지 않거나 부적절한 의학적 치료

의료인은 적응증에 해당되지 않거나 환자에게 어떠한 이득이 없는 치료를 제공하도록 강요당할 수 없다. 과학적으로 유효하고 의학적인 적응증에 해당하는 치료 중에서도 극히 일부는 법으로 제한되거나 규제되기도 한다. 이럴 경우 의사들은 법에 따르거나 필요할 경우에는 법을 바꾸기 위한 방법을 찾아야 한다. 어떠한 치료는 위험편익비(risk-benefit ratio)가 낮거나 과학적 근거가 부족하여 권고되지 않았을 수도 있다. 혁신적인 치료 또는 새로운 치료도 과학적 근거가 부족한 경우에 해당할 수 있지만, 위험편익 분석은 항상 고려되어야 한다. 가능하다면 임상시험을 통해 검증된 치료를 시행하는 것이 좋다. 특정한 경우 실험적인 치료를 시도해볼 수 있지만, 임상시험에서 평가 받은 치료 방법을 이용하는 것이 바람직하다. 어떠한 치료를 선택할 것인지는 항상 환자 및 보호자와 논의해야 하고, 선택은 함께하는 의사결정을 거쳐 결정하며, 의료인과 환자 양측 모두 선택한 의사결정에 동의해야 한다. 환자뿐만 아니라 가족이나 다른 대리인이 의사결정을 대신할 수도 있다.

갈등의 대부분은 선택한 치료방법의 적응증이 확실하지 않은 경우에 시행한 치료의 무용성 논쟁을 일으키며 발생한다. 의사들은 치료가 가치가 있다고 생각하여 시행한만큼 무용하다고 보기에는 적절하지 않다. 환자의 뜻이 의사와 다른 경우에도 의사들은 환자의 뜻을 존중해줄 필요를 느낀다. 비록 의사가 환자가 요구한 치료 및 다른 다양한 치료에 대한 지식이 있어야 하지만, 의사의 평가와 완전히 다른 치료를 환자나 가족이 요구할 때 이를 승인해서는 안 된다. 물론 그 치료에 관한 지식은 알고자 해야 한다. 환자가 효과가 적은 치료를 선택하는 이유는 여러 가지가 있을 수 있다. 의사가 다양한 치료 옵션을 환자에게 잘 전달해주고 환자가 선택한 치료가 표준적인 범위 안에 있다면 그 선택을 존중하여야 한다.

도덕적으로 부적절한 치료

어떤 경우에는 의사 개인의 윤리적인 신념과 종교적 가치관 때문에 특정 치료를 수행하지 않거나 약을 처방하지 않을 수 있다. 일반적으로 의사는 실제로 그러한 상황에 처하기 전에 자신의 신념에 확신이 있어야 하지만, 이것이 항상 쉽지만은 않다. 예를 들면 낙태를 윤리적이지 않다고 생각하는 산부인과 의사가 낙태를 요청 받을 수 있고, 자신은 원하지 않는 적극적 안락사나 치료의 중단을 요구받을 수 있다. 의사와 보건의료인은 치료에 참여하고 싶지 않은 이유를 솔직하고 개방적으로 논의하여야 한다. 대신할 수 있는 적절한 의료인이 있다면 치료에 더 이상 참여하지 않거나, 환자나 보호자가 용인한다면 일시적으로 일부 치료 행위에서만 빠질 수도 있다. 치료해 줄 다른 의사를 찾아줄 의무는 없지만 치료에 더 이상 참여하지 않기 위해서는 다른 의사를 찾아주는 것이 최선이다. 환자를 포기하지 않으면서 환자의 치료에서 물러나는 적절한 방법이 있다. 환자 또는 환자 가족은 의사가 비윤리적이라고 생각하는 것을 의사에게 강요해서는 안 된다. 의료인은 대체할 다른 의료인이 없거나 생명을 위협하는 응급상황은 즉시 대처해야한다. 의사-환자 관계의 신탁적 속성을 인지하고 의사는 항상 환자의 안녕을 우선하여 응급처치를 수행해야 한다. 치료의 필요성이 클수록 치료해야 할 의무도 커진다.

Beauchamp와 Childress는 치료의 의무를 행하지 않아도 되는 두 가지 이유를 언급했다; 의료인이 그 치료가 의미 없고(futile) 효과 없다(pointless)고 믿을 때, 그리고 치료에 따른 위험이 이익을 넘어설 때이다. 두 경우 모두 해결하기 매우 어렵다.

참고문헌

1. American Medical Association. *Code of Medical Ethics: Current Opinions With Annotations,* 2008-2009. Chicago, IL: American Medical Association;2008. *This book has been in existence for more than 160 years and discusses a wide variety of topics. It is also available on the Web and is updated on a regular basis.*
2. Beauchamp T, Childress J. *Principles of Biomedical Ethics.* 7th ed. New York, NY: Oxford University Press; 2013. *This text is considered the definitive reference for medical ethics, and the chapter on nonmaleficence is one of many that are worth reading.*

25
의료진과 환자 가족 사이의 갈등을 어떻게 해결할 수 있을까

중환자실에서 의료진과 환자 가족 사이에 환자의 치료를 두고 이견이 있을 때 또는 생명유지치료에 합의가 되지 않을 때 갈등이 발생한다. 중환자실에서 발생할 수 있는 가장 흔한 갈등은 중환자실 의료진과 가족이나 대리인 사이의 갈등이다. 치료 목적에 대한 의견 차이, 환자 바람에 대한 정보부족, 중환자실의 퇴원시기 등도 전형적인 갈등의 원인이다. 때때로 이러한 갈등은 공공연하게 드러날 때도 있고, 잘 드러나지 않을 때도 있다. 연명의료중단을 고려했던 중환자들에 관한 전향적 코호트 연구결과, 전체 환자의 절반에서 보호자와 의료진과의 갈등이 있었다. 최근의 연구결과에 의하면 중환자실의 갈등이 전체의 63%로 높았고, 일반적으로 의사보다는 환자 가족이 보고한 갈등이 더 많았다. 또한, 환자 가족들과 의사가 보고한 갈등의 내용이 불일치하는 경우가 많았다. 갈등 인지는 개인의 관점에 따라 다르므로, 의사는 자신의 인식이 환자 가족의 인식과 다를 수 있다는 것을 이해해야 한다.

갈등이 발생하는 가장 흔한 경우는 환자의 생명유지치료에 관한 가족의 결정이 옳지 않다고 의료진이 생각할 때이다. 과거에는 환자 가족은 생명유지치료의 중단을 원하고, 반대로 의료진은 계속하기를 원할 때 발생하는 갈등이 가장 흔했다. 그러나 현재는 반대의 경우가 더 흔한데, 가족은 생명유지치료를 계속하기를 원하고, 의료진은 중단하기를 원한다. 이때 의료진은 환자를 위한 대리 결정권자인 가족의 판단을 의심하고, 그 결정이 환자의 최선의 이해와 맞지 않는, 다른 이해관계 때문이라고 느낀다. 한편 가족은 자신들이 의료진에게 버림받았다고 생각하게 되며, 의료진의 환자를 향한 헌신을 의심하게 된다.

갈등은 환자의 치료에 영향을 끼칠 수 있다. 한 연구에 따르면, 돌봄의 질과 환자의 생존율은 갈등으로 인해 부정적인 영향을 받는다. 또한 갈등이 발생하면 환자의 통증과 증상평가, 의료진의 진단 수행 능력에 부정적인 영향을 주고, 의료 과오에도 영향을 미친다.

다른 관점을 인식하기

갈등을 해결하는 첫 번째 단계는 양측의 당사자가 상대편의 관점을 이해하는 것이다. 가족들이 임상적 상황을 얼마나 이해하고 있는지, 가족들의 선택 이면의 이유가 무엇인지 밝히는 것이 중요하다. 치료의 적절성을 둘러싼 갈등은 서로의 오해에서 시작되었는지도 모른다. 종종 가족은 임상에서의 복잡하고 세세한 내용을 이해하지 못한다; 치료의 성공 가능성 또는 중증 치료로 인한 잠재적 결과를 잘못 이해할 수 있다. 때로 가족들은 예후에 관한 의사의 관점을 이해하면서도 의사가 환자에 대해서 잘 모른다고 느껴서 치료에 동의하지 않을 수도 있다. 가끔 이러한 오해는 의료진에게서 들은 조화되지 않은 정보나 혼재된 메시지로 인해 복잡해진다. 프랑스의 한 연구에 의하면, 의사와의 면담 직후임에도, 가족의 약 50%가 예후, 진단 또는 치료에 관하여 여전히 오해를 하고 있었다. 가족은 종종 상당한 스트레스를 받기 때문에 진단이나 예후를 상의하는 데 어려움을 겪는다. 사랑하는 가족이 중증 질환을 앓고 있기에 가족은 우울과 불안, 걱정, 부정, 죄책감 또는 슬픔으로 고통을 느끼고 있을 것이다.

문화적 차이를 이해하는 것은 이러한 갈등의 근본원인을 이해하는 데 매우 중요하다. 가족과 의사는 말기 돌봄과 의료 결정에서 가족의 역할에 관해 매우 다른 문화적 관점을 가지고 있을 수 있다. 문화적 배경에 따라 사람들은 생명에 대한 가치, 삶의 질과 치료의 부담 사이의 균형에 관한 생각이 저마다 다르다. 관점이 서로 달라서 갈등이 더 복잡해질 수 있다. 의료인은 자신의 문화적인 배경과는 독립적으로 의학 교육의 결과로 생애 말기 돌봄에 관해 다른 견해를 가질 수도 있다. 여러 연구에서 중환자실 간호사와 의사는 생애 말기 돌봄의 상황에서 덜 침습적인 것을 선호하였다. 의료인은 임종기 상황에서 자신의 가치가 "옳다"고 추정해서는 안 된다.

이러한 환경에서 갈등 해결은 중환자실을 담당하는 의사에게 매우 중요한 능력이다. 갈등 그 자체는 필연적으로 해롭거나 반드시 피해야 하는 것은 아니다. 오히려 갈등은 가치의 차이를 인식하게 하고 적절하게 논의되지 못했던 문제들을 드러냄으로써 이득이 될 수도 있다. 갈등은 다른 관점과 가치를 완벽하게 이해하는 첫 번째 단계가 될 수 있다. 환자 그리고 가족중심 치료를 확립하는 데 도움이 된다.

의사소통

의료진이 환자의 가족과 소통하고 타협하는 능력은 갈등을 인지하고 해결하는 데 핵심적이다. 대부분의 중환자실 의료진은 의사소통을 위해 공식적인 훈련을 받은 적이 없다; 서투른 의사소통은 갈등을 유발하거나 확대할 수도 있다. 중환자의 가족은 의료진의 의학적 능력보다 소통 능력을 더 중요시하거나 동등하게 생각한다. 전문용어나 혼란스러운 "얼버무리는" 표현을 사용하는 것은 오해를 부를 수 있다. 의료진은 환자 가족의 말을 경청하고, 궁금해하는 것을 이끌어내고, 가족의 감정을 이해해 주는 것이 가족에게 지지를 제공할 수 있는 기회라는 점을 인식하고 의사소통을 개선해야 한다. 좋은 의사소통은 갈등을 줄여주고 임종기 돌봄의 과정에서 가족의 만족도도 높일 수 있다.

의료진은 갈등을 야기하거나 악화시킬 수 있는 의료진만의 신념이나 편견을 잘 인지하고 있어야 한다. 의료진은 죽음에 대한 얘기를 하는 것이 불편할 수도 있고 치료 실패에 대한 두려움 때문에 방어적으로 행동할 수도 있다. 일에 대한 압박과 부족한 시간 때문에 환자의 가족과의 의사소통과 신속한 의사결정이 어려울 수 있다. 또한 한정된 자원(중환자실 병상 등)과 비용 때문에 경제적, 사회적 압박의 영향을 받을 수도 있다. 의료진은 이러한 요소들을 인지하고 있어야 하

고 이런 압박 때문에 부적절하게 또는 무의식적으로 환자 가족과의 의사소통에
영향을 받아서는 안 된다.

완화의료팀과 윤리 자문

완화의료팀이나 윤리 자문은 의료진과 환자 가족 사이의 의사소통과 상호이해
를 도와, 발생할 수밖에 없는 갈등을 완화하는 데 도움이 된다. 완화의료팀이나
윤리 자문가는 종종 환자 가족의 생각을 파악하고 오해가 있을 만한 것을 끄집어
내는 데 상당한 시간을 할애한다. 중환자 의료진과 가족 사이의 의사소통을 증진
하기 위해 이들이 필요할 수도 있다. 완화의료나 윤리 상담은 의료진 내부의 문
제를 규명하는 데 도움을 줄 수도 있고 의료진이 가족 면담 전 의사소통과 문제
해결을 촉진하여 줄 수 있다. 서로 다른 의료진을 통해 환자 가족에게 전달될 수
있는 상충되는 메시지를 줄여줄 수도 있다. 의료진과 가족 사이에 원활한 의사소
통에도 불구하고 갈등이 여전히 남아 있는 경우 완화 의료팀이나 윤리 자문가가
문제를 경청하고 재구성한 뒤 해결책을 제안함으로써 중재를 제공할 수 있다. 여
러 연구에서, 완화의료팀과 윤리 상담은 중환자실 치료의 질을 높이는 데 기여할
수 있다고 제안하고 있다.

갈등 조정을 위한 전략

- 의료진과 가족 구성원간에 상호 신뢰와 의사소통을 위해서 가족 면담을 일찍
  그리고 자주 가져야 한다.
- 면담은 환자의 가치관과 예후를 고려해서, 치료의 목표를 명확히 하는 방향으
  로 이루어져야 한다. 특정 치료 방법에만 초점을 맞추어서는 안 된다.
- 부드럽게 가족 구성원에게 이해할 수 있는 언어로 임상 상황, 진단, 예후에 대

해서 설명하도록 하라. 그리고 가족들이 그러한 선택을 한 자신들의 이유를 깨달을 수 있도록 하라.

- 의료결정을 대리인(가족)이 대신하는 상황에서는 자신들이 무엇을 원하는지보다는, 환자가 의사결정에 참여할 수 있다면 무엇을 선택할지를 찾아내게 하도록 가족의 역할을 알려주어라.
- 가족 면담에서는 충분히 듣고, 개방형 질문을 하라. 그리고 방어적이지 않고, 중립적인 반응을 보여라.
- "치료의 중단"에 대해 이야기하기보다는(완화 돌봄이든 연명의료이든지 상관없이) 돌봄과 지지를 제공한다는 것을 강조해라. 우리는 치료 또는 생명유지를 중단할 수는 있지만 결코 돌봄을 중단하지는 않는다.
- 완치를 목표로 하는 치료에서 편안함을 추구하는 치료로 변경할 때, 의료진은 환자와 가족들에게 돌봄을 계속할 것임을 강조해라.
- 가족이 사랑하는 사람의 죽음을 마주하는 상황에서 가족의 관점에서 이해하려고 노력해야 한다. 문화적 종교적 믿음에 대한 감수성을 높여라.
- 만약 가족이(죄책감을 완화시키는 방법으로서) 적응증이 되지 않는 치료를 원한다면 그 치료에 관한 의학적 결정을 책임져라.
- 문화적, 개인적 편견, 실패할 것이라는 느낌, 직무 스트레스가 공감을 막고 오해를 불러일으킬 수 있다는 것을 알아야 한다.
- 치료의 장단점을 이해하기 위해서 제한된 기간 동안 치료를 시도하는 것도 고려하라. 치료의 목표를 합의할 시간을 제공하라. 그리고 가족들이 슬픔을 헤쳐나갈 수 있도록 노력해라.
- 신뢰를 형성하고 합의를 이루기 위해서 단계적으로 대화를 이끌어 공통된 견해에 도달하도록 하라.

참고문헌

1. Abbott KH, Sago JG, Breen CM, et al. Families looking back: one year after discussion of withdrawal or withholding of life-sustaining support. *Crit Care Med.* 2001;29:197-201.

2. Azoulay E, Chevret S, Leleu G, et al. Half the families of intensive care unit patients experience inadequate communication with physicians. *Crit Care Med.* 2000;28:3044-9.

3. Azouley E, Timsit JF, Sprung CL, et al. Prevalence and factors of intensive care unit conflicts: the conflicus *study. Am J Respir* Crit Care Med. 2009;180:853-60.

4. Breen CM, Abernethy AP, Abbott KH, et al. Conflict associated with decisions to limit life-sust*aining treatmen*t in intensive care units. J Gen Intern Med. 2001;16:283-9.

5. Brinkert R. A literature review of conflict communication causes, costs, benefits and *interventions in nu*rsing .J Nurs Manag. 2010;18:145-56.

6. Campbell ML, Guzman JA. Impact of a proactive approach to improve end-of-life care in a medical ICU. Chest. 2003;123:266-71.

7. *Curtis JR,* Engelberg RA, Wenrich MD, et al. Missed opportunities during family conferences about end-of-life care in the intensive care unit. Am J *Respir Crit Care Med. 2005;*171:844-9.

8. Curtis JR, Rubenfeld GD. Improving palliative care for patients in the intensive care unit .J Palliat Med. 2005;8:840-54.

9. *Danjoux Me*th N, Lawless B, Hawryluck L. Conflict in the ICU: perspectives of administrators and clinicians. Intensive Care Med. 2009;35:2068-77.

10. Goold SD, Williams B, Arnold RM. Conflicts regarding decisions to limit treatment: a differential diagnosis. JAMA. 2000;283:909-14.

11. Luce JM, W*hite DB. The pres*sure to withhold or withdraw life-sustaining therapy from critically ill patients in the United States. Am J Respir Crit Care Med. 2007;

175:1104-8.

12. Schneiderman LJ, Gilmer T, Teetzel HD, et al. Effect of ethics consultations on nonbeneficial life-sustaining treatments in the intensive care setting: a randomized controlled trial. JAMA. 2003;290:1166-72.

13. Schneiderman LJ, Gilmer T, Teetzel HD. Impact of ethics consultations in the intensive care setting: a randomized, controlled trial. Crit Care Med. 2000;28:3920-4.

14. Schuster RA, Hong SY, Arnold RM, et al. Investigating conflict in ICUs—is the clinician's perspective enough? Crit Care Med. In press.

15. Sprung CL, Carmel S, Sjokvist P, et al. Attitudes of European physicians, nurses, patients, and families regarding end-of-life decisions: the ETHICATT study. Intensive Care Med. 2007;33:104-10.

16. Strack van Schijndel RJ, Burchardi H. Bench-to-bedside review: leadership and conflict management in the intensive care unit. Crit Care. 2007;11:234.

17. Studdert DM, Mello MM, Burns JP, et al. Conflict in the care of patients with prolonged stay in the ICU: types, sources, and predictors. Intensive Care Med. 2003;29:1489-97.

18. Way J, Back AL, Curtis JR. Withdrawing life support and resolution of conflict with families. BMJ. 2002;325:1342-5.

19. Zier LS, Sottile PD, Hong SY, et al. Surrogate decision makers' interpretation of prognostic information: a mixed-methods study. Ann Intern Med. 2012;156:360-6.

26

치료와 연구에서 이해 상충과 윤리적 문제

이해상충(conflict of interest, COI)이란 개인 혹은 단체가 자신의 윤리적 혹은 법적 의무를 소홀히 할 수 있는 재정적, 개인적, 직업적 이해를 가지는 상황을 말한다. 이해상충은 무의식 상태에서 작동할 수 있기 때문에 의도되지 않거나 인지되지 않아서 자기보고(self-reporting)가 필요한 과정일 때 문제가 생길 수 있다. 또 이해상충이 타인의 인식으로 드러나거나 상황이 상대적으로 분명하지 않은 경우 이를 밝히기가 어려울 수 있다.

1980년, 기술이전법(technology transfer act)으로 알려진 Bayh-Dole 법률은* 연방정부의 지원으로 발생된 모든 지적재산권을 개인, 연구소 또는 영리사업체에 양도할 수 있도록 허용했다. 개인, 대학 그리고 작은 사업체들은 이제 연방정부의 연구비로 개발된 발명품을 소유할 수 있게 되었고 제품의 특허를 획득하고 이 같은 제품의 상품화 과정에도 참여할 수 있게 되었다. 로열티 수입은 개인, 대학, 그리고 투자 사업 파트너들에게 분배되었다. 그러나, Bayh-Dole 법률은 의도

---

* Bayh-Dole 법안은 1980년에 미국 상원의원 Birch Bayh와 Bob Dole에 의해 제안된 특허 및 상표에 관한 법(patent and trademark act amendments)의 개정안이다. 이 법안의 주요 골자는 미연방정부의 지원을 받은 공공연구소, 대학, 비영리연구소 등의 연구결과를 그 기관이 특허를 출원하고 기술사용료를 받을 수 있게 허가했다는 점이다. Bayh-Dole 법안의 등장으로 미국 대학의 특허출원이 매우 활발해졌고, 연구개발활동이 단순히 학문적 대상만이 아닌 실용주의적 대상으로 확대되는 전기를 마련하여 경제발전에 도움이 되었다는 관측이 많다. 그러나 한편으로는, 이러한 움직임이 전통적으로 자신의 연구과정과 결과를 공개함으로써 인류지식의 진보에 기여했다는 '과학적 공용재(scientific commons)' 개념에 위배되고, 순수한 학문적 연구를 위축시킨다는 관측도 있다.

하지 않은 이해상충을 만들어냈는데, 기술이전이 대학 운영의 중요한 요소가 되게 하는 재정적 인센티브를 확립시켰기 때문이다. 1995년 수혜자들 사이의 이해상충, 이해관계 갈등을 해결하기 위해 국립과학재단(National Science Foundation)과 미국 보건복지부에서는 동일한 기준을 만들었다. 모든 연구소는 이해상충 담당자를 지정하여 경제적 이해관계와 과학적 무결성 간의 균형을 책임지도록 하였다.

제약회사와 생명공학회사들은, 이 같은 움직임에 따라 연구개발 투자를 늘렸다. 미국 정부 같은 독립 자금원(예: 국립보건원)으로부터 기금을 받을 기회가 감소하였기 때문에 산업체는 연구와 기술개발의 주요한 자금원으로 떠올랐다. 높은 질의 연구에만 헌신하는 대신, 연구자는 수익을 자신과 자신이 소속된 연구소에 제공하는 데 경쟁적 이해관계가 생기게 되었다. 예를 들면 수익은 연구자의 연구로 새롭게 개발된 기술, 장치, 제품의 로열티와 상품화로 발생된 것이다. 이러한 발전은 잠재적으로 특정 산업 기금 출처의 영리에 부합할 수 있다.

JESSE GELSINGER 사례[†]

[†] 1999년 8월 펜실베니아 대학의 인간유전자 치료 연구소의 임상시험 피험자였던 Jesse Gelsinger는 임상시험 도중 사망한다. 오르니틴 카르바밀전이효소 결핍증(ornithine transcarbamylase deficiency)을 앓고 있었으나 치명적인 장애는 없이 투약으로 건강을 유지하고 있던 18세 소년이었다. 그는 대학 임상시험 심사위원회의 승인을 거쳐 유전자 치료 1상 연구에 피험자로 선정되었다. Gelsinger의 기능하지 못하는 간세포가 해당효소를 분비하도록 조작된 아데노바이러스 벡터를 주입한지 사흘 만에, 그는 벡터에 대한 면역과민반응을 보이며 간부전 등으로 사망하였다. 사건은 자칫 펜실베니아 대학과 사망자의 보호자(Gelsinger의 부모) 사이의 보상으로 해결될 것처럼 보였으나, 이 사건을 조사한 미국 식약청은 연구자들이 피험자에 대한 연구윤리 규정을 준수하지 않은 사실을 확인하게 되었다. 당시 연구소 소장인 James Wilson은 제노보(Genovo)라는 바이오벤처 기업과 밀접한 관계 아래 있었다. 제노보는 Gelsinger가 주입받은 아데노바이러스 벡터를 제조한 회사로, 해당 임상시험을 의뢰한 상황이었다. 한편 이 회사는 동시에 연구를 수행하였던 기관인 인간유전자치료 연구소에 별도의 재정 지원을 하고 있었다. 윤리 감독의 차원에서도 문제의 소지

Gelsinger 사건은 의학 연구의 이해 상충을 염려하게 된 사건이다. Gelsinger는 18세인 1999년 펜실베니아 대학에서 유전자 치료 제1상 임상시험 도중 사망한다. 이 사건 조사에서 연구자들이 Gelsinger에게 연구의 위험성에 대해 충분히 설명하지 않았고 Gelsinger를 포함한 피험자 누구에게도 연구자와 대학의 재정적 이해에 대해 알리지 않은 사실이 밝혀졌다. 주 연구자와 대학은 유전자 치료 특허를 가지고 있었고 회사 주식을 소유하고 있었다. 대학은 유전자 치료 연구소를 설립하기 위해 투자자로부터 4백만 달러를 받았다. 이 사건으로 이해상충에 대한 철저한 검토와 투명성이 요구되었다.

연구비와 결과에서의 이해상충

이해상충이 연구결과에 미치는 영향도 연구되었다. 과학 연구를 위한 연구비 출처 유형과 결과 간의 관계를 연구한 두 개의 메타 분석 결과가 있다. 이 분석에서 미래의 이윤창출의 욕구를 가진 특정 회사가 후원하는 연구가 독립적인 자원으로 후원되는 연구보다 특정 후원자에게 유리한 결론이 더 많았다. 논문 게재를 위한 질 높은 동료 논평도 영리 단체에 의해 지원되는 임상연구에서는 결과 편향을 막지 못했다. 제약회사 등 자금을 지원하는 산업체에서 시행하는 약물 평가와 코크란 평가를 비교할 경우 전자의 평가를 산업체가 더 선호하였다.

2000년에서 2005년까지 New England Journal of medicine, Lancet과 Journal of the American Medical Association에 게재된 324개의 연속적인 심혈 관계 약물

가 있었는데, 대학의 생명윤리센터는 인간유전자치료 연구소로부터 재정적 지원을 받고 있었으며 소속 대학인 펜실베니아 대학은 임상연구로 인한 이익의 배당금을 받기로 되어 있었다. 이렇게 한 생명을 잃게 만든 임상시험과 관련된 모든 행위자들이 재정적 이해관계로 얽혀있음이 드러나면서, 임상시험에서의 이해상충이 피험자 보호를 비롯한 연구 자체에 얼마나 부정적인 영향을 미칠 수 있는지가 적나라하게 드러나게 되었다.

임상 시험을 조사한 리뷰에서 영리 단체에 의해 자금이 지원된 연구에서 비영리 단체에 의해 지원된 연구보다 약물에 대해 긍정적인 결과를 보고하는 경향이 있다고 드러났다. 비영리조직의 특정 관심(예를 들어 질환 특이 치료)은 잠재적인 이해상충을 만들 수 있는 제약 회사 및 기부금 단체와의 결탁을 초래한다. Annals of Internal medicine에서 이뤄진 연구에서는 비영리 단체에 의해 지원된 연구에서의 긍정적인 결과 비율이 산업 자금을 직접 지원받은 연구 결과의 비율과 동일한 것으로 나타났다. 현재는 일부 일반적인 공공 비영리 단체들은 이러한 인식의 관점을 견지하고 투명성을 부여하기 위해 자신들의 산업적 기여가 공개적으로 이용되도록 한다.

자금을 지원하는 영리회사는 연구 설계를 지시하고 결정할 수 있는 권한을 가지고 있어 자신들에게 유리한 결과를 도출하기 위해 연구의 설계를 변경하거나, 데이터 분석 및 해석을 왜곡할 수 있다. 때로는 연구계약서에 데이터의 게재를 제한하는 사항도 포함하고 있다. 최근에는 대필 작가들의 존재가 드러나기도 했다. 이들은 특정 연구를 지원하는 영리 단체에 의해 고용되어 게재를 위한 논문을 작성하거나 학술 논문을 쓰는 특정 회사에서 일하기도 한다. 연구 논문 출판에 신뢰성을 주기 위해서 자금을 조달하는 영리 조직은 대학에 소속된 저자를 모집하거나 그들에게 보수를 지급한다. 이것은 이해상충의 투명성과 동료 심사 과정과 관련한 도덕적 문제를 초래한다. 최근의 윤리 논쟁은 이러한 연구 대필이 사전 환자 동의를 방해할 수 있다는 것이다.

저널과 출판의 이해상충도 조사된 바 있다. 편집자가 영리목적의 조직과 연구 협력을 맺지 않더라도 저널 광고 수익은 영리 조직과 기업에서 나오기 때문에 재정적 이해상충이 있을 수 있다. 원전연구(original research)를 게재하는 동료심사 저널(peer-reviewed journal) 135명의 편집자들을 대상으로 시행한 최근의 설문조사에 따르면, 참여한 91개 저널 편집자 대다수가 저자 투고를 위한 이해상충 정책이 있다고 답하였다. 그러나 단지 57%만이 저자의 이해상충 내용을 게재하였다고 응답하였다. 소수의 저널은 동료 심사자(peer reviewers)와 편집자 간에 이해상충이 있다고 하였다. 약 1/4의 저널들은 일반적인 저자의 정보를 공개하지 않았으며, 특히 회고(narrative reviews), 편집사설(editorials), 정책제언(policy statements), 지침(guidelines)의 경우가 그러했다. 후자에 언급된 이러한 출판물은 저자의 의견을 반영하므로 이해상충이 좀 더 뚜렷해진다. 하지만 저자 의견이 포함된 출판물은 연구 논문에서 독자들이 세심하게 살펴보게 되는 "연구 방법" 부분이 부족하다. 중요한 이해상충이 있을 시 편집자, 저자, 혹은 상호심사자(peer reviewer)가 논문 발행을 거부할 것이라는 방침이 서면으로 드러나 있는 저널은 거의 없었다.

이해상충과 법적 요구사항

잠재적 이해상충의 범위는 넓기 때문에 캘리포니아 대학(The University of California)의 7개 캠퍼스는 교수들에게 모든 종류의 수입과 자문 위원 등 특정 분야와 연관된 보유 주식(equity holdings); 행정 혹은 경영에 관련된 자리나 위원회 위원장으로서 참여한 경우; 융자, 선물 또는 연구를 후원하는 회사와의 고용 관계 등으로 발생하는 수입을 의무적으로 밝힐 것을 요구한다. 캘리포니아 대학 교수들이 공개한 재정 자료에는 컨설팅 활동으로 인한 수입(54%), 보유 주식(38%), 강의 사례 비용(14%), 자문 위원회 회원 수입(13%), 기업체의 감독 위원 수입(12%), 기업체 설립자로서의 수입(7%) 등이 나타났다.

캘리포니아 대학 교수들의 재정 공개 자료는 대학 이해상충 위원회의 검토를 거쳐 대학 재량으로 잠재적 이해상충 여부가 결정된다. 만약 잠재적 이해상충이 있다고 결정되면, 위원회는 이해상충을 다루는 방침을 제시한다. 가장 보편적인 세 가지의 관리 방침이 있는데, 논문 발표 때 공개(disclosure)를 요구하는 것, 프로젝트에 참여하는 대학원생과 박사과정 후 연구자를 보호하기 위한 위원회를 임명할 것, 프로젝트 기간 동안 잠재적 이해상충과 관련한 관계에서 벗어나도록 모든 노력을 하라는 것이다. 대학에서 발생 가능한 이해상충 문제들을 검토한 결과, 대부분의 이해상충은 연구 자체의 문제 보다는 연구자의 연구 프로젝트가 장기간 재정 지원이 지속되기를 바라는 바람 때문에 맺어진 전형적인 후원관계 때문이라고 위원회는 결론을 내렸다.

대학에서 교수는 자신이 확보할 수 있는 연구기금과 대학에 더 많은 수익을 가져다 줄 것으로 기대되는 연구업적에 따라 고용되고 승진한다. 이러한 이해상충을 유발할 수 있는 제도에서는, 연구 수입을 만들어 내고자 하는 시도는 과학적 탐구를 위한 것이 아닌 산업체 이익을 위한 연구 주제로 이어지게 된다. 예를 들어, 한 연구자가 예후를 측정하기 위한 목적으로 새로운 진단 기법을 만들기를 원한다고 하자. 하지만 재정 후원을 담당하는 회사가 그 질병의 치료법을 개발할 계획이 없으면 진단 기법은 회사에게 재정적 유익을 주지 않을 것이다.

이해상충에 대해 우려하는 또 다른 이유는 기업체의 과도한 영향 때문이다. 특히 제약산업은 처방약을 마케팅할 때 보건의료 제공 시스템의 핵심 의사 결정자들을 목표로 한다. 이러한 전략에는 제약 영업 담당자 방문, 컨설팅 서비스에 대한 보수, 사례금, 여행에 대한 지불, 평생 무료 의학 교육 기회 제공, 기금 등이 있다. 한 예로 최근에 메디케어 (미국에서 시행되고 있는 노인의료보험제도) 약물 유용성에 대해 의사결정 권한을 가진 위원들이 이해상충 모니터링을 하는 것이 차선책으로 주목받고 있다.

우려할 만한 이해상충이 있는 또 다른 중요한 영역은 보건의료 제공자에게 의료기기를 파는 회사들이다. 특히 보건의료제공자가 직접 특정 기기 사용을 통해 이윤을 얻거나, 기기 사용을 다른 이들에게 추천하여 이익을 얻게 되는 경우가 그러하다. 미국의 보건복지부, 감찰관실은 특정 기기의 이용으로 이익을 내는 의료제공자-판매독점권 소유자의 자문에 문제를 제기하였고 이러한 이해상충은 독점금지법과 관련한 우려를 낳아 왔다.

이러한 우려 때문에, 몇몇 주에서는 최초에 이해상충에 대한 공개를 요구하고 인센티브에 제한을 두었다. 이러한 주정부의 요구는 이해상충 공개에 중점을 둔 연방정부의 노력으로 이어졌다. 2010년 통과된 '환자보호및적정가보장법안(The

Patient Protection and Affordable Care Act, PPACA)'†은 의료제공자와 산업체 관계와 같은 이해상충의 공개를 겨냥한 '의사금품지급공개법안(The Physician Payment Sunshine Act)'조항을 규정하고 있다. 이 규정은 약물과 기기 생산자뿐만 아니라 선물, 서비스에 대한 지불, 교육 자금에 국한되지 않고 여러 범주들을 포괄하고 있다. 또한 이 규정은 연방 메디케어 및 메디케이드 서비스에서 지불하는 약물, 기구, 생물학적 제제의 생산자들에게 2013년 8월부터 의사 및 수련병원에 제공된 것을 포함한 모든 지불 내역을 공개적인 데이터베이스로 열람이 가능하도록 목록화 할 것을 요구한다. 2016년부터 영국제약산업협회(ABPI)는 전년도의 개인별 지불액을 공개할 것을 계획하였다.

이해상충과 치료

이해상충 보고가 가능한 영역에서는 이해상충 조사가 더 쉽겠지만, 다른 영역에서도 발생할 수 있는데 특히 의료 제공자가 전문가로서의 책임을 다하는 때에도 일어날 수 있다. 환자 치료와 관련된 예로 장기 기증을 들 수 있다. 중환자실 의사는 환자를 살리기 위해 노력해야 하는 역할과 동시에 장기 기증을 해야 하는 이중 역할을 한다; 후자는 환자가 살아있을 때 장기이식관리기관에게 잠재적 기증자와 가족에게 접근할 기회를 제공하는 역할도 있다. 환자수와 의뢰에 따라 개인에게 보상해주는 일부 시스템을 고려하면, 어떤 의사, 간호사들은 행위별 서비스 의료제도 내에서 심장사(circulatory determination of death) 후 기증자 관리는 이해상충에 해당된다고 믿는다. 하지만 행위별 서비스 제도에서도 조정의 기회가 있다. 환자를 치료할 때 환자에 대한 윤리적 책무는 효율적으로 자원을 관리하고자 하는 사회적 책임과 충돌할 수 있다. 예를 들어, 환자는 특정 치료로 인한 이득이 없을 수 있다; 그러나 보건의료시스템은 이런 치료를 제공함으로써 재정

---

† 오바마 케어; 건강보험개혁법안

적 이익을 얻을 수 있다.

이해상충은 개인 연구자, 산업체, 기관에서와 같이 여러 수준에서 있을 수 있다. 연구에서는 상호심사 과정이 중요해졌고 이해상충은 저자, 논문 심사자, 편집자들에게도 존재한다. 정보에 대한 동료 검토는 의학전문가들과 대중 모두에게 중요하므로 이해상충이 정보의 출판 결정에 영향을 주지 않고, 전달하고자 하는 내용을 부적절하게 퇴색시키거나 왜곡하지 않도록 관리해야만 한다. 대부분의 연구 기금은 영리기관이 제공하므로, 이해상충의 문제는 계속될 것이다. 가장 현실적인 접근 방법은 연구, 교육, 진료의 진실성에 대한 이해상충의 부정적인 영향을 통제할 수 있는 정책을 개발하고 시행하는 것이다.

참고문헌

1. Almassi B. Medical ghostwriting and informed consent [published online February 28,2013]. Bioethics. doi:10.1111/bioe.l2017.

2. Bekelman JE, Li Y, Gross CP. Scope and impact of financial conflicts of interest in biomedical research: a systematic review JAMA. 2003;289:454-65.

3. Bourgeois FT, Murthy S, Mandl KD. Outcome reporting among drug trials registered in ClinicalTrials.gov. Ann Intern Med. 2010;153:158-66.

4. Boyd EA, Lip ton S, Bero LA. Implementation of financial disclosure policies to manage conflicts of interest. Health Aff (Millwood). 2004;23:206-14.

5. Brennan TA, Rothman DJ, Blank L, et al. Health industry practices that create conflicts of interest: a policy proposal for academic medical centers. JAMA. 2006;295:429-33.

6. Carpenter D, Joffe S. A unique researcher identifier for the Physician Payments Sunshine Act. JAMA. 2011;305:2007-8.

7. Centers for Medicare & Medicaid Services (CMS), HHS. Medicare, Medicaid, children's health insurance programs: transparency reports and reporting of physician ownership or investment interests: final rule. Fed Regist. 2013;78:9457-9528.

8. Cooke M. Cost consciousness in patient care—what is medical education's responsibility? N Engl J Med. 2010;362:1253-5.

9. Cooper RJ, Gupta M, Wilkes MS, et al. Conflict of interest disclosure policies and practices in peer-reviewed biomedical journals. J Gen Intern Med. 2006;21:1248-52.

10. Demske G. Department of Health and Human Services. Advisory Opinion No. 13-01. US Office of the Inspector General.

11. Dubois JM, Kraus EM, Mikulec AA, et al. A humble task: restoring virtue in an age of conflicted interests. Acad Med. 2013;88:924-8.

12. Hart JL, Kohn R, Halpern SD. Perceptions of organ donation after circulatory

*determ*ination of death among critical care physicians and nurses: a national survey. Crit Care Med. 2012;40:2595-600.

13. Horton R. Offline: Fall*ing out with p*harma. Lancet. 2013;381:358.

14. https://oig.hhs.gov/fraud/docs/advisoryopinions/2013/AdvOpnl3-01.pdf.   Issued March 19, 2013. Posted March 26, 2013. Accessed July 5, 2013

15. Jorgensen AW, Hilden J, Gotzsche PC. Cochrane reviews compared with industry supported meta-an*alyses and o*ther meta-analyses of the same drugs: systematic review. BMJ. 2006;333:782.

16. Kuehn BM. HHS: physician-owned device firms a fraud risk. JAMA. 2013;309:1670.

17. Levinson, D. Department of Health and Human Services, Office of Inspector General. (2013). Gaps in oversight of conflicts of interest in medicare prescription drug decisions (OEI-05-10-00450).

18. Lexchin J, Bero LA, *Djulbegovic B,* et al. Pharmaceutical industry sponsorship and research outcome and quality: systematic review BMJ. 2003;326:1167-70.

19. Liang B, Mackey T. Confronting conflict: addressing institutional conflicts of interest in academic med*ical centers.* Am J Law Med. 2010;36:136-87.

20. Lip ton S, Boyd EA, Bero LA. Conflicts of interest in academic research: policies, *proc*esses, and attitudes. Account Res. 2004;11:83-102.

21. Mack*ey TK, L*iang BA. Transparency in physician-industry relationships: st*ate and* federal efforts. Pathol Case Rev. 2012;17:144-7.

22. Paluzzi JE." Dualities of interest": the inter-organizational relationships between dis*ease-specific nonprofits* and the pharmaceutical industry Int. J Health Serv. 2012;42:323-39.

23. Rady MY, McGregor JL, Verheijde JL. Mass media campaigns and organ donation: managing conflicting messages an*d interests. Me*d Health Care Philos. 2012;15:229-41.

24. Ridker PM, Torres J. Reported outcomes in major cardiovascular clinical trials funded by *for-profit* and not-for-profit organizations: 2000-2005. JAMA. 2006;295:2270-4.

25. Rothman SM, Raveis VH, Friedman A, et al. *Heal*th advocacy organizations and the pharmaceutical industry: an analysis of disclosure practices. Am J Public Health. 2011;101:602-9.

26. Whitehead S. Falling out with *pharma*. *Lancet*. 2013;381:1096-7.

27

중환자실에서 분배에 관한 문제

중환자실에서 분배는 논란의 소지가 많은 주제이지만 이를 부인하는 것은 오히려 비현실적인 일이다. 논란을 피한다면, 이 문제가 검증의 과정을 거치기 어려울 뿐 아니라, 최악의 경우 환자에게 부적절하게 적용될 것이기 때문이다. 이 장에서는 윤리 원칙과 실행에 중점을 두고 분배에 관해 논의해 보도록 하겠다.

분배는 자원을 나누는 것을 뜻하며, 이는 자원들이 공정하게 분배됨을 의미한다. 많은 사람들은 분배에 있어 정의의 원칙을 적용하는 것만이 공정하다고 할 것이다. 이상적으로는, 자원 분배에 대한 적절한 판단은 의사가 개별적으로 환자의 상태에 따라 결정하기보다는 각 병원이나 사회의 정책으로 시행되어야 한다. 그러나 분배에 관한 이러한 접근 방법은 공정할 수 있지만, 현실적으로 적용하기에는 너무나 단순할 수도 있다.

모든 중환자실 의료진은 매일 중증도 분류를 하며 이 분류로 인하여 모든 환자들이 동일한 수준의 치료를 받지 못할 수도 있다. 이때 어떤 환자는 아예 치료를 하지 않겠다는 결정을 내리는 경우도 있는데 이러한 식의 중증도 분류가 이루어져서는 안된다. 어떤 경우에는 단지 아침 회진 시 어떤 환자를 가장 처음에 살펴보고 어떤 환자를 가장 나중에 살펴볼지를 결정하는 정도의 수준으로 중증도 분류가 이루어 질 수도 있다.

분배의 철학적 원칙들

의무론과 결과주의라는 두 가지 철학적 개념은 침상 분배에 관한 논쟁을 풀어가는 데 중요한 역할을 한다. 의무론에서는 "수단이 결과를 정당화"하며 결과주의에서는 "결과가 수단을 정당화"한다. 만약 과정을 중요시한다면 의무론을 따를 것이며, 만약 결과를 더 중요시한다면 결과주의를 따르고자 할 것이다. 확실한 것은 어떤 상황에 놓여있느냐에 따라 사람들은 한쪽 방향으로, 또 다른 방향으로 움직이게 된다는 점이다.

철학자 John Rawls는 의무론에 무게를 두고 정당한 사회를 만들고자 "무지의 베일(veil of ignorance)"이라는 개념을 만들어냈다. 그는 정의가 선험적으로 주어진 것이 아니라, 사회 구성원이 합의한 원칙에 의해 정해진다고 본다. 이때 사회 구성원들은 '무지의 베일(the veil of ignorance)' 상태에서 정의의 원칙을 선택해야 한다. 무지의 베일이란 자신의 위치나 입장에 대해 전혀 모르는 상태를 의미한다. 일반적인 상황은 모두 알고 있지만 자신의 출신 배경, 가족 관계, 사회적 위치, 재산 상태 등에 대해서는 알지 못한다는 가정이다. 자신의 이익에 맞춰 선택하는 것을 막기 위한 장치다. 이를 통해 사회 전체의 이익을 위한 정의의 원칙을 찾아낼 수 있게 된다. John Rawls는 우리가 사회에서 어떤 역할을 하고 있는지를 알게 되면 완전히 공정한 결정을 하는 것은 불가능하다는 것을 보여주었다.

대부분의 경우에는 중환자 전문의는 그들의 책임 하에 모든 환자들을 적절히 돌볼 수가 있으며, 숙련된 중환자 전문의는 거의 문제 없이 침상 분배를 할 수 있다. 실제로, 대부분은 환자 및 가족과의 원활한 의사소통을 통해 시행하므로 분배의 범위와 부당한 대우에 관해 문제를 제기하지 않는다.

분배 원칙의 적용

분배를 가장 잘 이해하는 방법의 하나로 이 주제에 대한 두 가지 극단적인 예를 살펴보자. 이해를 돕기 위해 일상 업무에 초점을 맞추어 보자. 극단적인 예로서 중환자실 조건에서의 의사결정과 유행병 발생 시의 의사결정을 들 수 있다.

첫 번째 예는 중환자실에서 연구동의에 관한 내용이다. 미국 대부분의 주에서는 중환자실에서 대리인으로부터 어떻게 연구 동의를 얻는지 설명하는 안내 규정을 가지고 있지 않다. 대표적인 취약한 피험자 집단에는 소아 피험자와 영구적인 의사결정 능력이 없는 피험자가 포함되지만, 의사 결정 능력을 일시적으로 상실한 환자들에 대한 명확한 언급은 없다. 이 사실은 중환자실에서의 연구 동의에 있어 문제가 될 수 있다. 중환자실에서는 연구 동의에 대해 의무론적인 접근법을 취하는 것이 가장 좋으며, 이것은 수단이 결과를 정당화 한다는 것을 의미한다. 연구에서 인간을 대상으로 하나, 그들이 스스로 동의를 하지 못할 때에는 연구진의 성공에 관한 것보다 동의 절차에 대해 더 많은 관심을 기울이는 것이 가장 중요하다. 증명된 이익이 없다면 피험자들을 지나친 위험에 처하게 하는 것보다 연구를 중단하는 것이 더 바람직할 것이다.

중환자 연구에서 거론되는 의무론적인 의사-결정 구조는 유행병을 다룰 때 근거가 되는 철학적인 구조와는 반대의 양상을 띤다. 예를 들면, 조류 독감이 발병한 상황에서는 급성호흡곤란증후군 환자들을 돌볼만큼의 충분한 인공호흡기나 침상이 없을 것이다. 이러한 상황에서는 의무론적인 접근보다는 결과가 수단을 정당화하는 결과주의적 접근을 따라야 할 것이다. 즉, 생존할 가능성이 더 높은 환자들에게 인공호흡기를 공급하는 것이 합리적일 것이다. 실제로는 그때 그때의 상황에 따라 어떤 윤리적 입장을 취할 것인지가 달라진다. 종종 변호사들은 잠재적 범죄를 평가할 때 불가피성과 강제성을 가장 중요한 상황으로 두어야 한다고 한다. 불가피성과 강제성이 더 높을수록, 결과를 고려하는 방향으로 기울게 될 것이다. 불가피성과 강제성이 낮을수록, 결과보다는 공정한 과정에 더 초점이 맞춰질 것이다.

유행병이 닥쳤을 때, 침상 분배를 할 때 고려할 사안은 이러한 분배를 어떻게 실시할 것인지에 있다. 많은 사람들이 지금까지 이 사안에 대해 연구해 왔고, 그들 중 대다수는 바람직한 해결 방안에 어느 정도 근접해 있으나, 최선의 방법은 아직 없다고 말하고 있다. 중요한 것은 한 생명과 다른 생명 사이에서 선택을 내리는 분배 결정은 결코 쉽지 않으며 절대 그렇게 되어서도 안 될 것이다.

참고문헌

1. Beauchamp TJ, Childress JF. *Principles of Biomedical Ethics*. 7th ed. New York, NY: Oxford University Press; 2012. *The chapter on justice is thorough and complete*.

2. Katz L. *Bad Acts and Guilty Minds: Conundrums of the Criminal Law*. Chicago, IL: University of Chicago Press; 1987. *A wonderful and thoughtprovoking look at the meaning behind criminal law that is a great background for anyone interested in justice, at the bedside and beyond*.

3. Lo B, ed. Resolving Ethical Dilemmas: A Guide for Clinicians. *5th ed. Philadelphia, PA: Lippincott Williams & Wilkins; 2013. A thoughtful and provoking approach to many ethical dilemmas, with a good review of rationing*.

4. Rawls J. *A Theory of Justice*. Rev ed. Cambridge, MA: The Belknap Press of Harvard University Press; 1999. *The classic book written by the leader in this field*.

28

의료 과실 소송에서 증인이 되었을 때 알아야 할 것

의료 과실 시스템(THE TORT SYSTEM)

영국 관습법에서 기원한 개념인 의료 과실(tort)은 가해자에게 법적 책임을 물을 수 있는 고통이나 손해를 초래한 정당하지 못한 실수를 의미한다. 이러한 위해는 대개 범죄와 무관한 태만(negligenco)으로 발생한다. 피해자는 법률소송을 통해 손실을 되찾을 수 있다. 의료 과실 소송에서, 원고는 가해자가 치료 의무가 있으며, 이 의무를 소홀히 하여 직접적인 손해가 발생했음을 증명해야만 한다.

의료 과오 개념은 필연적으로 적대적이고 종종 논쟁을 동반하기 때문에 의사에게는 불편한 개념이다. 피해자는 가능한 많은 재정적 이득을 얻으려 하고, 반대편은 손해를 최소화하고자 논쟁한다. 인간적 측면은 이러한 분쟁 속에서 관심 밖의 일이 된다. 의료 과실 시스템의 틀안에서는 좋든 싫든 간에 부주의로 피해를 입은 환자들에 대해 의료 과실 여부에 대한 결정을 내려야만 한다.

의료 과실(medical malpractice)의 과오는 치료의 표준을 정하고, 그 기준에 위반되어 결과적으로 손해가 발생하였는지를 결정하는 의료 전문가의 참여와 진실성에 달려있다. 자격을 갖춘 편파적이지 않은 의사에게 표준을 설명하게 하는 것이 좋다. 누군가는 태만으로 인한 손해에 대한 배상을 저울질할 것이다. 참여를 꺼려하는 의사들은 이 시스템의 품위를 떨어뜨려 실제로 직무태만이 발생했는지 여부를 판단하기 어렵게 된다.

법정에서 증언하는 의료 전문 증인을 위한 지침

배심원 재판에 적용되는 법적 시스템에서는 불변의 진실이란 존재하지 않는다. 한 집단은 같은 편에 우호적일 수밖에 없다. 각 변호사는 상대편의 과오를 찾고 진실에 대해 유리한 측면으로 구성한다. 양측은 구미에 맞게 사실을 변형하고 재구성한다.

변호사들은 끊임없이 모순을 찾고, 모든 세부사항을 검토하여 진실을 수립하려 한다. 반대편 변호사는 답변을 모르거나 답변이 없는 질문을 하기 전에 의사가 동의하는 질문을 연이어 할 것이다. 만약 변호사가 "이건 사실이 아닌가요?"라고 물어보는 것은 대체로 사실이 아닌 것이다. 만약 그 변호사가 "만약 A가 사실이고 B도 사실이면 필연적으로 C 또한 사실일 수밖에 없다"라고 말하는 것 또한 사실이 아니다. 변호사는 진실을 밝히기 위해 이러한 질문을 하지 않고 모순을 찾기 위해 노력한다.

반대측 변호사가 당신에게 갖는 유일한 관심은 '어떻게 당신이 배심원단에게 보이는가'이고 '당신의 이야기를 문제 삼을 수 있는가'이다. 그들은 배심원단에게 당신이 권위 없게 보이도록, 심지어 바보처럼 만들기 위해 모든 방법을 총동원 할 것이다. 당신의 권위를 떨어뜨리고자 배심원단을 앞에 두고 모순을 찾기 위해 노력할 것이다. 그러므로 일관성을 유지하고 기본적인 사항을 철회하지 말아야 한다. 질문에 대답하기 전에 주의 깊게 생각해야 한다. 만약 질문을 이해하지 못했다면, 완전히 이해할 때까지 대답하지 말아야 한다. 당신이 경험한 대로 진실을 고수하고, 여러 뉘앙스로 해석될 수 있도록 모순을 유도하는 변호사의 꾀임에 들지 말아야 한다.

진실은 변화하지 않는다. 거짓은 결국 조금씩 변화하게 되며, 변호사는 그 작은 변화를 알아차리고 멋지게 이용할 것이다. 당신은 법정에서 유일한 객관적인 증인일 가능성이 높다. 당신은 경험한 그대로를 진실이라고 말하고자 그곳에 있는 것이다. 당신의 일은 진실을 배심원의 관점에 맞게 보여주는 것이다.

당신의 대답은 가능한 한 짧게, 요점을 짚어야 한다. 최대한 '예', '아니요'라고 말하거나 간결한 문장을 사용해야 한다. 상세하게 말하려고 하거나, 추측해서 말하지 마라. 왜냐하면 끊임없이 반대심문 유도에 걸려들기 때문이다. 당신이 변호사가 아니라 의료전문가라는걸 기억해라. 당신은 어느 한편이 설득한다고 해서 당신이 알고 있는 진실을 왜곡해서는 안된다.

당신의 변호사는 재판전에 적절히 준비를 하고 당신의 의견이 무엇인지 정확하게 파악해야 한다. 당신은 말해야 할 것이 무엇이고, 말하지 말아야 할 것이 무엇인지, 그리고 어떤 내용을 더 중요하게 말하면 좋을지 알아야 한다. 반대측의 변호사는 언제나 당신의 의견에 의문을 제기하거나, 당신이 말한 의견이 상대편쪽에 유리하게 적용될 수 있는 다른 면이 있다는 것을 드러나도록 유도할 것이다. 만약 당신이 의견을 가지고 있지 않는 것에 대해 질문을 받는다면, 간단히 모른다고 대답하는 것이 좋다. 적절한 복장을 하고, 침착하고 권위있게 있는 것이 좋다. 배심원 앞에서 자신의 모습이 어떻게 비춰질지 생각해보고, 배심원들의 관점에서 행동해야 한다. 배심원들이 고려하고 있는 부분에 대해서 당신이 이야기 할 때는, 배심원단을 쳐다보는 것이 좋다. 변호사들은 당신이 의사들의 방식대로 보기를 원하는데, 변호사들의 방식으로 사건에 관여하는 것은 좋지 않다. 원칙에 입각한 변호사들은 당신의 의견이 재판에 도움이 되는지를 알고 싶어할 뿐이지, 당신의 의견에 영향을 주려고 노력하지 않는다. 그들의 접근 방식은 다음과 같아야한다; "전 당신이 재판을 검토해줬으면 좋겠습니다. 그리고 당신의 의견이 당신에게 이익이 되든 이익이 되지 않든 솔직한 의견을 제시해주세요." 만약 당신이 재판에 도움이 될 것 같지 않으면 솔직히 도움이 될 것 같지 않다고 얘기해라. 그리고 왜 그렇게 생각하는지 변호사가 이해할 수 있도록 잘 설명하라. 그것도 아니면, 당신은 변호사에게 왜 이 재판을 계속 진행해서는 안되는지를 알려줄 수도 있다. 이것이 변호사를 돕고, 법률시스템이 바르게 작동할 수 있다.

그리고 당신은 증언 또는 재판에서 상대편 변호사와 논쟁해야 할 의무가 없다. 만약 그들이 당신에게 친숙하지 않은 답변 및 상황에 맞지 않는 내용을 질문한다면, 당신의 변호사가 이의를 제기하거나 다시 질문하도록 함으로써 상황을 바로잡아야 한다.

배심원들은, 환자에게 나쁜 결과가 생겼을 때 의사의 실수를 찾아내려고 크게 노력하지는 않는다. 나쁜 결과는 의사의 태만이 없어도 발생한다. 진단에 실패했거나, 치료에 실패하는 것을 의사의 부주의로 말하기는 어렵다. 대부분의 배심원에 의한 배상금 지급은 직접적인 손해를 초래하는 부주의에 의해 결정된다. 만약 당신이 명확한 증거가 있다고 생각하고, 정말로 손해를 초래한 것이라면, 그 전제를 철회하지 말아야 한다. 그러나 애매한 부분이 있다면 그런 사건에는 관여하지 말아야 한다. 그리고 만약 정말 소송을 통해 다퉈볼 여지가 있다고 하더라도, 논점 당사자가 되기를 바라지는 않을 것이다.

당신이 기록을 평가하고, 변호사와 논의하고, 요청에 따른 편지를 쓰는 경우는 합리적인 시간당 수수료가 필요하다. 당신이 제공하는 서비스의 요금은 재판에서 승소하는 편과는 관계 없다. 의료인의 높은 연봉은 반대편 변호사에 의해 당신의 시간과 전문 지식에 대한 보상이 아닌 당신이 제공하는 서비스가 판매되는 모습으로 보여질 수 있다. 변호사는 의료과실이 있는 의료인의 리스트를 가지고 있고, 당신이 그러한 의료과실이 있는 의료인으로 낙인 찍힌다면 배심원들 또한 당신을 의료 과실이 있는 의사로 판단할 것이다.

의료과실의 미래

의료과실소송의 부담은 지난 십 년간 감소되어 왔다. 미국 의료인 자원 은행 (National Practitioner Data Bank)의 자료에 따르면, 2010년 의사를 변호하기 위해 지급된 의료소송 비용은 7년 연속 감소했다. 미 의회 예산국(The Congressional Budget Office)에 따르면, 의료 과실 청구는 전체 의료 비용의 2% 미만을 차지한다. 미 의회 예산국은 국가에서 의료 과실 개혁의 시행으로 국민 건강 관리 지출이 0.02%로 감소된 것으로 보고 있다.

성공 보수가 높은 악명높은 변호사는 의사들에게 여전히 우려할 만하며, 기피 대상이다. 왜냐하면 의료 소송은 잃어 버릴 것이 없는 사람들이 경솔한 법적 조치를 취하게 하는 직접적인 수단으로 생각되기 때문이다. 그러나 합법적으로 보상을 받아야 하는 의료 과오를 당한 환자는 법적 구제책을 찾을 방법이 거의 없다는 점을 유의해야 한다. 원고의 변호사들은 오랫동안 사건에 대한 모든 자금 지원을 맡는다. 만약 이들이 재판에서 진 경우, 그들은 여기에 투자한 모든 것을 잃게 된다. 이러한 점들은 변호사들이 높은 성공 보수를 받는 것이 정당하다고 믿게 해준다.

의사가 최선의 노력을 했더라도 의학적인 합병증은 발생한다. 환자와 가족들은, 합병증이 발생했을 때 약간의 보상을 받을 수 있다. 현재의 의료과오 보상시스템에서는 막대한 비용과 노력에 상대적으로 최소한의 비용이 발생한다. 적대적인 사건이 잠재적으로 변덕스러운 배심원 심의와 부합될 때 인간적인 의미는 상실된다. 변호사의 능력과 배심원의 구성에 따라, 손해에 대한 보상은 논리적이지도 않고 합리적이지도 않을 수 있다. 일부 원고들은 불공평하게 부자가 되고, 일부는 합리적인 금액을 받고, 일부는 받지 못한다. 실제 의료 과오로 손해를 입은 많은 환자들은 큰 금전적 보상 가능성이 낮기 때문에 변호사를 확보할 수 없는 경우도 있다.

보건의료자원은 계속 감소하기 때문에 의료과오로 손해를 입은 환자에게 배상하는 논리적인 방법은 무과실 배상(no-fault compensation schedule)이다. 만약 외과의가 클램프를 배 안에 두거나 다른 발을 절단하거나, 또는 환자가 퇴원 후 예상하지 못한 사망 등에 대한 보상은 전문의료인, 변호사 및 보험설계사가 만든 보상 계획에 따라 보상이 이루어진다. 이러한 정책이 없다면 합법적으로 보상받아야 할 피해자가 의료과오시스템의 희생자가 될 수 있다.

참고문헌

1. Bonow RO, Zipes DP, Anderson JL, et al. Task force 5: expert testimony and opinions. J Am Coll *Cardiol. 2004;44:1747-1749. This article discusses issues about the* professional organization and the professio*nal but has a nice* section on the re-sponsibiliti*es of the witness.*

2. *Crippen DW, ed. ICU Resource Allocation in the Ne*w Millennium. New York, NY: Springer; 2103. This analysis of global resource al*location by a* multinational panel of *experts also discusses the problem of compensation for injury.*

3. *Hammond CB, Schwartz PA. Ethical issues related to medical expert testimony. Obstet Gynecol. 2005;106:*1055-1058. This is primarily addressed to the obstetrician-gynecologist and is an exc*ellent discussion* of the ethical standa*rds and professional responsibilities of the expert.*

4. *http://www.cbo.gov/sites/default/files/cbofiles/ftpdocs/106xx/doc10641/10-09-tort_ reform.pdf.* This letter discusses the real cost of medical malpractice judgments.

5. Jerrold L. *The* role of the expe*rt witness. Surg Clin North Am. 2007;87:889-901, vii-viii. A good introduc*tion to the expert *witness and understanding that role.*

6. *Weinstei*n JB. Expert witness testimony: *a trial judge's perspective. Neurol Clin. 1999;17:355-62. Interesting commentary from a judge about the process of the expert witness.*

29

환자와 가족에게 의료과실을
이야기하는 방법

지난 수십여 년 동안 의료 과오(medical errors)를 환자와 가족에게 이야기하는 것만큼 급격히 변화한 의학 영역은 없다. 10년 전만 해도 일반적으로 의사들은 환자들과 잠재적인 의료과실에 대해서 이야기하지 않도록 권고 받았고, 이를 병원 변호사에게 의뢰하였다.

하지만 사회가 개방성, 정직함, 투명성을 더욱 요구하게 되면서 의료 전문가들도 접근 방식을 완전히 뒤바꿀 것을 요청받게 되었다. Lucian Leape와 다른 의료계 선각자들은 개방적이고 정직한 접근이 "마땅한 일"일뿐만 아니라 그만큼 다른 이점이 있다고 가르쳤다. 첫째, 의료 과실을 비밀로 숨기려고만 한다면 실수에서 배울 수가 없고 환자 안전을 보장하지도 못할 것이다. 우리의 실수를 인정하고 분석하는 것만이 같은 실수를 반복하지 않고 다음 단계로 나아갈 수 있는 길이다. 둘째, 의사들은 종종 의료 과실의 "두 번째 피해자"가 되기도 하는데 죄책감과 침묵에 따른 수치심이 정신건강을 위협하고 나아가 의료 행위를 지속하지 못하게 한다. 자신의 실수를 공개하고 사과하는 기회는 많은 의사들에게 엄청난 치유가 되었다. 셋째, 우리는 의료과실을 받아들이고 공개하는 것이 의료 과오 소송의 위험을 실제로 줄여줄 수 있다는 사실을 알게 되었다. 많은 환자와 가족은 단지 환자에게 무엇이 일어났는지 알고 과실에 대해 사과를 받고자 하는데 이러한 노력이 가로막힐 때 변호사의 도움을 구하게 되고 소송을 시작하게 된다.

최근 연방 정부나 병원 정책, 법, 규제, 지침들은 의료 과실을 의무적으로 공개하도록 요구하고 있지만 연구 결과는 이러한 접근 방식과 현실 사이에 "공개 괴리(disclosure gap)"가 있음을 보여준다. 한 예로 2,000명 이상의 미국과 캐나다

임상의들을 대상으로 다음과 같은 시나리오에서 어떻게 답할 것인지를 조사하는 설문 연구가 있었다;

당신이 칼륨 농도가 증가하는 흔한 부작용이 있는 새로운 항 고혈압제를 환자에게 처방하였다. 환자의 기저 칼륨 농도는 4.0 mEq/L이다. 당신은 다음 주에 칼륨 농도를 체크할 것을 지시했지만, 그 결과를 체크하는 것을 잊고 말았다. 환자에게 새로운 약물을 투여한 2주 후, 환자는 두근거림을 느끼기 시작하여 응급실로 내원하였다. 응급실에서 그녀는 심실성빈맥(ventricular tachycardia)을 보여 심율동전환(cardioversion)을 받았다. 이때 환자의 칼륨 농도는 7.5 mEq/L이었다. 환자는 4일간 입원 후 완치되었다.

설문조사에 참여한 40%의 의사들만이 이 과실을 환자에게 얘기하겠다고 답했고 충분히 사과하겠다는 사람은 더욱 소수였다. 다른 연구의 시나리오와 비교했을 때 이 시나리오에서 공개하겠다는 답변의 비율이 낮은 이유 중 한 가지는 명확하다. 여기에서는 과실이 완전히 명백한 것은 아니기 때문에 새로운 약물 처방과 부작용의 연관성을 단정지을 수 없다는 점이다. 사실 여러 연구들을 살펴보면 과실에서 비롯된 심각한 의료 사고 대부분은 소송에 이르지 않는다.

임상 의사들이 공개를 망설이는 또 다른 이유는 의료 과실에 대한 대화는 유난히 어려울 것이라고 생각하기 때문이다. 임상의들은 일반적으로 나쁜 소식을 전달하기를 어려워하며 단지 나쁜 소식을 전해야만 하는 것뿐만 아니라 일부 책임이 있음을 인지할 때에는 더욱 어려움을 느낀다. 이러한 대화에는 여러 잠재적인 위험들이 있는데 사실관계가 완전히 파악되기도 전에 미성숙하게 과실을 모두 책임지겠다고 하거나 환자에게 병원비를 모두 부담해주겠다고 약속하는 것이 대표적이다. 이러한 이유 때문에 'National Quality Forum'은 과실 공개에 대한 안전한 행위 지침의 일환으로 모든 직원들에게 24시간 상담이나 멘토를 이용할 수 있도록 하였다. 이는 과실 공개 과정 내내 임상의들에게 조언을 해주고 도와줄 수 있는 직원들과 접촉할 수 있도록 책임져주는 방식이다.

2006년에 하버드대학 수련 병원은 "문제가 발생했을 때; 부작용에 대응하기"라는 제목의 합의문을 발표했다. 합의문에서는 부작용 발생과 과실에 관해서 개방적이고 투명한 자세일 것을 주문했다. 이 새로운 접근을 도입하기 위해 나와 동료들은 보스턴 어린이 병원의 '프로페셔널리즘 및 의료윤리 연구소'에 새롭고 어려운 책임감을 맡게 될 의사를 지원하기 위한 일련의 연수회를 마련하고 교육 교재들을 개발하는 일을 맡았다. 연구에 대해서는 저술에서 자세히 다뤘지만 다음의 핵심 사항들과 주석을 통해 접근법을 요약하였다.

부작용 발생 혹은 과실 이후 첫 번째로 해야 할 일

- 의료진은 환자의 치료에 집중하여여 함을 명심한다.
  과실의 즉각적인 여파로 임상의들은 환자의 분노를 두려워하거나 사건이 자신에게 가져올 파장에 스스로 사로잡혀 환자의 치료에서 물러설 수도 있다. 가장 먼저 생각해야 할 것은 의사는 환자 치료를 계속해야 한다는 점이다.
- 담당 의사와 병원 관리자를 포함하여 주요 관련자에게는 즉시 공지하고 가능한 한 빠른 시간 내에 참여시킨다.
  수많은 사소한 사건들은 즉각적인 공개를 통해 해결해야 하고 심각한 문제들은 반드시 병원 집행부에 보고해야 한다. 일부 사례는 병원 행정원장에게 전달될 수 있다.
- 병원 상담자와 연락하여 공개 계획을 위한 약속을 잡는다.
  사건이 단순히 사소한 경우더라도, 사건 공개는 관련 지식과 경험이 있는 상담가 같은 직원과의 신중한 토의와 계획 과정 이후에 이루어져야 하며 의료팀 전원을 포함시켜야 한다.

공개 대화를 위한 준비

- 상담직원은 관련된 모든 직원들에 관한 정보를 수집한다. 때때로 이 정보는 비공식적으로 혹은 전화를 통해서 얻을 수도 있다. 그러나 가장 효율적인 접근은 작은 팀 미팅이나 모임을 소집하는 것이다.
- 부작용을 공개해야만 하는 기한을 정한다.
  부작용을 공개해야 하는 규칙은 1) 만약 당신이나 친척에게 그 사건이 일어났다면 당신은 그것에 대해 알고 싶겠는가("황금률") 혹은 2) 그 사건으로 지금 혹은 미래에 환자의 치료가 바뀔 수 있는가 하는 점이다.
- 이 대화는 오직 환자와 가족의 이익을 위해서라는 점을 팀에게 상기시킨다.
  일치된 방법으로 표현하기 위해 팀에서 필요한 사항을 토의한다. 대화가 이루어지는 동안 비난하거나 논쟁하지 않겠다는 동의를 모든 참가자로부터 받는다.
- 어떤 의사가 첫 대화를 시작할지 정한다.
  사건에 관련된 의사들의 직위, 그들의 감정 상태, 팀의 구성원으로서 스스로를 드러낼 수 있는 능력을 고려하여 결정한다. 만약 긍정적인 기여를 하지 못할 것으로 생각되면 그들의 참여는 미루어야 한다. 특별한 상황을 제외하고는 병원의 관리자 혹은 임상적으로 관련이 없는 사람은 첫 미팅에 참여하지 않는다.
- 누가 환자와 가족들을 지지하기 위해 대변해야 하는지 알아본다.
  목사, 친구 혹은 가족구성원 중에 도움이 될 수 있는 사람을 결정한다. 만약 영어가 환자의 모국어가 아니라면 통역 서비스를 알아본다.
- 누가 대화를 주도할지 결정한다.
  대부분의 경우에 직접적으로 관련되어 있지 않더라도 담당 전문의가 참여한다. 그러나 어떤 경우에는 간호사와 같이 다른 의료진이 대화에 더 적절한 사람이 될 수도 있다.
- 소통이 되는 핵심정보에 동의한다.
  대화에서 제기될 주제를 예상하고 반응을 공식화한다. 대화의 중점적인 부분

을 미리 연습하면 (예: 역할극) 도움이 될 수 있다. 예상 질문이나 코멘트에는
다음과 같은 것들이 포함된다.

"나는 다른 의사 혹은 간호사를 원해요."

"누가 이 비용을 지불하죠?"

"나는 다른 의견을 원해요."

"나는 지금 즉시 병원을 떠나고 싶어요."

- 대화를 위한 적절한 시간과 환경을 결정한다.

임상의의 흔한 실수는 그들이 관련된 모든 진실을 알 때까지 최초의 대화를 미
룬다는 것이다. 첫 대화는 사건이 일어나는 대로 가능한 빨리 몇 시간 이내 혹
은 하루 안에 이루어져야 한다. 대화가 너무 지연되면 환자와 가족은 심한 공포
를 느끼고 임상의사가 덮어버리려는 것이라고 생각한다. 만약 임상의사가 잠재
적인 폭력을 걱정한다면 병원 안전서비스가 관련되어 있는 안전한 장소를 고
를 수 있다.

- 누가 일차적인 책임을 감수할지 결정하여 가족들에게 명확히 알려야 한다.

오류는 항상 진실을 파괴한다. 그래서 의료 서비스 제공자 및 병원의 신뢰를
되찾기 위해서 추후 관리는 중요하고 결정적이다. 특정 시간에 가족과 함께 만
날 것을 약속하고 이것을 다시 번복하지 않도록 한다.

환자, 가족과 함께하는 대화

- 무엇보다 의사는 배려심 있고 인간적이라는 면모를 잘 드러낸다.

황금률의 법칙 적용: 당신이 환자 혹은 가족이라면, 무엇을 듣고 싶은가? 어떻
게 치료받기를 원하는가? 의심스럽다면 환자와 가족에게 원하는 정보를 얻었
는지, 자신들이 필요로 했던 것이 충족되었는지 확인해 본다.

- 환자의 고통을 인지하고 공감을 표현한다.

의료인들은 특정 사건이 실수 때문일지라도 항상 배려와 공감을 보여야 한다.

다양한 표현 방법이 있다. "이런 일이 있게 되어 유감스럽습니다.", "정말 악몽 같으셨겠습니다.", "얼마나 힘들었을 지 상상이 되지 않네요."

- 면담 주제를 정한다.

  환자들과 가족들은 의료진이 왜 자신들을 만나려고 하는지 모를수도 있다. 면담의 목적과 면담에서 다루고자 할 내용을 간단히 설명해주자.

- 현재까지 알고 있는 사실을 분명히 한다.

  현재까지 알고 있는 사실을 공개하는 것에 법적 부담은 없으며 대체로 빨리 밝힐수록 좋다. 하지만 이것은 위험이기도 하다 - 의료 과오 후 첫 대화 내용은 불완전하고 때로는 완전히 틀리기도 한다. 의사는 작은 점을 이어 하나의 큰 그림을 그리려는 식으로 모든 내용을 하나의 이야기로 통합하려는 욕구를 피하도록 각별히 주의해야 한다. 즉, 당시까지 알게 된 사실 그 이상을 추측하려고 하지 말아야 한다. 이 점은 역할극에서 사실을 전달하고 협의하는 방법을 연습하고 코치나 멘토에게 도움을 받아야 할 부분이다.

- 매우 드물게 사실 공개가 환자와 가족에게 즉각적인 이득이 되지 않는 상황도 있다.

  사실을 공개하지 않기로 한다면 높은 수준의 정당성이 필요하며, 단지 어려운 대화를 회피하기 위해서는 안된다. 대부분의 상황에서 의사는 환자와 가족들이 대화 할 준비가 되었을 때 가급적 조기에 사실을 밝혀야 한다. 드물게 정보를 공개함으로써 환자와 가족에게 해가 되는 상황이라면, 이때 의료인은 환자의 대리인이나 병원 윤리위원회 같은 외부에 자문을 얻도록 한다.

- 적절한 형태의 사과 또는 유감을 표현한다.

  "우리 모두 당신이 겪고 있는 일에 안타까움을 느끼고 있습니다."와 같은 표현처럼 환자가 겪고 있는 상황에 유감과 공감을 항상 표현하는 것이 적절하다. 부작용(adverse events)이 예방할 수 있었던 의료 사고임이 명확하다는 사실 관계가 있을 때 "이 일은 막을 수 있었던 사고였기에 진심으로 사과 드립니다."라고 그 상황에 대해 개인과 기관의 책임을 표현해야 한다.

- 환자를 위해서 했던 처치들과 환자를 지원하기 위한 앞으로의 계획들을 설명한다.

  종교인, 사회복지사, 환자 대리인과 같은 지원서비스를 제공하자.

- 현재의 치료 관계가 유지될 수 있는지 다른 의료인에게 의뢰할 필요가 있는지 평가한다.

  보통 환자와 가족이 종종 의료 과오 후 담당 의료인을 제외시키고 싶어할 것으로 생각하지만 대부분의 경우에 이는 그들의 관심사가 아니다. 추가적으로 다른 전문가의 개입이나 다른 의사의 의견을 요청함으로써 현재 의료진과의 신뢰가 지지되고 유지될 수 있는지 고려해 봐야 한다. 하지만 결론적으로 환자가 다른 의료인을 선택한다면 그 결정을 존중해주어야 한다.

- 환자와 가족들에게 사건이 철저히 조사될 것이고 밝혀지는 모든 사실을 대해 소통할 것임을 보장한다.

  조사 과정에서 실수가 밝혀진다면, 추후에 유사한 상황을 예방하기 위해 가능한 모든 절차를 취할 것임을 보장하라. 만약 환자나 가족이 금전적 보상을 요구한다면 그들 입장에서 이는 타당하고 중요한 질문이지만 의사 본인은 이러한 문제를 다룰 수 있는 권한이나 자격이 없음을 설명해야 한다. 자격이 있는 누군가가 이 문제에 대해 조치를 취하기 위해 환자와 가족을 만날 것이라고 보장한다(그리고 실제 조치를 취했는지 확인하자!).

- 사실 공개가 감사나 "용서"로 화답 받지 않을 수 있음을 기억한다.

  사실을 밝히는 것은 옳은 일이지만, 의료인은 정직하고 솔직하고 인정을 베풀려고 하는 그들의 노력에 가족들이 감사나 기쁨, 또는 용서로 화답하지 않을 수 있다는 점을 받아들이기 힘들어 한다. 환자와 가족과 관계를 회복하려면 시간이 걸린다.

추적 및 서류 작업

- 사건에 대한 보고를 받을 수 있도록 가능하다면 언제든지 대화 후 모임을 갖는다.

  코치는 적절한 반응의 범위를 정해주고 의료인의 지속적인 감정적·심리적인 필요를 평가한다. 적응증이 된다면 의료인이 직무에서 잠시 동안 벗어날 수 있게 하거나 필요하다면 추가적인 지원을 해주어야 한다.

- 의료인들은 의무기록에 대화 내용을 기록해야 한다.

  부작용(adverse event)과 관련한 사실 요약, 앞에 제시된 목록을 포함한 첫 대화의 개요, 제공한 치료와 추후 지원 계획 등을 기록한다.

요약

지난 10년에 걸쳐 의료 과오(medical error)를 밝히고 사과하는 태도는 180도 바뀌었지만 실제 임상에서는 많은 부분이 뒤쳐져 있다. 대화와 관련한 여러 어려움으로 인해 "괴리(disclosure gap)"는 남아 있다. 국립안전지침은 이러한 대화를 해야 하는 의사들을 돕기 위해 병원에 24시간 이용 가능한 코치나 멘토가 필요하다고 요구하고 있다. 진실을 공개하는 것은 환자의 안전을 개선을 하기 위해 꼭 필요하다. - 더 투명해지지 않고는 시스템은 나아질 수 없다. 이것은 분명 옳은 일이다.

참고문헌

1. Gallagher TH, Garbutt JM, Waterman AD, et al. Choosing your words carefully: how physicians would disclose harmful medical errors to patients. Arch Intern Med. 2006;166:1585-93.

2. Gallagher TH, Studdert D, Levinson W. Disclosing harmful medical errors to patients. N Engl J Med. 2007;356:2713-9.

3. Gallagher TH, Waterman AD, Ebers AG, et al. Patients' and physicians' attitudes regarding the disclosure of medical errors. JAMA. 2003;289:1001-7.

4. Hilfiker D. Facing our mistakes. N Engl J Med. 1984;310:118-22.

5. Kachalia A, Kaufman SR, Boothman R, et al. Liability claims and costs before and after implementation of a medical error disclosure program. Ann Intern Med. 2010;153:213-21.

6. Leape L. When Things Go Wrong: Responding to Adverse Events. Massachusetts Coalition for the Prevention of Medical Errors; Burlington, Massachusetts, 2006.

7. Studdert DM, Mello MM, Gawande AA, et al. Disclosure of medical injury to patients: an improbable risk management strategy. Health Aff (Millwood). 2007;26:215-26.

8. Truog RD, Browning DM, Johnson JA, et al. Talking With Patients and Families About Medical Error: A Guide for Education and Practice. Baltimore, MD: Johns Hopkins University Press; 2010.

9. Waterman AD, Garbutt J, Hazel E, et al. The emotional impact of medical errors on practicing physicians in the United States and Canada. Jt Comm J Qual Saf. 2007;33:467-76.

30

왜 우리는 생애 말기 돌봄을 인문학적 시각으로 바라봐야 하는가

1925년 10월 21일, 하버드 물리학자인 Francis W. Peabody의 발언은 많은 임상의 사이에서 현대 의학의 관행에 대한 가장 인문학적인 견해라고 여겨진다. Peabody 박사의 아내는 "이번 강의는 어떤 저술보다 더 오래 기억될 것이다."라고 이야기했다. 분명 과학은 변화하지만 인문학은 변하지 않는다. 박사가 연설의 마지막 부분에 사용했던 문장은 단순했다; "환자를 치료하는 비법은 환자를 돌보는 것 안에 있다." 각 직업마다 그 직업에서 가장 중요한 것을 상징하는 간결한 표현이 있는데, 우리의 직업에서는 Peabody 박사의 문장을 가장 인상적인 것으로 꼽을 수 있다.

과학으로서 의학은 계속 변화하고 있다. 우리는 종종 의과대학 학생에게 우리가 가르치고 있는 것의 50%는 잘못된 것인데, 우리는 그 50%가 무엇인지 모른다고 말한다. 저명한 심리학자 B. F. Skinner는 과학적 방법이 정립된 이후로 과학은 눈부신 발전을 거듭해 왔지만, 인문학적 관점에서는 많이 발전하지 못했다고 말했다. 사실, 우리는 사고를 이끌어낼 때 오래된 과학 논문이 아니라 고전 문학을 들여다본다; Galileo Galilei의 지적 업적을 읽는 것은 단지 역사적 흥미에 불과하다. 인상적이었지만 미약했던 시작과 비교하여 오늘날의 천문학은 매우 발전했다. 따라서 고전 과학의 산물은 새로운 기술에 영향을 주는 일이 거의 없다고 할 수 있다. 이와 달리 Shakespeare의 작품을 읽는 것은 17세기와 마찬가지로 지금도 우리의 정신을 일깨워준다.

중환자실은 과학이 모든 해답을 마련해줄 것이라는 믿음의 시대에 만들어졌다. 그러나 곧 이러한 환원주의적 접근은 틀렸다는 것이 밝혀졌다. 중환자실에서 환자와 가족의 돌봄을 위한 접근방식은 환자 및 가족 중심 돌봄을 주장하는 여러 전문학회와 기관을 중심으로 급격히 변하고 있다. 지난 25년을 되돌아보면서 우리가 어떻게 환자를 대해왔는지 검토해보자. 중환자실에서의 면회시간은 제한적이었다. 일부 병원에서는 2시간마다 10분씩, 가족 구성원 중 2명만이 방문할 수 있게 했는데, 그래야 의료진이 그들의 가족을 "돌볼 수" 있다고 여겼다. 그러나 현재 우리의 관점은 가족이 환자와 함께 있을 수 있도록 하는 방향으로 변화하였고 좀 더 앞선 병원에서는 시술, 심지어 심정지 상황에서도 가족들이 지켜볼 수 있도록 한다. 인문학의 학문적 산물처럼, 이 새로운 접근 방식의 유용성을 증명하기는 어렵지만 한 가지 확실한 것은 모든 사람은 퇴보가 아니라 진보를 추구하고자 하는 의지로 참여하기를 원한다는 사실이다. 오랜 기간 일해 온 중장년 의사는 과거가 더 좋았다고 추억할 수 있겠지만, 중환자실의 많은 이들은 이 새로운 방식을 통하여 가족과의 관계가 개선되었다고 생각한다. 새로운 간호사들은 환자뿐만 아니라 환자의 가족까지 돌보도록 교육받고 있다. Peabody 박사의 말처럼 중환자실의 의료진이 환자와 가족 모두를 위한 돌봄에 협력하는 것이 중요해졌다.

참고문헌

1. Davidson CS. Book review of Oglesby P. The caring physician: the life of Dr Francis W. Peabody. *N Engl J Med*. 1993;328:817-8.

2. Facioli AM, Amorim FF, de Almeida KJ. A model for humanization in critical care. *Perm J*. 2012;16:75-7.

3. Mueller PS. Incorporating professionalism into medical education: the Mayo Clinic experience. *Keio J Med*. 2009;58:133-43.

4. Packer S. Informed consent with a focus on Islamic views. *J IMA*. 2011;43:215-8.

31

장기 기증과 관련한 윤리적 이슈

중환자의학 전문의는 잠재적인 장기 기증자의 관리를 맡게 되기도 한다. 사후
장기 기증에는 두 가지 종류가 있다.

1) Heart-beating donation(HB): 사망의 신경학적 기준이 필요한 경우 (예: 뇌
   간을 포함한 뇌 전체의 기능이 비가역적으로 중지된 경우)
2) Non-Heart-beating donation(NHB): 사망의 순환기계 기준이 필요한 경우
   (예: 순환기계와 호흡기계의 기능이 비가역적으로 중지된 경우)

HB 기증자는 기계 환기와 혈역학적인 지원 등 생명유지장치가 필요하다. 예상
치 못한 심장마비가 일어날 경우, 장기기증자를 찾을 수 있을 때까지 심장마사지
(심장압박) 그리고/혹은 체외막형산화장치(ECMO)등 추가적인 기계적 순환보조
장치가 필요할 수도 있다.

HB 장기이식에서 중환자의학 전문의는 여러 윤리적인 문제에 직면한다.

신경학적 사망 기준

미국신경학회(american academy of neurology, AAN)는 신경학적 사망 결정
을 표준화하기 위해 증거 기반 권고안을 발표하였다. 그러나 대부분의 권고 내용
은 증거 수준 'U', 즉 "데이터 부족이거나 논쟁의 여지가 있는 현재의 알려진 지
식, 치료(검사, 예측)가 입증되지 않음"에 해당되었다. 임상적 권고 증거가 충분
하지 않기 때문에 미국의학회(Institute of Medicine) 기준에는 걸맞지 않은 것이

다. 그럼에도 불구하고 이식 의료계는 HB 장기기증자에게서 장기 기증을 받기 위해 이 권고사항을 일반적으로 받아들이고 있다. 이 문제는 Hester의 저서인 " 임종기 돌봄과 실용주의적 결정(End-of-life Care and Pragmatic Decision Making)"에서도 찾아볼 수 있다. 진단 기준은 혼수상태(coma)의 세 징후 즉, 혼수 상태, 뇌간의 무반사, 무호흡의 비가역성이다. 다양한 원인의 급성 신경학적인 손상(예: 외상, 산소결핍, 허혈, 출혈성 경색, 헤르니아, 지주막하 출혈, 뇌병증)이 세 징후를 야기할 수 있다.

사망의 신경학적 결정에는 두 가지 윤리적인 이슈가 있다.

1) 신경학적인 기준의 진단적 정확성

2) 인간의 죽음에 이러한 기준을 적용하는 데 대한 생물학적 가치 동등성

윤리적 이슈를 요약하면 다음과 같다.

1) 혼수와 의식의 완전한 부재, 즉 자신과 외부를 인지할 수 있는 의식이 없는 상태가 비가역적임을 합리적으로 입증할 수 있는 객관적인 도구가 존재하지 않는다. 게다가 인식(awareness) 평가는 주관적이고 기증자에게 손해가 될 수 있는 오류가 있을 수 있다. HB 기증 절차가 일반적인 마취 없이 진행되기 때문에 감각과 인식(자아, 외부환경)이 남아 있을 가능성이 문제가 될 수 있다.

2) 뇌간 무반사를 보여주는 임상 실험은 뇌간 반사의 신경생리학적인 실험에서 지속적으로 유발된 전위와 뇌척수 부검의 조직병리학적 정상 상태와 맞지 않을 수 있다.

3) 무호흡 테스트가 모든 호흡중추기능의 정지를 알아낼 수 있는 것은 아니다. 무호흡 테스트는 호흡중추 급성 동맥과산소혈증을 유도하는 전산소화 처치 후에 이산화탄소(CO_2) 분압 상승에 대한 호흡중추의 반응도를 평가하는 것이다. 급성 과산소혈증은 연수호흡중추를 억제할 수 있고 자발적인 호흡 유발의 비가역적인 중지 확신을 위한 무호흡 테스트의 신뢰성에 혼동을 줄 수 있다. 테스트를 하는 동안 동맥 이산화탄소 분압 상승은 급성 뇌탈출과 심혈관의 불안정성을 야기할 수 있다. 테스트가 환자에 해가 될 수 있고 치

료적 이득이 없긴 하지만, 무호흡 테스트가 수행되기 전에 사전동의는 이루어지지 않는다.

4) 확증을 위한 2차 신경학적 검사 또는 두개 내 혈류 검사와 같은 보조 검사를 하기 전에는 신경학적 결과의 비가역성을 확인하기 위해 충분한 시간을 기다려야 한다. 그러나 HB 장기 기증을 지연하게 되면 이식 가능한 장기의 기능과 기증을 하려는 가족의 의지에 부정적인 영향을 준다.

5) HB 장기 기증을 신속하게 진행하려는 압박감으로 인해 미처 인지하지 못한 교란인자로 신경학적 사망을 선고할 수 있다. 신경학적 사망 기준과 유사한 상황이 잘 구분되지 않는 환자의 경우는 충분한 회복 시간을 갖도록 하고, 일부는 완전히 회복할 수도 있다.

6) 생명윤리에 관한 미국대통령위원회(The President's Council on Bioethics)는 신경학적 사망과 생물학적 사망이 동일하다고 정당화하는 주장을 인정하지 않았다. 첫째, 인간의 몸은 신경학적 사망이라는 설정에서 분리되지 않는다; 신체적인 통합과 인간 신체의 복잡한 생물학적 기능은 유지된다(예: 태아 임신, 성적 성숙, 아동기에서의 비율 성장, 유해한 자극과 감염에 대한 반응, 등). 둘째, 심혈관 허탈과 정지는 비가역적이지도, 필연적이지도 않다. 일부 환자들은 일시적인 혈역학적 불안정성을 보일 수 있지만 심혈관계는 혈역학적 지지가 없이도 회복하여 정상적으로 기능할 수 있다.

7) 몇몇 신경학적 기능은 신경학적 기준에 합당한 사망 선고 이후에도 지속될 수 있다. 신경학적 기준은 사망 진단이기보다 사망 예후(예견)에 가깝다고 여겨진다. 정지된 신경학적 기능의 특정 조합을 사망과 동일시하는 것은 독단적일 뿐만이 아니라, 그것을 유효한 사망 개념이라고 하기 위해서는 사회적 합의가 필요하다.

8) 이러한 실제적인 이슈들이 아직 확정되지 않은 가운데 Youngner와 Arnold는 "뇌사는 기득권을 얻고 대중적으로 인정되었으며, 따라서 이론적 불완전성 때문에 거부될 확률은 낮다."고 하였다. 뇌사의 개념, 기준 그리고 검사의 문제들을 단순히 "이론적 불완전성"이라는 이유에서 잘못된 관행이

라고 하는 것은 환자와 가족들에게 상처가 될 수 있다. 대중적으로 받아들여지고 있는 애매모호한 실리적인 사망 개념에 예외를 인정하는 것은 의업의 진실됨과 신뢰성에 대한 사회적 기대를 필연적으로 해치게 된다.

뇌사가 임박한 환자의 선택적 기계환기

심한 신경손상 후 적어도 여섯 가지 중 세 가지의 뇌간반사가 소실될 때 뇌사 임박이라고 한다. 이러한 환자들의 경우 급격히 증가하는 두개내압의 신경치료 중재는 보류된다. 비록 정확한 시간을 예측할 수는 없더라도 치료하지 않은 두개 내 고혈압에서 뇌의 대후두공을 통한 탈출과 모든 뇌간반사의 소실을 예견할 수 있다. 따라서 HB 장기 기증이 가능 하려면 모든 뇌간반사가 소실될 때까지 선택적으로 그리고 언제가 될지 모르지만 기계 환기와 혈역학적 보조가 필요하다. 기다리는 동안 예측하지 못한 심정지가 발생한 환자에게는 체외막형산화장치를 이용한 기계적 순환보조가 필요할 수도 있다. 장기기증을 위한 선택적 기계환기와 혈역학적 보조는 다음 네 가지 윤리 원칙과 대립할 수 있다.

1) 자율성(Autonomy)과 자기결정권(self-determination): 충분한 설명에 근거한 동의는 필수적이다. 이는 신경학적 사망 기준에 적합할 때까지 HB 장기 기증에 동의한 환자에게 기계환기와 혈역학적 보조를 시행하는 것이 윤리적으로 정당하다는 것에 대한 동의이다. 몇몇 환자의 경우에는 대리인에게 동의를 받는다. 그러나 이 경우 환자가 사망에 이르기까지 원하지 않는 절차를 행하는 것이 될 수 있으므로 환자의 고유한 자기결정권이 침해될 수도 있다.

2) 선행(Beneficence): 사망 전 침습적 처치는 최적의 완화요법과 생애말기돌봄에 방해가 될 수 있다. 신경학적 사망기준에 도달할 때까지 생명유지장치에 의해 기약 없이 기다려야 하는 경험은 가족들에게 고통이다.

3) 해악(Maleficence): 환자가 생명유지장치에 의존하고 있는 동안 신경학적 기준의 사망에 도달하지 않을 때 환자는 식물인간 상태로 살아가게 될 수

있다.

4) 분배적 정의(Distributive justice): 기계환기를 위해 제한된 중환자실 자원을 선택적이고 무기한으로 사용하는 것은 의료비용을 증가시킬 수 있다.

연명의료중단과 장기 기증

최근의 프로토콜에서는 신경학적 손상이 심한 중환자에게서 신장의 HB 기증이 제안되고 있다[*]. 이 환자들은 신경학적 분류상 사망에 도달하지는 않은 상태이다. 장기 기증 동의는 신경학적 예후가 좋지 않을 것이라는 사실이 확인된 뒤에 얻어진다. 양쪽 신장 적출은 수술실에서 일반적인 마취 하에 이루어지고 환자는 생명유지보조장치의 중단을 위해 중환자실로 옮겨진다. 이 프로토콜과 관련하여 다음의 몇 가지 윤리적 이슈가 있다.

1) 일반적으로 신경학적 예후가 좋지 않다고 확신하게 되기 전까지는 충분한 기간에 걸쳐 신경학적 치료와 재활을 제공한다. 신경학적 회복에 소요되는 시간은 손상의 원인(예: 산소 결핍, 허혈, 외상)과 환자 나이(연령이 낮을수록 오랜 시간이 요구됨)에 따라 몇 주에서 몇 달까지 다양하다.

2) 삶의 질은 일반적으로 만성적인 신경학적 의식장애, 척수 장애, 퇴행성 신경질환의 환자들에게서 연명의료중단을 결정하게 하는 요인이다. 삶의 질은 환자가 가장 우선시하는 것이 무엇인지에 따라 다르다. 이 기준은 매우 주관적이며 개인에 따라서는 의학적 이익을 얻는 것에 국한되지 않는다. 여기에는 가족의 신념, 문화, 종교에 따라 다르게 인식될 수 있는 영적, 감정적, 사회적 이익이 포함되며 이는 의학적 이익과 상충될 수 있다.

3) 양쪽 신장적출술(nephrectomy)의 합병증은 임종기 돌봄과 완화 돌봄을 복

---

[*] 우리나라에서는 아직 논의되지 않고 있다. 우리 법률에서는 '임종 과정의 환자'에서만 연명의료중단이나 유보의 논의가 가능하다.

잡하게 한다. 신경학적 손상을 입은 환자에 대한 적합한 평가와 수술 후 통증 관리는 임상적으로 해결되어야 할 문제이다.

4) 신경학적 예후의 진단 후 신장 적출술을 시행했으나 환자가 예상치 못하게 생존한 경우에는 지속적인 신대체요법(renal replacement therapy)을 시행하게 된다.

중환자의학 전문가와 지원 전문가의 협력

장기구득위원회(The Organ Donation Breakthrough Collaborative)에서는 환자의 중환자실 관리를 책임지고 있는 의료팀과 지원팀이 긴밀한 파트너십을 유지할 것을 권고한다. 이 파트너십은 team-huddling이라고 불리며 죽음이 임박한 상태에서 장기 획득 기회를 높일 수 있다. Team-huddling은 중환자 중에서 장기기증이 가능하리라고 예상되는 임상 특징을 가진 환자를 조기에 인지하는 데 도움을 준다. 지원팀은 환자의 의료정보 보호 해제를 위해 동의를 구해야 할 필요가 없으며 이는 죽음이 임박한 환자에게도 적용된다. 장기구득지원 전문가는 임종이 가까운 환자의 연명치료가 임상적으로 결정되기 전에 입원환자의 의료 정보에 접근하여 회의를 실시한다. 환자가 원하는 최대 이익과 잠재적 수혜자의 최대 이익을 고려하게 되는 경우 Team-huddling이 우선 순위를 항상 명백하게 정할 수 있는 것은 아니다. 이는 연명치료에 관한 결정 과정에서 가족 간의 갈등을 고조시킬 수 있기 때문이다.

중환자의학 전문의는 적절한 연명 치료를 시행하는 역할을 해야함과 동시에 장기 기증을 위한 준비 과정에서 이득이 없고 해가 될 수도 있는 침습적 시술을 수행해야 하는 역할 사이에서 어려움을 겪을 수 있다. 중환자실에서 team-huddling이 연명 치료와 관련해 미성숙한 의사 결정을 내렸거나 신경학적 죽음을 결정하는 데 과실을 범하는 등의 영향을 주었는지를 객관적으로 평가한 연구는 없다. 환자와 기증자 치료 사이에 상충되는 이익에 대해 관리가 제대로 이루어지지 않을 경우에는 가족이나 일반 대중들이 중환자실에 불신을 갖게 될 수 있다.

권한인가 고지에 따른 동의인가

새로 개정된 장기 기증에 관한 법률(uniform anatomical gift act, UAGA)에서는 장기 기증자가 사망 하기 전에 생명 유지 장치와 같은 의학적 조치를 취할 수 있도록 하는 권한을 부여한다. 여기에는 성공적인 장기 이식을 위해 사전 동의 없이 생명을 유지시키는 것도 포함된다. 새로이 개정된 장기 기증에 관한 법률(UAGA)에 따르면 장기 기증은 다음의 두 단계를 거친다.

1) 잠재적 장기 기증자는 장기이식 전문의에 의해 의학적으로 이식에 적합하다는 결정을 받기 전까지 장기 보존을 목적으로 생명유지치료를 받게 된다는데 이 단계는 기부자의 동의를 구하지 않고도 진행된다. 장기 기증 거부 서류만이 심폐 소생술을 거부하거나 철회할 수 있는 권한을 가지고 있으며 장기 기증 거부 서류가 있어야 사전 의료 지시 기각이 가능하다.

2) 이식되는 장기는 외과적 수술을 통해 확보된다. 비록 개정된 장기 기증에 관한 법률(UAGA)에서는 이 단계의 시행을 위해서 '동의'라는 용어를 사용하고 있지만 이식에 관한 방침에서는 '동의'라는 용어를 '권한'이라는 용어로 대체하였다.

① 개정된 장기 기증에 관한 법률(UAGA)에 따르면 기증된 장기는 '기증품'으로 분류된다. 기증품에 대한 법률에서는 동의가 아닌 권한 위임, 즉 기부 의지만이 필요하다. 고지에 따른 동의와는 다르게 권한 부여라는 것은 잠재적 장기기증자에게 장기 기증에 대한 위험성이나 이득에 대해 전부 알려줄 필요가 없음을 뜻한다.

② 당사자의 권한 위임은 변경할 수 없으며 이는 기부 문서, 기부자 등록, 운전면허증, 기부자 카드를 통해 확인된다. 대부분의 주에서는 온라인 기부자 등록을 통해 당사자 동의 등록(first person consent registry,

FPCR)을 할 수 있도록 제도를 마련했다. 의료 시술을 거부하는 것이든 법적 대리인에게 준 위임장이든 어떤 것도 기부 당사자의 동의등록 (FPCR)을 철회할 수는 없다.

③ 장기이식 전문의는 당사자 동의 등록(FPCR)을 통해 중환자실에 있는 장기 기증 환자의 상태를 확인한다. 개정된 장기 기증에 관한 법률 (UAGA)에서는 여기에 등록되지 않은 예비 기부자들의 장기 기증 허가를 위해 가족을 지정할 수 없는 경우 "합리적으로 가능한" 사람들의 리스트를 확장하였다.

④ 장기이식 전문의들은 대체적으로 등록되지 않은 기증자들의 가족들로부터 권한을 부여 받기 위해 기증 의사가 있다고 추측, 다시 말해 장기 기증을 요구한다. 만약 가족들이 첫 번째 요청을 거절한다면 권한이 주어지기 전까지 반복으로 요청하도록 하고 있다.

⑤ 일부에서는 기부 권한부여를 윤리 원칙 위반으로 보는데, 이는 의료 시술이 사전 고지에 근거한 자발적 동의를 기반으로 이루어져야 한다는 것이다.

⑥ 의료진은 장기기증을 위한 소생과 관련하여 환자의 의사를 논의하고 사전의료지시서로 문서화할 윤리적 의무를 지닌다. 외래 환자들에게 "연명치료에 대한 의료진의 요구"가 있을 수 있음을 전하고 권한을 얻을 때 혹은 입원 환자들에게 "소생을 시도하지 않을 것"에 대한 권한을 획득할 때 이러한 절차가 필요하다. 이는 연명의료와 관련한 분쟁을 피할 수 있다.

죽음에 대한 신경학적 기준의 문화적 다양성

문화적인 다양성을 존중하고 인식한다면 연명 치료의 복합적인 면과 문화적 감수성을 이해할 수 있다. Heart Beating(HB) 기증에 있어 신경학적인 죽음에 대한 기준은 종교와 문화(예: 유교, 천주교, 이슬람, 불교 그리고 인디언문화)에서 쟁점이 되고 있다. 이러한 배경에서 HB기증은 의사에 의한 조력 사망으로 여겨지기 때문이다. 대부분의 종교와 문화는 완화적 치료를 승인하고 인정하지만 회복될 수 없는 신경학적 손상을 입은 환자를 위한 삶의 적극적인 종결을 비판한다. 따라서 중환자 전문의는 문화적인 측면에서 현명한 삶의 종결에 대한 양질의 완화를 수행할 책임이 있다. 문화적으로 민감도가 높은 연명 치료 문제에 대해 최선의 완화책을 강구해야 할 책임을 지니는 것이다.

1) 세계 보건 기구(world health organization, WHO)가 정의한 바에 따르면, 완화 치료는 "고통과 괴로운 증상들로부터 환자를 완화시키는 것이며 죽음을 미루거나 재촉하려는 의도가 있어서는 안 된다." 장기 기증의 실행에는 사망 과정에 대한 적극적 조절이 요청되며 장기 보존을 위한 프로토콜은 증상 완화가 아닌 고통이나 괴로움을 더할 수도 있다.

2) 가족들은 Heart Beating(HB) 기증 이후에 복잡한 사별과정을 경험할 수 있다. 가족들은 심각한 외상 후 스트레스 증후군과 비슷한 경험을 할 수 있다. 장기기증 경험은 이타적 행위라는 측면과 사랑하는 사람의 신체를 고통과 물리적 훼손으로부터 지키고자 하는 의무 간의 갈등을 발생시킬 수 있다. 가족들은 사랑하는 사람이 의학적으로는 뇌사 상태라고 해도 여전히 살아 있는 인간으로 바라보지만, 반면에 장기 이식 의료진들은 일반적으로 그들을 장기 자원이라고 여긴다. 실제로 죽음에 대한 신경학적 기준의 모호함과 의혹은 가족들의 애통을 심화시키고 기증에 대한 후회를 불러일으킬 수도 있다. 또한 한 사회의 지배적인 사회, 문화, 종교적 가치들이 가족들의 반응에 영향을 줄 수 있다.

3) Heart Beating(HB) 기증은 몇몇 병원 의료진에게 도덕적 괴로움과 슬픔, 우울, 무기력과 같은 부정적인 심리적 결과를 초래할 수 있다.

참고문헌

1. Asai A, Kadooka Y, Aizawa K. Arguments against promoting organ transplants from brain-dead donors, and views of contemporary Japanese on life and death. Bioethics. 2012;26:215-23.

2. Baumann A, Audibert G, Lafaye CG, et al. Elective non-therapeutic intensive care and the four principles of medical ethics .J Med Ethics. 2013;39:139-42.

3. Billeter AT, Sklare S, Franklin GA, et al. Sequential improvements in organ procurement increase the organ donation rate. Injury. 2012;43:1805-10.

4. Carter-Gentry D, McCurren C. Organ procurement from the perspective of perioperative nurses. AORN J. 2004;80:417-31.

5. de Groot Y, Jansen N, Bakker J, et al. Imminent brain death: point of departure for potential heart-beating organ donor recognition. Intensive Care Med. 2010;36:1488-94.

6. Dubois JM. The ethics of creating and responding to doubts about death criteria. J Med Philos. 2010;35:365-80.

7. Fahrenwald NL, Stabnow W. Sociocultural perspective on organ and tissue donation among reservation-dwelling American Indian adults. Ethn Health. 2005;10:341-54.

8. Glazier AK. The principles of gift law and the regulation of organ donation. Transpl Int. 2011;24:368-72.

9. Hester DM. End-of-Life Care and Pragmatic Decision Making, A Bioethical Perspective. New York, NY: Cambridge University Press; 2010.

10. http://optn.transplant.hrsa.gov/policiesAndBylaws/publicComment/proposals. asp. Accessed April 20, 2013.

11. http://www.uniformlaws.org/Act.aspx?title=Anatomical%20Gift%20Act%20 %282006%29. Accessed April 20, 2013.

12. http://www.who.int/cancer/palliative/definition/en/. Accessed 20 April, 2013.

13. Institute of Medicine, National Academy of Sciences. Clinical Practice Guidelines We Can Trust. Washington, DC:The National Academies Press; 2011.

14. Joffe AR, Anton NR, Duff JP. The apnea test: rationale, confounders, and criticism. J Child Neurol. 2010;25:1435-43.

15. Joffe AR, Kolski H, Duff J, et al. A 10-month-old infant with reversible findings of brain death. Pediatr Neurol. 2009;41:378-82.

16. Jones DA. Loss of faith in brain death: Catholic controversy over the determination of death by neurological criteria. Clin Ethics. 2012;7:133-41.

17. Keown D. Buddhism, brain death, and organ transplantation. Journal of Buddhist Ethics. 2010;17:1-35.

18. Kesselring A, Kainz M, Kiss A. Traumatic memories of relatives regarding brain death, request for organ donation and interactions with professionals in the ICU. Am JTransplant. 2007;7:211-7.

19. Lustbader D, O'Hara D, Wijdicks EFM, et al. Second brain death examination may negatively affect organ donation. Neurology. 2011;76:119-24.

20. Milligan E, Winch S, Adams R. Marketing to register organ donors may circumvent principles of informed consent. BMJ. 2012;345:e5850.

21. Morrissey PE. The case for kidney donation before end-of-life care. Am J Bioeth. 2012;12:1-8.

22. National Conference of Commissioners on Uniform State Laws. Revised Uniform Anatomical Gift Act (2006).

23. Organ Procurement and Transplantation Network. Organ procurement organization committee proposal to change the term "consent" to "authorization" throughout policy when used in reference to organ donation. 2011.

24. Padela AI, Arozullah A, Moosa E. Brain death In Islamic ethico-legal deliberation: challenges for applied Islamic bioethics. Bioethics. 2013;27:132-9.

25. Powner DJ. Certification of brain death: take care. Lancet. 2009;373:1587-9.

26. Religion, organ transplantation, and the definition of death. Lancet. 2011;377:271.

27. Shafer TJ. Improving relatives' consent to organ donation. BMJ. 2009;338:b701.

28. Shewmon DA. Brain death or brain dying? J Child Neurol. 2012;27:4-6.

29. Shewmon DA. Chronic "brain death": meta-analysis and conceptual consequences. Neurology. 1998;51:1538-45.

30. Shewmon DA. The brain and somatic integration: insights into the standard biological rationale for equating "brain death" with death. J Med Philos. 2001;26:457-78.

31. Shewmon DA. You only die once: why brain death is not the death of a human being. A reply to Nicholas Tonti-Filippini. Communio: International Catholic Review. 2012;39:422-94.

32. Soriano-Pacheco JA, Lopez-Navidad A, Caballero F, et al. Psychopathology of bereavement in the families of cadaveric organ donors. Transplant Proc. 1999;31:2604-5.

33. Sque M, Long T, Payne S, et al. Why relatives do not donate organs for transplants: "sacrifice" or "gift of life"? J Adv Nurs. 2008;61:134-44.

34. The President's Council on Bioethics. Controversies in the determination of death. A White Paper of the President's Council on Bioethics. 2008. http://bioethics.georgetown.edu/pcbe/reports/death/. Accessed April 20, 2013.

35. Wertin TM, Rady MY, Verheijde JL. Antemortem donor bilateral nephrectomy: a violation of the patient's best interests standard. Am J Bioeth. 2012;12:17-20.

36. Wijdicks EF, Pfeifer EA. Neuropathology of brain death in the modern transplant era. Neurology. 2008;70:1234-7.

37. Wijdicks EF, Varelas PN, Gronseth GS, et al. Evidence-based guideline update: determining brain death in adults: report of the Quality Standards Subcommittee of the American Academy of Neurology. Neurology. 2010;74:1911-8.

38. Wijdicks EFM. Pitfalls and slip-ups in brain death determination. Neurol Res.

2013;35:169-73.

39. World Health Organization. WHO definition of palliative care. 2012.

40. Youngner S, Arnold R. Philosophical debates about the definition of death: who cares? J Med Philos. 2001;26:527-37.

32

수술 전 소생술금지 지시와 윤리적 문제

심폐소생술이 1960년에 임상에 도입되었을 때, 이는 심장이 "멈추기에는 너무 좋은 상태(too good to die)"로 여겨지는 환자에게 적용하는 것으로 받아들여졌다. "살아남기 힘든 상태(too poor to live)"의 심장을 지닌 환자에게 심폐소생술을 시행하는 일은 어떤 상황에서 심폐소생술이 보류되어야 하는가에 대한 윤리적 쟁점을 불러일으켰다. 심폐소생술 보류는 삶이 아닌 죽음을 연장하는 상황을 방지하기 위함이다. DNR(Do Not Resuscitate, 심장이 멈추더라도 심폐소생술을 시행하지 않음)은 자율성과 고지에 입각한 동의라는 법률적 강령에 따른 윤리 원칙에 기반한 것이다. 환자가 자기결정능력을 지니고 있고 그에 따라 치료를 거부하는 경우라고 해도, 환자가 거주하는 국가에 따라서는 환자의 요청을 받아들이지 않을 수 있다.

무익함(FUTILITY)

의학의 통합성(medical integrity)과 관련된 문제는 DNR 지시를 실제로 적용할 때 의학적 무익(medical futility)에 관한 논쟁에서 종종 나타난다. 의학적 무익에 관한 이론은 Hippocrates의 고대 철학적 가르침에서 기원하였다. 그에 따르면 일반적으로 의학은 "병자의 고통을 덜어주고, 질병의 격렬함을 가라앉혀주고, 병이 중하여 의학의 힘이 발휘될 수 없는 상황에서는 치료를 하지 않는" 역할을 띠고 있다. 미국 의사협회의 윤리 법제위원회는 심폐소생술에 대해 언급할 때 Hippocrates의 신조에 동조하면서 "담당 의사가 판단하기에 환자 소생 노력이 무익하다고 보일 때에는 환자가 사전에 요구하였더라도 심폐소생술은 보류되어야 한다"고 하였다. 그러나, 무익한 치료가 무엇을 의미하며 어떻게 구성되는지를 정의하는 것은 더 어렵고 중요한 문제로 남아 있다. 이를 판단할 때에는 과학적인 자료를 근거로 한 의학적인 무의미함과 의사가 스스로의 신념을 바탕으로 하여 환자의 선호도에 영향을 줄 수 있는 가치 판단적인 정의를 구분하는 것이 필수적이다. 의학적인 무익함의 틀에서 본다면 DNR이 작성되어야 하고 심정지시 심폐소생술은 중단되어야 한다. 환자와 가족들은 이러한 결정에 대해 미리 알고 있어야 한다. 선택이 가능하다는 사실은 심폐소생술로부터 잠재적인 이익이 있을 수 있음을 암시하게 되는데 이는 복합적인 메시지를 부적절하게 제시하는 것이 될 수도 있다. 환자의 자율성이 이점이 없고 잠정적으로 해가 되는 치료까지도 요구하는 것은 아니다. 이러한 요구에 동의하는 의사는 환자의 권리나 실제적인 이득이 아닌 순수하게 환자의 심리적인 안녕을 대변할 뿐이다. 의학 전문성을 위해서 우리는 대중의 신뢰와 타협해서는 안된다.

삶의 질

DNR은 때때로 환자들의 요구에 의해 작성된다. 대다수의 환자가 DNR을 작성하는 계기는 죽음에 대한 욕구 때문이 아니라 소생술 전후로 그들의 삶의 질을 어떻게 인식하는가에 대한 반응에 의한 것이다. 중증 질환에서 살아남은 환자들의 경우 CPR을 시행해야 하는 환자들보다도 오히려 더 삶의 질이 좋지 않은 것으로 나타났다. 육체와 정신의 손상, 만성적인 장애, 그리고 지속적인 식물 인간 상태가 된 경우 등이 환자들과 대리인들이 DNR을 요구하는 추가적인 이유들이다. 또한 환자들은 CPR이 죽음에 이르기까지의 과정을 연장시키는 것에 불과하다고 생각할 때, DNR을 쓰겠다는 열망을 표현한다. 왜 이러한 결정을 내리게 되었는지 그 이유와는 관계없이, 소생술 시행을 결정하는 데 있어서 삶의 질에 대한 환자 개개인의 가치는 의료진의 가치보다 더 유의미하다.

의사소통의 역할

임종기 돌봄에 관해서 환자와 의사 사이에 의사소통이 충분히 이루어지지 않았을 경우에는 DNR 지시를 적절하게 시행하는 데 문제가 생길 수 있다. DNR을 시행할 때 의사가 마주하는 불확실성은 이제까지 "slow code" 혹은 "show code"라는 윤리적, 의학적으로 부적절한 형태로 나타났다. Slow code는 비록 암묵적일지라도 고의적으로 DNR에 대해 의논하거나 적용하는 것을 주저하는 의사에게서 나오는 결정을 말한다. 또한 Slow code는 의사가 "어떻게 되길 바라세요?"라는 식의 질문을 던지는 실수를 하게 하는데 이는 사랑하는 가족에게 "죽음을 선고"하는 순간을 지나고 있음을 인지하고 있는 사람들에게 오히려 죄책감을 주는 결정을 내리도록 유도하는 것이 될 수 있다. 때때로 의사는 병원에서 심폐정지를 일으킨 모든 환자에게 소생술을 시행해야 하는 법적 의무를 지니고 있다고 추정한다. Slow code는 환자의 자율성과 고지에 입각한 동의를 직접적으로 위반하는 것으로서 매우 온정주의적이고, 비전문적이고 비윤리적인 것이다.

비록 중환자실 환자의 DNR이 흔하고 병의 심각성과 직접적으로 관계가 있을지라도 중환자실에서 DNR 결정에 관한 지침을 고수함에 있어서 미국 전역에 걸쳐 매우 다양한 의견이 존재한다. 환자나 가족들과 효과적으로 의사 소통하지 못하는 상황은 중환자를 관리하는 의료진들 사이에서 치료의 불협화음을 만드는 가장 큰 요소이다.

소생술금지조치의 적용

소생술금지조치는 수술과 집중치료(intensive care) 같은 다른 생명유지 처치를 금지하지 않는다. 그러나 의사들은 의료진의 과실로 심정지가 발생했을 때 소송가능성이 있다면 소생술금지조치를 무효화하는 경향이 있다. 이러한 사례들은 "시스템의 오류"를 나타내고, 환자가 거부한 소생술을 시행함으로써 환자를 존중해야 할 윤리적 의무를 재고하게 만든다는 견해들이 제기되어 왔다. 그럼에도 불구하고 법적 선례에서는 "만약 부분적으로라도 의료진의 태만에 의해 초래된 상황에서 통상적이지 않은 처치를 적용하지 않겠다는 결정을 내렸을 경우, 이러한 결정은 어떤 인과론에 비추어 보더라도 의료전문가의 태만에 대한 책임 경감 근거가 될 수 없다."고 명시한 바 있다.

(Ginsberg V St. Michaels hoptial, 678A2d271(NJ App 1996)

마취와 수술 전 소생술금지 지시

마취와 수술 상황에서 기존에 작성해둔 소생술금지조치가 있더라도 완화치료, 응급수술, 마취 등이 필요할 때는 제공한다. 1990년 이전까지는 수술 전에 소생술금지조치 정책을 시행 중이던 대다수의 병원들이 마취나 수술시에는 이를 중지시킬 수 있다는 결정을 내렸다. 이 같은 측면에서, 환자의 자율권을 침해하는 온정주의적인 접근이 받아들여져 왔다. 비록 마취나 수술 시에도 소생술금지조치를 유지하자는 주장들이 많이 제기되고 있기는 하지만 대다수의 의료적, 윤리적인 의견들은 현재 "재고가 필요하다"는 쪽의 정책을 지지하고 있다. 현재, 미국 마취과의사협회와 전미의과대학외과협회는 마취 전 소생술금지가 적용되는 환자들에 대한 개략적 가이드라인을 제시하고 있다. 두 단체의 정책들은 의사들이 환자와 환자의 대리인, 모두와 대화를 하고 수술이 완료될 때까지는 일시적으로 소생술금지조치의 적용을 중지할 것을 제안하고 있다. 추가로, 목표중심적 CPR이나 "부분적 DNR 조치"를 고려하도록 하였고 이는 수술 중에 적절하게 이행될 수 있다. 그러나 수술실 공간 외에서는 문제가 생길 수 있다. 이러한 논의는 소생에서 주요한 역할을 맡고 있는 마취과 의사들을 반드시 포함해야만 한다. CPR생존률이 수술 중에 시행되었을 때 더 높다는 사실이 결정을 내리는 데 고려될 수 있을 것이다. 그러나 환자가 이러한 결정으로 초래될 수 있는 자신의 삶의 질을 받아들일 수 없다고 생각한다면 치료 철학을 변경해서는 안된다. 만약 환자나 그 대리인이 소생술금지조치를 중지하는 데 동의한다면, 수술 중에 CPR을 필요로 하는 상황에 대한 명확한 계획이 수술 전에 준비되어야 한다. 이것과 관련하여 연명의료나 기계환기, 혈관수축제 치료는 적절한 의학적, 윤리적 지침에 의거하여 중단할 수 있다. 만약 환자가 소생술금지조치가 유지되지 않는다면 수술을 받지 않겠다고 했다면, 마취과 의사와 외과의사는 제약이 있는 상황에서 수술을 시행할 것인지를 결정해야만 한다. 비록 의사가 이러한 상황하에 수술해야 할 도덕적 윤리적 의무는 없더라도 의료진은 방임에 따른 잠재적 책임 부과를 방지하기 위해 환자의 치료에 대한 대안책을 마련할 의무가 있다.

참고문헌

1. Berger JT. Misadventure in CPR: neglecting nonmaleficent and advocacy obligations. *Am J Bioeth.* 2011; 11:20-1.

2. Burns JP, Edwards J, Johnson J, et al. Do-not-resuscitate order after 25 years. Crit Care Med. 2003;31:1543-50.

3. Caruso LJ, Gabrielli A, Layon AJ. Perioperative do not resuscitate orders: caring for the dying in the operating room and intensive care unit. J ClinAnesth. 2002;14:401-4.

4. Cohen CB, Cohen PJ. Do-not-resuscitate orders in the operating room. N Engl J Med. 1991;325:1879-82.

5. Council on Ethical and Judicial Affairs. American Medical Association. Medical futility in end-of-life care: report of the Council on Ethical and *Judicial Affairs* JAMA. 1999;281:937-41.

6. Curtis JR. Point: The ethics of unilateral "do not resuscitate" orders. Chest. 2007;132:748-51.

7. Ewanchuk M, Brindley PG. Ethics review: *perioperative* do-not-resuscitate orders—doing "nothing" when "something" can be done. Crit Care. 2006;10:1-4.

8. Franklin CM, Rothenberg DM. Do-not-resuscitate orders in the presurgical patient. J Clin Anesth. 1992;4:181-4.

9. Gazelle G. The slow code—should anyone rush to its defense? N Engl J Med. 1998;338:467-9.

10. Ginsberg v St. Michael's Hospital, 678 A2d 271 (NJ App 1996).

11. Kon AA. Informed non-dissent: a better option than slow codes when families cannot bear to say "let her die." Am J Bioeth. 2011;11:22-3.

12. Manthous CA. Counterpoint: is it ethical to order "do not resuscitate" without patient consent? Chest. 2007;132:751-4.

13. Mercurio MR. Faking it: unnecessary deceptions and the slow code. Am JBioeth. 2011;11:17-8.

14. *Quill TE, Bro*dy H. Physician recommendations and patient autonomy: finding a balance between physician power and patient choice. Ann Intern Med. 1196;125:763-9.

15. *Sande*rs A, Schepp M, Baird M. Partial do-not-resuscitate orders: a hazard to patient safety and clinical outcomes? Crit Care Med. 2011;39:14-8.

16. *Wais*el DB, Burns JP, Johnson JA, et al. Guidelines for perioperative do-not-resuscitate policies. J *Clin Anesth. 2*002;14:467-73.

33
영구적 기계순환 보조 장치와 윤리적 문제

영구적 기계순환 보조장치(mechanical circulatory support devices, MCSDs)는 말기 심부전 환자의 증상이 최적의 치료에도 불구하고 호전되지 않을 때 이식하는 기계이다. MCSDs는 좌심실보조장치(left ventricular assist device, LVAD), 우심실보조장치(right ventricular assist device, RVAD) 그리고 양심실보조장치(biventricular assist device, BiVAD) 등 세 가지가 있으며 심실의 수축기능부전을 대체한다. 이들 장치는 심장이식 전까지 또는 심실기능을 회복하기까지 과도기 단계의 단기 치료이다. 또한 심실기능이 회복 불가능하고 심장이식 대상이 되지 않는 경우에 장기간 치료 또는 영구적 치료(예: destination therapy, DT)로서 사용되기도 한다. MCSDs는 순환 측면에서 두 가지 타입으로 기능을 분류할 수 있다. 첫 번째는 무박동성 지속적 혈류(예: HeartMate II; Thoratec Corp, Pleasanton, California), 두 번째는 박동성 혈류이다(예: SynCardia Total Artificial Heart; SynCardia Systems Inc, Tucson, Arizona). 이 장치들은 일반적으로 개심수술에서 심폐우회술을 실시하는 동안 사용한다. 좌우 심실은 인공심장이 삽입되기 전에 제거한다. 모든 MCSDs는 피부 밖으로 빼어 외부 전원과 제어장치에 연결된 동력전달장치에 연결한다.

MCSD를 받은 사람 전체를 대상으로 했을 때 2년간 실제 생존율은 70%이고, 영구적으로 사용하는 경우 생존율은 55~63%로 감소한다. 고령자, 보상부전, 신부전, 우심실부전, 외과적 합병증의 경우 사망률이 증가한다. MCSD를 받은 사람의 사망 원인은 다음과 같다; 장치 관련 부작용 혹은 기존에 동반된 두 개 이상 만성 질환(예: 말기 신질환, 간경화, 말기 폐질환, 악성종양의 전이)의 악화, 혹은 앞의 두 가지가 동시에 발생할 경우이다.

MCSD 관련 부작용으로는 감염, 위장관 출혈, 오작동, 뇌경색, 뇌출혈, 신경정신과적 장애, 그리고 정신적 스트레스 등이 있다. MCSD를 이식한 후 12개월 이상 이러한 부작용(예: 감염, 출혈, 장치 오작동, 뇌졸중, 죽음)에서 벗어나는 환자는 30%가 되지 않는다. 부작용을 경험한 생존자의 삶의 질 관련 정보는 알려진 바가 적다. 따라서 MCSD는 시술을 받은 환자 중에서 일부의 생존을 연장하지만, 부작용으로 인해 삶의 질과 생애말기 질병-삶 곡선은 변화하게 된다(그림 33-1). 이러한 변화는 여러 가지 윤리적 문제를 초래한다.

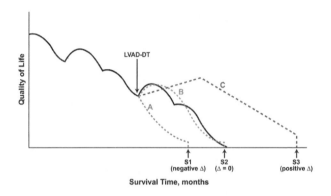

그림 33-1. 좌심실보조장치와 생애말기 곡선

장치 이식 후에 생애 마지막 단계의 생존곡선(S1, S2, S3)은 세 가지이며 가로축에 해당한다. A궤적의 경우, 환자 수술 후 합병증이 초기에 나타났고 생존기간(S1)은 최적의 (실선 표기) 경우에 비해 짧다. B와 C의 궤적은 환자들이 수술 후 회복하였고 장치를 통해 생존하지만 장치 관련 부작용(감염, 위장관 출혈, 오작동, 뇌경색, 뇌출혈, 신경정신과적 장애, 혹은 동반 만성 질환(LVAD와 무관한 우심부전, 말기 신질환, 간경화, 말기 폐질환, 악성종양의 전이)의 악화로 사망한다. 치료에 대한 부담은 환자의 삶의 질에 부정적인 영향을 끼칠 수 있다. 궤적 B나 C에 있는 환자는 삶의 질을 받아들일 수 없는 경우(주관적인 만족감) 장치의 전원을 꺼 달라고 요구할 수 있다. 최적의 경우와 비교하면 장치 이식은 궤적 B에서의 생존기간(S2)을 변화시킬 수는 없지만 궤적 C에서 보이듯 생존기간(S3)을 연장할 수도 있다. 일반적으로 장치를 비활성화 하면 급격한 궤적을 그리며 단 시간(수분에서 수시간)내로 사망에 이르게 된다. 이 결과는 이식 전에 환자와 삶의 마지막 순간에 치료 장치 비활성화를 논의하는 것이 왜 중요한지를 보여준다.

Creative Commons Attribution License의 약관에 따라 재구성함. Rizzieri AG, Verheijde JL, Rady MY, et al. Ethical challenges with the left ventricular assist device as a destination therapy. Philos Ethics Humanit Med. 2008;3:20.

기계순환보조장치(MCSD) 삽입 전 윤리적 이슈

충분한 정보에 근거한 동의(informed consent)는 자율성과 자기결정이라는 윤리 원칙을 따르는 것으로서 MCSD 이식에서 중요한 지표이자 핵심적인 윤리 문제이다. 표 33-1은 고지에 입각한 동의를 위해 필요한 최소 기준을 요약하고 있다. 의사결정능력이 부족한 환자의 경우 대리에 의한 동의는 응급 상황에서만 신중하게 적용하여야 한다.

표 33-1. 영구적치료(destination therapy)로서 좌심실보조장치를 위한 동의 요건

〈참여자〉
- 환자
- 대리결정자 또는 법적 대리인의 의학적 권한
- 보호자(예: 배우자, 성인이 된 자녀, 기타 중요한 가족이나 혈족)
- 담당 의사
- 완화돌봄전문의
- 심장전문의
- 심혈관수술(흉부외과)전문의
- 성직자
- 사회복지상담사

〈정보 내용〉
- 심부전 말기의 자연적 진행 과정에 대한 설명
- 최적의 의학적 관리에 대한 설명
- 완화돌봄과 증상 관리에 대한 설명
- 호스피스 서비스에 대한 설명
- 기계 삽입 수술 절차에 대한 설명
- 최적의 의학적 관리와 비교하여 기계 삽입의 이점에 대한 설명
- 기계 삽입 후 합병증에 대한 설명
    - 수술 후 단기간 내의 사망 또는 합병증
    - 수술 후 예상되는 입원과 회복기간
    - 기계 삽입 후 예상되는 생존기간
    - 예상되는 삶의 질(예: 신체적, 정신적, 사회적, 경제적)
    - 장기간의 합병증
        □ 기계 관련 합병증
        · 개심수술 후의 합병증
        · 신경학적 합병증
        · 감염
        · 기계의 조정

- 기계의 불량 및 고장
- 통증
- 소음과 수면관련문제
□ 동반 질환 또는 새로운 임상적으로 중요한 합병증 또는 상태
  - 지역사회병원 또는 의사들에 대한 교육 또는 통지
  - 입원환자의 특별치료를 위한 지역병원으로의 전원
  - 정기적 추적 방문 횟수
  - 병동 입원 횟수
  - 우심부전에 의한 새로운 난치성 증상의 발생
  - 사전돌봄계획(advance care planning)과 기록(예: 뇌졸중 발병 시, 심각한 감염, 기계의 교환 시, 의사결정능력 소실 시, 악성종양이 퍼졌을 경우)
  - 예상되는 생애 말기곡선
  - 기계 삽입 또는 삽입 없이 이식하지 않은 상태에서의 완화치료와 호스피스 관리
  - 장치 중단과 임종계획(언제 어디에서 기계를 종료할 것인가)
  - 생애말기 장기 기증 시 기계의 처리
- 기계 삽입 또는 삽입 없이 이식하지 않은 상태에서 발생하는 단기적, 장기적 의료관리 비용에 대한 설명
- 장치 삽입 후 간병인의 부담
  - 신체적
  - 정신적
  - 사회적
  - 문화적
  - 재정적
  - 일상적인 활동과 직업

의사소통의사소통 방법
- 대면 인터뷰
- 장치를 삽입한 환자들을 위한 지지그룹
- 시청각자료
- 전자자료(예: 웹사이트)
- 인쇄자료(예: 브로셔)

관련 정보의 이해 확인(환자와 간병인은 알려진 정보를 자신의 말로 풀어 설명할 수 있어야 한다.)
- 환자의 의학적 상태
- 장치 삽입을 위한 수술적 절차의 특성과 목적
- 장치 삽입의 이점과 위험요소
- 최선의 의료관리를 받게 될 경우의 이점과 위험요소
- 간병인의 부담
- 생의 마지막 단계에서 예측되는 변화
- 장치 삽입의 유무에 따른 완화치료와 호스피스
- 생의 마지막 단계에서 간병 계획
- 죽음을 맞는 방식

환자가 충분히 이해한 상태에서 의사결정이 이뤄진 것을 확인

- 환자가 의학적 상태의 심각성과 예측되는 결과를 인지한다.
- 환자가 약물치료와 장치치료를 비교할 수 있고 각각의 결과를 비교할 수 있다.
- 환자가 약물치료를 선택하지 않은 것에 대한 이유를 말할 수 있다.
- 환자가 장치치료를 선택한 이유를 말할 수 있다.

말기 심부전의 증상 관리를 위해 다학제, 환자중심 진료모델(patient-centered care model)에 완화치료를 통합하는 것도 또 다른 윤리적 문제이다. 질병 초기 양질의 완화돌봄을 시행하면 질병이 진행함에 따라 발생할 수 있는 불가피한 증상들을 효과적으로 관리할 수 있다. 문제가 되는 증상을 적절하게 관리하면 환자의 삶의 질을 높일 뿐만 아니라 MCSD와 같은 침습적인 치료 시기를 미루거나 피할 수도 있다. 그러므로 MCSD의 잠재적인 수혜자들에게는 완화치료가 권장된다.

의료진이 MCSD를 일시적이거나 영구적 치료로서 시행하는 목적을 분명히 할 수 없는 경우에도 윤리적 문제에 부딪히게 된다. MCSD의 목적이 결정되지 않을 때, 이를 "결정을 위한 과도기(bridge to decision)"라고 부른다. 이런 상황에서 사전동의를 얻는 것은 실질적이지 않다. 왜냐하면 의료진이 치료의 계획과 소요기간, 목적을 정확하게 설명할 수 없기 때문이다. 환자와 가족은 치료의 불확실성 그리고 장기이식 후보상태와 영구적 치료를 두고 의사결정을 내리는 과정에서 신체적, 정신적 스트레스를 받을 수 있다. 결국 "아무 곳도 아닌 목적지(destination to nowhere)"를 향하는 상황이 될 수도 있다. MCSD 삽입은 높은 사망률, 이환율과 관련이 있고, 환자와 가족에게 상당한 감정적, 재정적 부담을 준다. 혈류식 LVAD를 이용한 치료의 예상 비용은 연간 167,208달러이다. LVAD로 인해 발생되는 미국노인의료보험(medicare)과 저소득층의료보장제(medicaid)의 연 지출은 2005년 5,700만달러에서 2009년 2억 4,100만 달러로 증가했고, 이 추세를 미래에는 감당하기 어려울 것으로 보인다. MCSD 치료에서 목적이 불분명할 경우 생애 말기에 사전돌봄계획을 세우는 것도 어렵다. 사전의료의향(healthcare directives)에는 MCSD를 중단하는 상황에 대한 정확하고 자세한 지시를 반드시 포함하여야 한다. MCSD를 받은 후 심장이식을 받은 환자들은 최종 치료로 MCSD를 시행한 환자들보다 생존기간도 더 길고 이환율도 더 낮다.

MCSD 이식 후 윤리적인 문제

MCSD 이식 후 윤리적인 문제들은 다음과 같다.

1) MCSD치료로 인해 환자의 생활이 바뀌게 된다(예: 빈번한 외래 방문, 상태 악화에 의한 입원, 약물 처방에 대한 순응, 기계 오작동, 기계 교체). 또한 수면 중 자세를 바꾸는 것, 샤워하는 것, 운전하는 것 등 일상생활에도 변화가 오게 된다. 이와 같이 피할 수 없는 조정과 삶의 변화들은 환자와 가족들에게 육체적, 정신적, 사회적 부담이 될 수 있다. 이러한 사회심리적 어려움과 적응장애는 조기에 정신과적인 평가와 관리가 필요하다. 치료에 대한 부담은 새로운 합병증 또는 기존 합병증의 악화에 의해 더욱 가중될 수 있다(예: 말기장기부전 또는 암).

2) MCSD 치료에서는 보호자의 역할이 굉장히 중요하다. 보호자는 환자가 퇴원한 후 책임지고 돌봐줄 수 있는 사람들로, 보통 급여를 받지 않는 가족이나 친척 또는 가까운 친구들이며 환자를 24시간 돌봐줄 수 있어야 한다. 보호자는 가정에서 MCSD의 사용에 대해 철저한 교육과 훈련을 받아야 하며 생명에 위협을 초래하는 문제들을 인식하고 도움을 요청할 수 있어야 한다. 보호자들은 기계가 알람음을 울릴 때 이를 해결하고, 배터리 교체, 동력전달장치 드레싱, 외래 방문, 약물 투여 등을 할 수 있어야 한다. 보호자의 책임과 책무들은 육체적, 사회정신적, 재정적인 문제를 초래할 수 있다. 이러한 문제들을 초기에 인식하고 관리하기 위해 보호자와의 주기적인 면담이 필요하다.

3) MCSD의 부작용은 새로 발생한 증상과 관련되기도 하며, 이럴 경우 환자의 완화요법에 더욱 신경을 써야 한다.

4) 환자의 생애말기에 MCSD의 중단 시점을 두고 의료진과 환자 또는 환자의 대리인과 의견이 다를 수 있다. 갈등이 합의되지 않는 경우 병원윤리위원회 자문이 필요하다. 가능하면 이 문제는 MCSD 삽입 초기에 다루는 것이 좋다.

5) MCSD로 인해 임종 돌봄과 환자 및 가족들이 경험하는 죽음의 방식이 바뀌게 된다. MCSD 중지 시기를 결정하는 것, 작동을 중지하기 전 환자 진정을 유도하는 것, 작동 중지 후 환자의 급격한 임종을 지켜보는 것은 남은 유족들에게 커다란 정신적 후유증을 남길 수 있다(예: 죄책감, 우울함, 외상후스트레스장애 등)

6) 심각한 신경 손상을 입어 신경학적 사망에 이른 MCSD 이식환자의 경우 장기 기증을 고려할 수 있다. 이때는 뇌사 기준에 도달할 때까지 기계 환기를 시행할 수도 있다. 하지만 비박동성 지속순환(nonpulsatile continuous-flow circulation)이 두개 내 관류에 미치는 영향과 침상에서 진행하는 신경학적 검사에 대한 신뢰도가 알려지지 않았기 때문에 신경학적 사망진단이 얼마나 정확하느냐에 대한 문제가 존재한다.

MCSD 의 중단

생애말기(또는 임종기)에서 MCSD를 중단하는 것은 윤리적으로 많은 논란이 있다. MCSD의 중지는 받아들일 수 없는 수준의 삶의 질(예: 견디기 힘든 육체적, 사회적, 재정적, 정신적 부담) 때문에 더 이상의 치료가 소용이 없다고 판단되거나, 새롭게 발병한 치명적인 질환(예: 뇌사, 쇼크, 심한 감염, 복합장기부전, 저산소증, 치명적인 기계 오류) 때문에 생리학적으로 더 이상의 치료가 소용없을 때 시행한다. 의사는 MCSD의 작동을 중단하여 임종 과정을 좀 더 편하게 하거나 또는 MCSD의 작동을 중단하지 않은 상태에서 생명을 위협하는 새로운 질환의 치료 대신(예: 항생제, 혈관작용제, 기계환기, 혈액 투석의 제한) 지지적인 치료만 실시할 수도 있다.

선택적 MCSD 중단은 죽음을 허용하는 것인가 돕는 것인가? 이 질문에 답하기 위해서는 몇 가지가 검토되어야 한다. 첫 번째, MCSD 중단은 순환의 즉각적인 정지를 야기한다. 자연 상태의 심장은 MCSD 삽입 때문에 더 이상 순환을 유지할 수 없다(좌심실과 흉부대동맥을 직접적으로 연결하고 대동맥 판막을 수술적으로 폐쇄하거나 심실을 절제하기 때문). 따라서 MCSD 중단의 병리생리학적 과정은 심부전으로 자연스럽게 사망하는 것과는 다르다. 둘째, 정상적인 MCSD 수술은 약으로 호전이 없는 심부전 증상을 완화시킨다. MCSD 중단은 사망 전까지 약물로는 관리하기 어려운 고통스러운 심폐증상을 초래할 수 있다. 세 번째, MCSD 중단 없이도 생명을 위협하는 급성 질병(예: 극복이 힘든 감염, 대량 출혈, 복합장기부전, 뇌졸중)의 치명적인 병리생리학적 과정으로 죽음에 이를 수 있다. 이러한 경우에 MCSD의 정상적 작동이 해를 끼치거나 고통을 야기하지 않으며 한편으로 죽음을 막아 주지도 않는다. 네 번째로 마약성 진통제와 벤조다이제핀계의 약물을 이용해 예방적으로 깊은 진정을 유도하는 것이 MCSD 중단에 따르는 고통을 조절해준다는 임상적 증거는 없다. 다섯 번째, 환자나 보호자가 MCSD 중단을 결정해 이를 시행한 뒤 사망에 이르게 된 경우 그 행동은 자살이나 살인으로 여겨질 수 있다. 만약 의사가 MCSD를 중단하는 경우에는 죽음을 돕는 것이 아니라고 할 수 있을까? 심장보조장치에 대한 과거 판례들의 법적 분석에 따르면, "중단은 의사조력 죽음의 또 다른 형태를 의미한다"고 결론짓고 있다. 이러한 논쟁과 다른 입장에서 Kraemer는 '장치는 신체의 자연적 일부가 아니므로 윤리적 관점에서 보는 것과는 다르다'고 하였다.

옹호론자들은 자율성의 원칙과 치료를 거부할 환자의 권리를 기초로 선택적 MCSD 중단을 정당화해왔다. 치료의 철회와 유보가 도덕적, 법적으로 동등하며 이는 중환자실에서 임종기 생명유지장치를 철회하는 것과 유사하다고 보았다. 하지만 비판가들은 이러한 정당화의 결함을 지적해 왔다. 자율성 존중은 잠재적으로 발생 가능한 고통스러운 증상과 MCSD 중단으로 인한 수명단축에 대한 논의가 선행된 후에 충분한 정보를 통해 동의를 구하는 것을 조건으로 한다. 그리고 치료를 중단하거나 유보하는 것은 본질적인 치료인 MCSD에는 적용될 수 없다. 필수 치료로서 MCSD의 특징은 다음과 같다. 1) 신체의 다양한 요구들에 적응하는 능력 2) 환자의 순환기계에 통합 3) 환자의 순환생리에 통합 4) 필수기능을 위한 정상적인 수술. MCSD의 유보나 중단의 비등가성은 심장이식 후 이식 받은 심장의 철회나 면역억제제를 중단하는 것과 유사하다. 비판가들은 "의사가 치료를 중단하는 것"이 "적극적으로 삶을 끝내는 것"과 같다고 했다. 이런 관점에서 MCSD 중단이나 영구 심장박동기의 중단은 적극적으로 삶을 중단하는 것으로 여겨진다. 또 다른 잠재적인 시나리오에서는 MCSD 수혜자가 MCSD를 자신의 몸의 일부라고 생각할 수 있다. 이 사람들에게 MCSD 중단은 적극적 안락사로 받아들여진다. 임종기 돌봄에서 MCSD 중단을 계획할 때 수혜자의 종교적 그리고 문화적 가치에 민감해야 한다. 대부분의 종교와 문화는 적극적으로 삶을 마감하는 것을 금지하고 있다. MCSD 중단이 가져올 급작스러운 죽음은 환자 본인과 가족에게 고통스러운 경험일 수 있으며 높은 수준의 완화요법을 제공하는 것으로 대체할 수 없다.

참고문헌

1. Bekelman DB, Nowels CT, Retrum JH, et al. Giving voice to patients' and family caregivers' needs in chronic heart failure: implications for palliative care programs. *J Palliat Med.* 2011;14:1317-24.

2. Bramstedt KA. Destination nowhere: a potential dilemma with ventricular assist devices. ASAIO J. 2008;54:1-2.

3. Bruce CR, Smith ML, McCullough LB. Clarification of the intent of ventricular assist devices before patient consent. J Thorac Cardiovasc Surg. 2013;145:1423-5.

4. Buck HG, Zambroski CH. Upstreaming palliative care for patients with heart failure. *J Cardiovasc Nurs.* 2012;27:147-53.

5. Byram EK. Upstream palliative care for the patient with a left ventricular assist device as destination therapy. Dimens Crit Care Nurs. 2012;31:18-24.

6. Firstenberg MS, Louis LB, Sai-Sudhakar CB, et al. Organ donation after brain death after long-term left ventricular mechanical support. J Heart Lung Transplant. 2008;27:815-6.

7. Goodlin SJ. Palliative care in congestive heart failure. *J Am Coll* Cardiol. 2009;54:386-96.

8. Huddle T, Amos Bailey F. Pacemaker deactivation: withdrawal of support or active ending of life? Theor Med Bioeth. 2012;33:421-33.

9. Kirklin JK, Naftel DC, Kormos RL, et al. Fifth INTERMACS annual report: risk factor analysis from more than 6,000 mechanical circulatory support patients. *J* Heart Lung Transplant. 2013;32:141-56.

10. Kraemer F. Ontology or phenomenology? How the LVAD challenges the euthanasia debate. Bioethics. 2013;27:140-50.

11. Mueller PS, Swetz KM, Freeman MR, et al. Ethical analysis of withdrawing ventricular assist device support. Mayo Clin Proc. 2010;85:791-7.

12. Mulloy DP, Bhamidipati CM, Stone ML, et al. Orthotopic heart transplant versus

left ventricular assist device: a national comparison of cost and survival. J Thorac Cardiovasc Surg. 2013;145:566-74.

13. *Noah L. Turn* the beat around? Deactivating implanted cardiac-assist devices. William Mitchell Law Rev. 2013;39:1229-86.

14. *Rady MY, Verheijde J. LVADs as* destination therapy: difficult ethical decisions. Lahey Clinic Journal of Medical Ethics. 2011;18:1-2.

15. Rady MY, Verheijde JL. Determining brain death *after therapeutic hypo*thermia on nonpulsatile continuous-flow mechanical circulatory support devices. J Cardiothorac Vase Anesth. 2013;27:e8-e9.

16. Rady MY, Verheijde JL. Ethical challeng*es with deactivation of durabl*e mechanical circulatory support at the end of life: left ventricular assist devices and total artificial hearts [published online March 22, 2012]. J Intensive Care Med. doi:2010.1177/0885066611432415.

17. Rizzieri AG, Verheijde JL, Rad*y MY, et al. Ethical* challenges with the left ventricular assist device as a destination therapy. Philos Ethics Humanit Med. 2008;3:20.

18. *Rogers JG, Bostic RR,* Tong KB, et al. Cost-effectiveness analysis of continuous-flow left ventricular assist devices as de*stination th*erapy/clinical perspective. Circ Heart Fail. 2012;5:10-6.

19. Teuteberg JJ, Ewald GA, Adamson RM, et al. Risk assessment for co*ntinuous flow left* ventricular assist devices: does the destination therapy risk score work? An analysis of over 1,000 patients. *J Am Coll Cardiol.* 2012;60:44-51.

34

도덕적 고뇌: 가치관이 달라 갈등할 때 어떻게 해야 할까

때때로 의료진은 스스로 의사 결정을 내려야 하는 상황에서나 환자, 다른 전문 가와 협의해야 할 때 윤리 가치의 갈등을 경험한다. 어떻게 하면 이를 해결할 수 있을까?

3장에서는 윤리 문제를 탐구하는 체계적 방법을 네 가지 주제에 따른 접근방 식(four topic approach)으로 논의해 보았다. 물론 이는 그렇게 쉬운 일만은 아니 다. 개개인의 도덕적 신념에는 차이가 있으므로, 네 가지 주제에 따른 접근방식 을 이용하는 것이 어떤 이에게는 완벽히 수용 가능한 접근일 수 있지만 다른 사람 에게는 도덕적으로 비난 받을 만한 일이 될 수도 있다. 개인의 도덕적 신념은 가 족적 가치들, 전문직 윤리 강령, 종교, 정치적 관점과 삶이나 직업 경험 등 다양한 요인의 영향을 받으며 다르게 형성된다. 예를 들어, 여호와의 증인 신자의 수혈 거부를 들 수 있다. 만일 의료진이 여호와의 증인과 동일한 신념을 가진 것이 아 니라면 수혈을 하지 않음으로써 환자 진료에 실패했다고 느낄 수 있다. 심지어는 환자의 소망에 따라 혈액 조달을 중단한 것임에도 마치 자신이 환자에게 해를 끼 친 것처럼 생각할 수도 있다. 또 다른 예로, 의료진은 환자가 고통받고 있다고 생 각한다면 환자가 자연스러운 죽음을 맞이하기를 권할 수도 있다. 그러나 이와는 대조적으로 가족은 의료진이 하는 일을 "신의 뜻"으로 보고 자신의 종교적 신념 에 따라 "신이 그의 일을 할 수 있도록" 모든 지원을 바랄 수도 있다. 이러한 갈등 이 의료진의 도덕적 정체성을 위협할 정도로 심각할 경우, 도덕적 고뇌(moral distress)를 경험하게 된다. 도덕적 고뇌는 개인의 윤리적 의무와 개인의 핵심 가 치가 위배되었다고 인식할 때 발생하며 정서적, 신체적, 심리적 고통을 유발한다.

도덕적 고뇌는 "직업적인 가치와 기준에 따른 도덕적인 행위자가 되지 못했다는 위태로운 경험이다. 이는 직장 내 환경의 사회-정치적, 문화적 배경 등 여러 상황에 의해 형성되는 관계형 경험이다." 윤리적 스트레스 상황에 부딪히는 사태를 최초로 경험한 이후에 이를 반복적으로 경험하게 되면 고뇌는 시간에 따라 증가하고 지속될 수 있다. 이를 도덕적 잔류(moral residue)라고 부른다. 도덕적 고뇌는 소진, 연민 피로 또는 외상 후 스트레스 증후군과는 별개의 구조이지만 이러한 증상들과 함께 발생할 수 있다.

윤리적 신념의 개인적 차이는 사람마다 특정 상황에 어떻게 접근하는지 뿐만 아니라 조직문화의 발전이 어떤 식으로 영향을 주는가에 따라 다르게 나타난다. 조직 문화는 의사, 직원, 환자와 그 가족을 지원하는 정책과 구조를 형성한다. 도덕적 고뇌는 한 개인이 자신이 직면해 있는 상황에서 취해야 할 올바른 행동이 무엇인지 알고 있지만, 제도적 문제들로 인해 그렇게 행동하지 못할 때 발생할 수 있다. 실제로 도덕적 고뇌란 "개인이 무엇이 올바른 일인지는 알고 있으나 제도적 제약으로 인해 그러한 행동을 추구하는 것이 거의 불가능한 것"으로 정의된다. 다음의 예들을 살펴보자. 간호사는 병원 정책과 마취제의 약물 한도를 알고 있지만 임종을 앞둔 환자가 진통제를 더 요청하고 있다면 이를 어떻게 느낄까? 간호사가 확인하기로는 환자의 고통은 환자의 치료가 효과가 없었기 때문이 아니라 의사의 전화 응답 시간 등 내부 규칙으로 인해 통증 관리를 위한 시기적절한 처방을 내리지 못했기 때문에 발생했다고 가정해 보자. 게다가 환자의 가족은 간호사와 함께 침대 옆에서 환자가 고통받는 것을 보고 있다. 또 다른 예로, 가족이 없는 노숙자의 경우에 연명의료를 철회하기로 하였으나 가족이 없는 환자의 연명의료 철회에 관련한 정책이 없다는 것을 알게 된다면 담당 의사는 어떤 기분이 들까?

의사결정을 내리거나 치료와 돌봄을 제공하는 사람들이 어떤 행위를 하기 위해 자신의 신념, 가치관과 원칙들을 타협해야 한다면 도덕적 고뇌가 생길 수 있다. 도덕적 고뇌는 보건의료분야에 종사하는 사람이라면 누구나 경험할 수 있는 관계적 개념이다. 이들은 개인 또는 전문적인 가치관과 책무를 타협해야만 했기 때문에 자신의 통합성과 정체성에 대한 혼란을 겪을 수 있다. 도덕적 고뇌는 도덕적 고뇌 척도(moral distress scale, MDS, MDS-R로 개정됨)로 정도를 확인할 수 있으며 도덕적 고뇌 온도 시각척도(moral distress thermometer visual analogue scale)를 사용할 수 있다.

도덕적 고뇌는 분노, 슬픔, 무력감, 좌절과 도피 행동을 초래할 수 있으며 이는 환자를 간호하는 과정에 악영향을 줄 수 있다. 더 나아가 이러한 상황이 반복적으로 발생할 경우 연민 피로(compassion fatigue)나 소진(burnout)을 유발할 수 있으며 자신의 직무를 포기하려는 생각을 하게 만들고 신체적 피로와 스트레스 장애를 일으킬 수 있다. Varco 등 연구진은 이러한 증상은 서로 연관성을 지니고 있지만 다르다고 주장하였다. 간호사가 겪는 도덕적 고뇌는 의사-간호사 간의 협력 관계를 약화하고 직무적 자율성을 감소시키는 결과를 초래한다. 미국간호사협회 윤리강령(American Nurses Association Code of Ethics)에서는 윤리 위반이 반복되고 간호사들이 자신의 통합성을 유지할 수 없게 될 경우에는 소속된 기관에서의 퇴직을 포함해 그 상황에서 벗어날 권리를 지닌다고 선언하였다. 나아가 미국중환자 간호협회(american association of critical-care nurses, AACN)는 공공정책을 발표하고 병원이 도덕적 고뇌를 평가하고 확인하여 문제를 다룰 의무가 있다고 하였다. 이 보고서에서 간호사는 도덕적 고뇌에 대해 알아야 할 필요가 있으며 필요할 경우 모든 수단을 동원하여 행동할 수 있도록 하였다. 또한 미국중환자 간호협회는 도덕적 고뇌를 최소화하기 위한 전략들을 습득할 수 있는 도구(toolkit)를 개발하였다.

윤리적 문제들을 다룰 때 체계적인 접근 방법을 사용한다면 도덕적 고뇌를 방지하고 최소화하는 것이 가능하다. 예방을 위한 첫 번째 방안은 의사결정으로 이어지는 분석과 탐색 과정에 전체 의료진을 포함하는 것이다. 만일 의사가 단독으로 사례를 분석하고 결정하고 있다면, 환자의 치료에 참여하는 사람들은 논의가 필요한 사항이 있을 때 토의에 참여할 수 없게 되거나 상황에 따라 자신들의 생각을 자세히 다루고 실존적 고뇌와 근본 원인을 분석해 볼 기회를 가질 수 없게 될지도 모른다. 다음 단계에서 환자에게 필요한 것이 무엇인지를 논리적으로 도출하려면 의료진의 건강을 유지하는 것만큼이나 윤리 상담도 굉장히 중요하다. 일련의 진행 과정에서 배제되었을 때, 의료계 종사자는 아무도 자신에게 귀를 기울이지 않는다는 느낌을 받는 동시에 무력감, 자신감 저하, 상황에 대한 영향력이 줄어듦을 느끼게 되며, 이것이 바로 도덕적 고뇌의 전조들이다. 미국간호사협회의 윤리강령에 나와 있듯이, 간호사들은 도덕적 행위자로서 행동할 것을 요구 받는다. 만일 간호사들이 분석과 논의에 참여할 기회를 부정당하게 된다면 윤리강령에 대한 간호사들의 맹세를 침해하는 것이며 동시에 도덕적 고뇌가 발생할 가능성은 커지게 된다. 삶과 죽음이라는 상황에서 의사결정을 내리는 부담감은 누군가에게는 괴로움을 유발할 수 있지만 진행 과정에서 배제가 되는 것도 괴로움이 될 수 있다. 의사결정 과정에서 간호사들이 배제되는 것은 간호영역에서 발간된 도덕적 고뇌에 관한 다수의 문헌을 뒷받침하는 결과로 이어질 수 있다. 규칙과 관련한 모든 것은 의사결정 과정에 포함되어야 한다. 게다가 의사결정에 참여하고자 하는 가족들의 열망을 충분히 고려하고 존중해야 한다. 가족들의 참여 열망에 따라 의사결정 참여를 허용하면 가족들의 고통을 줄여줄 수 있다고 알려져 있다.

스트레스를 다루는 데 영향을 줄 수 있는 두 가지 요소는 책무성과 노출(exposure)이다. 첫째, 의사의 기록은 환자를 위한 공식적인 책무이자 의사결정의 부담을 감당하는 것이다. 이 과정을 돕는 데 참여한 다른 이들은 의무를 갖고 있긴 하지만 일차적 부담은 "배의 선장"에게 남겨진다. 두 번째, 스트레스에 노출된 시간의 양을 도덕적 고뇌의 정신적 부담에 대한 위험 요소로 고려해야 한다. 중증환자를 돌보는 간호사는 대부분 12시간 교대 근무를 한다. 만일 중환자의 치료 계획이 간호사의 개인적인 가치관을 침해하게 된다면 간호사는 근무하는 시간 내내 스트레스 요인에 직접 노출되게 된다. 환자 곁에서 일하는 시간이 더 적은 의사나 협진의 등에 비해서 노출은 대략 12~48배 정도에 이른다. 반복되는 교대 근무 또는 다른 환자에게서 반복하여 경험하면 노출 시간이 증가한다. 간호사들은 환자를 돌보는 데 하루의 대부분을 할애하지만 문제가 발생했을 때 도움이나 고뇌에 관해 이야기하는 것에 조금도 편안함을 느끼지 못한다. 이러한 이유로 위협적이지 않은 분위기에서 논의를 이끌고 상대방이 자신의 이야기를 경청하고 있다고 느낄 수 있도록 열린 대화를 지지하는 것이 중요하다.

임종을 앞둔 환자를 보살피는 사람들은 더 높은 비율로 도덕적 고뇌를 경험한다고 알려져 있다. 의료인은 토론과 검토를 활성화하는 과정에 익숙해져야 한다. 검토에는 여러 가지 형식이 있을 수 있다. 완화 돌봄 상담을 초기부터 시행하는 것은 문제가 커지는 것을 예방할 수 있다. 상황이 발생한 이후에 일상적인 사례 토의를 하는 것은 시점상 논란이 있다. 또 다른 대안으로는 윤리 상담이 있다. 그러나 직원들이 이러한 협의와 보고를 의미 있게 만들기 위해서는 자신의 고뇌를 표현하는 방법을 훈련 받을 필요가 있다. 개인 상담은 도덕적 고뇌의 후유증을 치료하기 위해 꼭 필요하다. 고뇌를 경험한 직원은 정신과적 상담이 가능한 도움 프로그램에 경험 사실을 알려야 한다. 도덕적 고뇌는 보건의료인의 정신 건강과 복지뿐만 아니라 환자와 환자 가족에게까지 영향을 끼칠 수 있다. 도덕적 고뇌로 괴로워하고 있는 직원은 환자를 회피하게 되거나 환자에게 부적절한 돌봄을 제공할 수도 있다. 그로 인해 환자에게 치료가 지연되기도 하고 예고 없이 죽음에 이를 수도 있다. 죽음에 대한 준비가 되지 않은 가족은 재정적 부담, 개인적인 고통, 죄책감, 회피 행동을 보일 수 있다. 표 34-1은 도덕적 고뇌를 최소화하기 위한 제안들이다. 표 34-2와 34-3은 논의를 위한 질문 목록이다.

표 34-1 도덕적 고뇌 최소화하기

1. 윤리 원칙, 도덕적 스트레스를 인지하기, 모든 스트레스 상황을 논의하는 방법에 관한 훈련 제공
2. 회의, 브리핑, 윤리 상담에 참여할 사람과 이끌어 갈 사람에 대한 사전 훈련 제공
3. 환자, 가족 등을 의사소통과정과 회진에 참여시키기
4. 사망 가능성이 있는 환자, 복잡한 사례를 다루는 회의를 정기적으로 실시하기
5. 회진과 회의 과정에서 분노, 좌절, 회피와 같은 고뇌의 징후들을 평가하기
6. 스트레스 증상이 확인될 때, 완화 돌봄 상담이나 사례 회의 또는 윤리적 검토를 고려하기
7. 스트레스 상황을 논의할 수 있는 포럼 개최
8. 직원을 위해 운영 중인 지지 시스템에 대해 안내하기
9. 회의나 윤리 상담 기회를 환자와 가족들에게 알리기

표 34-2 토론을 위한 질문

당신이 도덕적 고뇌라고 느꼈던 때에 대해 기술해보시오.

무엇이 감정과 반응을 자극하였습니까?

어떤 가치와 도덕적 의무들이 충돌하였습니까?

당신이 옳은 일을 하고 있다고 느끼는 것을 방해하는 것들은 무엇입니까?

이러한 일이 발생하지 않도록 하기 위한 행동에 대해 생각해본 것이 있습니까?

만약 당신이 오늘과 같은 상황에 또다시 처한다면 어떻게 다르게 행동할까요?

표 34-3 문제

아래의 항목 중에서 보건의료 종사자의 도덕적 고뇌를 줄여줄 수 있을 것으로 생각되는 것은 어떤 것입니까?

A. 의사결정을 위한 토론에 참여시키는 것
B. 가족의 방문을 제한하는 것
C. 스트레스에 잘 대처하기 위해 스트레스원에 더 노출시키는 것
D. 환자의 가족에게 결정 권한을 주는 것

정답; A

요약하면 도덕적 고뇌는 한 사람이 자신의 윤리적 신념이나 가치에 기반을 두어 행동하지 못할 때 발생할 수 있다. 도덕적 고뇌는 감정적이고 정신적이며 신체화 될 수도 있다. 도덕적 고뇌는 환자, 가족, 직원, 의료진에게도 발생할 수 있다. 도덕적 고뇌를 경험한 사람들은 이를 이야기할 수 있도록 격려와 지지를 받아야 한다. 병원은 도덕적 고뇌를 다루기 위한 지지를 제공할 필요가 있다. 환자, 가족 중심의 치료 모델은 함께하는 의사결정을 포함한 다학제간 의사소통을 촉진해 도덕적 고뇌가 발생하는 것을 최소화할 것이다.

참고문헌

1. Code of Ethics for Nurses With Interpretive Statements. Washington, DC: American Nurses Association; 2001:27.

2. Cohen JS, Erickson JM. *Ethical* dilemmas and moral distress in oncology nursing practice. Clin J Oncol Nurs. 2006;10:775-80.

3. Corley MC, Elswick RK, Gorman M, et al. *Development and* evaluation of an oral distress scale. J Adv Nurs. 2001;33:250-6.

4. Dahnke MD. The role of the American N*urses Association* Code in ethical decision making. Holist Nurs Pract. 2009;23:112-9.

5. Davidson JE, Powers K, Hedayat KM, et al. Clinical practice guidelines for support of the family *in the patient-center*ed intensive care unit: American College of Critical Care Medicine Task For*ce 2004-2005. Cri*t Care Med. 2007;35:605-22.

6. Davis S, Schrader V, Belcheir MJ. Influencers of ethical beliefs and the impa*ct on moral* distress and conscientious objection. Nurs Ethics. 2012;19:738-49.

7. Elpern EH. Trouble in the ICU: diagnosing moral distress. Chest Physician. June 2008;8-9.

8. Epstein E*G, Hamric AB. Moral d*istress, moral residue, and the crescendo effect. J Clin Ethics. 2009;20:330-42.

9. Espinosa L, *Young A, Walsh T.* Barriers to intensive care unit nurses provi*ding terminal care:* an integrated literature review. Crit Care Nurs Q. 2008;31:83-93.

10. Figley, C. Compassion Fatigue: Coping With Secondary Traumatic Stress Disorder *in Those W*ho Treat the Traumatized. New York, NY: Brunner/Mazel; 1995:xxii, 268.

11. Gries CJ, Engelberg RA, Kross EK, et al. *Predictors* of symptoms of posttraumatic stress and depression in family members after patient death in the ICU. Chest. 2010;137:280-7.

12. Hamric AB, Borchers CT*, Epstein EG.* Development and testing of an instrument

to measure moral distress in healthcare professionals. Am J Bioeth. 2012;3:1-9.

13. Jameton A. Nursing Practice: *The Ethic*al Issues. Englewood Cliffs, NJ: Prentice-Hall; 1984:xviii, 331.

14. Kross EK, Engelberg RA, Gries CJ, et al. ICU care associated with symptoms of depression and posttraumatic stress disorder among *family members of patients who die in the ICU. Chest. 2011;139:795-801.*

15. *Maiden J,* Georges JM, Connelly CD. Moral distress, compassion fatigue, and perceptions about medication errors in certified critical care nurses. Dimens Crit Care Nurs. 2011;30:339-45.

16. Moral distress. AACN pu*blic policy state*ment. AlisoViejo, CA. *2008 [cited 2013 5/15].*

17. *Okah FA, Wolff DM, Boos VD,* et al. Perceptions of a strategy to prevent and relieve care provider distress in the neonatal intensive care unit. Am J Perinatol. 2012;29:687-92.

18. Papathanassoglou ED, Karanikloa MN, Kalafati M, et al. Professional autonomy, collaboration with physicians, and moral distress among European intensive care nurses. Am J Crit Care. 2012;21:e41-e52.

19. *Todaro-Frances*chi V. Compassion Fatigue and Burnout in Nursing: Enhancing Professional Quality of Life. New York, NY: *Springer; 2013.*

20. *Varcoe C, Pauly B, Webster G,* et al. Moral distress: tensions as springboards for action. HEC Forum. 2012;24:51-62.

21. Varcoe C, Pauly B, Webster G, *et al. Moral* distress: tensions as springboards for action. HEC Forum. 2012;24:51-62.

22. Weir M, Evans M, Coughlin K. Ethical decision making in the resuscitation of extremely premature in*fants*: the health care professional's perspective. J Obstet Gynaecol Can. 2011;33:49-56.

23. Wiegand DL, Funk M. Consequences of clinical situations that cause critical care

nurses to experience moral *distress*. Nurs Ethics. 2012;19:479-87.

24. Wocial LD, Weaver MT. Development and psychometric testing of a new tool for detecting moral distress: the Moral Distress Thermometer. *J Adv Nurs*. 2013;69:167-74.

35

함께하는 의사결정

이 장의 견해는 저자 개인의 것이며, 미 정부, 국방부나 해군의 공식적 입장을 대표하는 것이 아니다.

함께하는 의사결정(shared decision-making, SDM)은 의료와 관련된 결정을 내릴 때 환자와 의료 서비스 제공자가 함께 결정할 수 있도록 하는 협력적인 과정이다. 이는 과학적 증거와 함께 가능한 한 환자의 가치와 선호도를 고려한다.

- The Informed Medical Decisions Foundation

20세기와 미국 내 환자 자율성의 증대

19세기말, 의료에서 의사결정은 일반적으로 의사의 영역이었다. 몇몇 의료진은 치료와 관련된 결정을 하는 데 환자의 참여를 도모하기도 했으나 당시에는 온정주의 관습이 규범이었다. 그러나 20세기 이후로, 미국에서 내과·외과 등 임상 영역은 온정적 모델(a paternalistic model)에서 환자의 자율성 모델로 그 흐름이 변화하였다. 이러한 변화에는 판례, 연구 사전 동의와 관련된 사건, 그리고 철학적 물음을 포함한 여러 요소들의 영향이 있었다.

판례

몇몇 판례에는 미국에서의 사전 동의와 의학적 의사결정에 관한 중요한 함의가 담겨 있다. 가장 초기의 판례 중 하나는 1905년 Mohr v Williams의 경우였다. 미네소타 주 판례는 오른쪽 귀 수술에 동의한 환자, Anna Mohr에 관한 것이다. 수술과정에서 외과의사 Williams는 수술이 필요한 귀는 왼쪽 귀라고 생각하였고, 오른쪽 귀가 아닌 왼쪽 귀를 수술하였다. Mohr는 자신이 왼쪽 귀를 수술하는 데에는 동의하지 않았다고 주장하며 의사 Williams를 고소하였고 법정은 그녀에게 $14,322를 보상하라고 판결하였다. 이는 오늘날 화폐가치로 대략 $350,000 정도이다.

또 다른 판례는 1914년에 있었던 Schloendorff 대 뉴욕병원협회(The society of the New York hospital) 사건이다. 이 판례에서 Mary Schloendorff는 그녀가 마취상태에서 검사하는 것에 동의했으며 수술을 받고 싶지 않다는 소망을 분명하게 표현했다고 주장하였다. 그러나 검사를 실시하는 동안 의사는 종양을 발견하였고 그녀의 자궁을 제거하는 수술을 시행하였다. 이후 Schloendorff의 왼쪽 팔에는 괴사된 부분이 나타났고 손가락 몇 개를 절단할 필요가 있었다. 판결에 따르면, 재판관 Cardozo는 다음과 같이 썼다: "건강한 정신을 가진 성인 연령의 모든 인간은 자신의 신체에 행해지는 것을 결정할 권리가 있다; 따라서 환자의 동의 없이 수술을 진행한 외과의사는 폭행을 저지른 것이라 할 수 있으며 이러한 이유로 손상에 대한 법적 책임을 져야한다."

이외에도 여러 가지 소송사건들이 수술 전 환자로부터 동의를 받는 것과 관련하여 Cardozo 판사의 판결을 지지했다. 그러나 진정한 의미에서 '충분한 정보에 근거한 동의(informed consent)'로 개념이 확장된 것은 1957년 있었던 'Salgo 대 스탠포드 대학(stanford university)' 소송사건에 의해서였다. 환자였던 Salgo는 복부 대동맥의 부분적인 폐쇄가 있었다. 스탠포드 대학의 의료진은 진단을 목적으로 대동맥조영술을 제안했고 Salgo는 시술에 동의했다. 검사 과정에서 의사들은 그에게 시술의 일부 정보만 알려주었고, 검사 중 발생할 수 있는 치명적인 위험 등에 대해서는 알리지 않았다. 검사 결과 영구적인 양측성 다리마비(permanent bilateral leg paralysis)가 발생하였다. 이 사건에 대해 법정은 이렇게 기록하고 있다.

"의료진은 의무를 위반한 것이다. 어떤 정보이든 환자가 지적인 동의의 기초를 마련하는 데 필요한 것임에도 불구하고 환자에게 알리지 않았다면 그렇다. 의료진은 종종 두 가지 대안 중에서 반드시 하나를 선택해야만 한다. 하나는 수술 또는 시술 과정 중에 환자에게 있을 수 있는 모든 위험을 그 가능성에 관계없이 설명하는 것이다. 이는 과도하게 염려하고 있는 환자를 다시 경각 시켜 결국 위험이 낮은 수술을 거부하게 되는 결과를 초래할 수도 있다. 또한 환자의 염려 그 자체로 인한 생리학적 작용의 결과로 오히려 위험이 더 증가하는 결과가 나타날 수도 있다. 다른 하나는 환자마다 각기 다른 문제를 갖고 있으므로 환자의 정신적이고 정서적인 상태가 매우 중요하다는 점을 이해하는 것이다. 이는 특정 사례에서는 매우 결정적인 부분이 될 수 있다. 또한 위험 요소를 신중하게 논의할 때에는 사전 동의에 필요한 모든 사실을 온전하게 공개해야 한다는 것을 인지해야만 한다. 의료진은 사전 동의에 필요한 정보를 완전히 드러내면서 일관되게 신중함을 유지해야 한다."

20세기 들어 의학은 매우 발전하였고, 병원들은 극히 위중한 환자의 생명을 연장할 수 있게 되었다. 중환자실에서 환자의 수명 연장이 가능해질수록 생명유지를 위한 시술을 거부할 환자의 권리 범위와 대리 의사결정자들이 치료의 중단을 요구할 권한이 있는지에 대한 문제가 제기되었다. 아마 이에 관한 가장 파급력 있는 사건은 1976년의 Karen Ann Quinlan 사례일 것이다. 21세 여성인 Quinlan은 심각한 허혈성 뇌손상을 입어 식물인간 상태에 있었다. 뇌손상이 심각했기 때문에 그녀는 인공호흡기에 의존하는 상태였다. 그녀의 부모는 인공호흡기를 제거하고 편안히 죽음에 이를 수 있도록 해주기를 요청했으나, 병원은 법적인 검토를 하지 않고 이를 거부했다. 이 소송은 결국 뉴저지 대법원에까지 이르렀고 법원에서는 부모가 환자를 대신해 결정권을 가지며 사생활에 관한 권리에 입각해 인공호흡기를 제거할 수 있다고 판결을 내렸다. 더 나아가 당시 법정은 병원과 의사 모두에게 환자의 죽음에 대한 책임은 없으며, 앞으로의 사건에서도 법적인 재검토는 필요하지 않을 것임을 명시했다. 비록 인공호흡기를 떼어낸 후에도 Quinlan 은 몇 년 더 생존했지만, 이는 환자의 인공호흡기를 제거하고자 하는 다른 가족들 의 길을 밝혀주는 판결이 되었다.

1980년대에는 Nancy Cruzan의 부모가 병원을 상대로 딸의 영양관을 제거해 달라고 소송을 제기하였다. 1983년, Nancy Cruzan은 오토바이 교통사고로 인하 여 뇌에 심한 손상을 입고 식물인간 상태에 빠졌다. 미주리 법원은 영양관을 제 거하기 위해서는 "명백하고 확실한 증거"로서 그들의 딸이 그것을 원할 것임을 증명하길 요구하였다. 하지만 미주리 법원은 더 높은 수준의 증명을 요구할 권한 에 제약이 있었기에 이 판례는 미국 대법원으로 넘겨졌다. 대법원에서 그녀의 부 모는 명백하고 확실한 새로운 근거를 제시하여 사건은 미주리 법원으로 다시 돌 아왔으며 그 이후 영양관은 제거되었다. Nancy Cruzan은 그로부터 얼마 후 사망 하였다.

20세기를 거치면서 미국 내 많은 사례들이 환자들의 부모가 지닌 의학적 의사결 정권을 존중하는 쪽으로 진행되었다. 이 사건은 그 중 가장 영향력 있는 것이다.

연구에서의 사전 동의

미국에서는 위에서 제시된 사례의 영향력이 매우 컸으나, 전세계적인 관점에 서는 20세기에 걸쳐 사전 동의의 중요성이 강조되기 시작했다. 이러한 세계적 전 환은 잔혹한 실험들로 셀 수 없이 많은 희생자를 낳은 나치의 잔혹 행위에 의해 촉발되었다. 2차 세계대전 이후 선포된 뉘른베르크 강령(The Nuremberg Code) 은 나치의 끔찍한 행위에 대한 즉각적인 조치이며 이중 핵심 요소는 인간을 대상 으로 하는 실험에 앞서 필요한 사항들과 연구 참여자의 자발적인 동의이다. 이 강 령은 동의가 고지되어야 하며 잠재적 참여자들이 이성적이고 강압 없는 선택을 내릴 수 있도록 연구 요소에 관한 충분한 정보와 이해가 반드시 제공되어야 한다 고 기술하였다. 더 나아가 피실험자는 실험 도중 어떠한 시점에서라도 동의를 철회할 수 있음을 보장하였으며, 인간을 포함하는 연구라면 어떠한 것이든 안전 조치들을 구체화해야 한다고 하였다.

뉘렌베르크 강령의 근본적인 관점은 1964년 세계의사협회(World Medical Association)의 헬싱키 선언(Declaration of Helsinki)에서도 다시 한 번 되풀이되었다. 본 선언은 대체로 뉘렌베르크 강령에 동의하고 있으나 1960년대에 이르러서는 어린 아이의 연구 참여 금지 조항을 재논의하였다. 뉘른베르크 조항은 어린 아이는 참여 동의 권한이 부족하다는 이유로 연구 참여를 금지하였는데 이 때문에 오히려 소아에 대해 충분한 연구가 이루어지지 못한다는 점이 명백해졌다. 이러한 이유로 세계의사협회는 소아의 부모나 보호자의 동의를 포함해 구체적인 안전 장치가 주어질 수 있다면 소아를 포함한 연구를 시행할 수 있도록 조항을 개정하였다.

미국에서는 1974년 연구에 관한 법률을 제정하여 연방 규제를 위한 가이드라인을 제공하는 국가 기관을 설립하였다. 이 기관은 의생명 및 행동과학연구의 연구 대상자 보호를 위한 국립위원회(The National Commission for the Protection of Human Subjects of Biomedical and Behavioral Research)로서 1975년부터 1978년까지 10개의 보고서를 발행하여 인간 대상 연구를 윤리적으로 정당화하는 구체적인 요구 사항들을 서술하였다. 국가 위원회의 권고 사항들 중 상당수는 연방 법령에 통합되어 미국 내 인간 참여자 보호의 기초를 형성하고 있다. 이 중에서도 근본이 되는 것은 연구 참여자의 사전 동의이다.

철학적 탐구

앞서 살펴본 것과 같은 여러 판례와 연구참여 사전 동의를 지지하는 국제적인 노력으로 생명윤리 분야가 부상하기 시작하였다. 1979년 Beauchamp와 Childress는 『생명의료윤리의 원칙들(Principle of Biomedical Ethics)』 초판을 발간하여 자율성 존중(respect for patient autonomy), 해악금지(nonmaleficence), 선행

(beneficence), 정의(justice) 네 가지를 핵심 원칙으로 제시하였다. 20년 동안 환자의 자율성 존중의 원칙은 주요한 원칙으로 자리 잡게 되었으며 임상의들은 자율성을 최우선의 가치로서 고려하였다. 저명한 윤리학자들(Jonsen, Lo, Singer, Veatch 그 외 수많은 다른 학자들) 또한 의료와 관련하여 중요한 의사결정을 내릴 환자의 권리를 지지하였고 그러한 근본적인 권리와 임상 치료의 다른 필수 가치들 사이의 균형을 위한 권고안을 제시하였다.

자율성이라는 제왕

20세기 후반까지 미국의 많은 의료인들은 자율성을 사전 동의의 가장 근본적인 가치로 여겨왔다. 이는 환자의 권리를 강조하는 다수의 생명윤리학 문헌들에 의하여 촉진되었다. 의료인들은 환자의 자율성 강조가 의사의 영향력과 권력을 낮춤과 동시에 의료인의 부담을 경감시켜준다는 것을 인지하게 되었다. 의료인들은 어려운 선택에서 배제됨과 동시에 자신의 고유한 가치가 환자와 가족들의 권리보다 옳지 않을 수 있음을 받아들이게 되었다. 대부분의 의사들은 그들이 스스로 결정을 내리는 것을 선호하였고, 환자들이 너무 많은 통제를 받기를 원하는 경향이 있다고 추정하기도 하였다.

새로운 밀레니엄

자율성이 우위를 얻는 동안, 일부 의료인들이 환자들에게 부당하게 선택을 강요하여 환자 스스로 의료서비스 제공자를 떠나도록 만든다는 비판이 제기되었다. 페미니스트 윤리학자인 Alison Jaggar는 생명 윤리와 의학적 의사결정이 "여성적 가치"(예: 가족, 상호의존, 공동체, 감정)에 대비해 "남성적 가치"(예: 독립성, 자율성, 개별성, 이성)에 지나치게 초점을 두는 경향이 있다고 하였다. Jaggar

교수 외 연구자들은 (다수는 아닐지라도) 많은 사람들이 관계에 강한 영향을 받고 어려운 의사결정에 있어서 "자율성 우선(autonomy-first)"이 아닌 감정 중심의 접근을 선호한다고 주장하였다.

페미니스트 윤리학자와 여러 학자들의 주장은 미국인 대다수가 의학적 선택에서 함께하는 의사결정(shared decision-making, SDM) 접근을 선호한다는 것을 입증한 여러 경험적 연구에 의하여 지지되었다. 여러 지역에 걸쳐 광범위한 환자들과 대중을 연구하는 셀 수 없이 많은 연구자들은 미국인들이 일반적으로 환자 혹은 의료인 중심의 의사결정 보다 '함께하는 의사결정'을 선호함을 증명하였다. 유사한 연구들이 전 세계적으로 시행되었고 결과는 유사하였다. 타 지역에 비해 미국인들이 환자의 참여를 더 선호하였고 의료인의 통제에 대해서는 낮은 선호를 보이는 경향이 있었다.

생명윤리 관련 문헌들은 좀 더 균형 잡힌 접근의 중요성을 강조하기 시작했다. 2001년 Beauchamp와 Childress의 저서 제5판에서는 4원칙이 모두 동등한 중요도를 지니는 것으로 여겨져야 한다며 다른 기준들보다 자율성 존중의 원칙에 더 큰 비중을 두려고 의도한 것은 절대 아님을 명시하였다. 그들을 비롯한 다른 연구자들은 환자와 가족들을 존중하는 자세의 필요성을 강조했으며 몇몇 환자와 가족은 의료진의 지시에 따르기보다 통제력을 발휘하기를 선호하고 있다는 점을 인식하는 것이 중요함을 강조했다.

2003년 유럽과 미국의 주요 중환자의학회에서 온 대표들이 중환자의학 국제 협의회에서 만남을 가졌다. 회동 이후에 이 단체들(the Society of Critical Care Medicine, the American Thoracic Society, the European Respiratory Society, the European Society of Intensive Care Medicine, and the Society de Reanimation de Langue Francaise)은 "중환자실에서 생애말기 돌봄과 변화(Challenges in End of Life Care in the ICU. Statement of the 5th International Consensus Conference in Critical Care)"라는 제목으로 입장을 발표했다. 이 성명에서 단체들은 중환자실에서의 '함께하는 의사결정'을 지지했고 유럽의 관행이 지나치게 온정주의에 치중해 있으며 미국의 관행들은 지나치게 자율성에 치중되어 있다는 사실을 논하였다.

성명서는 중환자실에서의 의사 결정을 위한 가족들의 선호도에 대해 면밀히 살펴본 두 연구에 의해 뒷받침되었다. Johnson 외 연구진은 가족들의 "가치판단적인(value-laden)" 치료 선택과 "비가치판단적인(non-value-laden)" 치료 선택에 대한 의사 결정 선호도를 평가하기 위해 샌프란시스코 지역 내 세 개의 성인 중환자실 환자의 가족에 대해 연구했다. Madrigal 외 연구진은 "가장 선택하기 어려운 문제들"에 대한 의사 결정 선호도를 평가하기 위해 필라델피아의 소아 병원에 입원해 있는 중증 어린이 환자의 부모를 연구했다. 두 연구에서 가족들 대부분은 의사 결정을 의료서비스 제공자와 공유하는 것을 선호했다. 더 나아가 두 연구 모두 의사 결정의 범위가 넓다는 사실을 밝혀냈다. 약 10%의 가족은 스스로 의사 결정을 내리는 것을 선호한 반면, 10~20%의 가족들은 어려운 가치판단적 결정에 대한 부담을 의사에게 넘기는 것을 선호했다.

함께하는 의사결정이란 무엇인가?

통상적인 경험 연구에 따르면 환자나 가족마다 선호하는 의사결정 방법이 다르다. 이는 시간과 흐름에 따라 다양하며 환자 상태의 호전이나 악화에 따라 달라지고, 다른 제공자와 소통하게 될 때에는 달라지게 될 것이다. 이러한 점에서 함께하는 의사결정은 환자나 특정 요인 접근에서 의사 주도 접근에 이르기까지 일련의 연속선상으로 이해될 수 있다(그림 35-1).

함께하는 의사결정의 도덕적 정의는 환자의 권리에 뿌리를 두고 있다. 환자나 가족구성원이 결정을 내리기를 선호한다면 일반적으로 그들은 그렇게 할 권리를 가지고 있다는 점을 주지할 필요가 있다. 이는 그들이 의학적으로 제시되는 중재를 원하지 않거나 일반적으로 받아들여지는 표준에서 벗어나 있을 때를 가정할 경우이다. 환자나 가족구성원이 임상 의사와 의사결정의 부담을 나누고 싶어 할 때 또는 모든 권한을 의사에게 위임하는 것을 선호하는 경우 그 부담이 일부이든 전체이든 윤리적으로 허용이 가능하다. 이처럼 함께하는 의사결정의 핵심 요소는

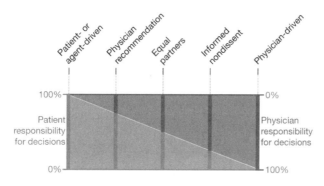

그림 35-1. The shared decision-making continuum.
Reproduced with permission. © 2010 American Medical Association. Kon AA. The shared decision-making continuum. JAMA. 2010;304:903-904.9

환자나 가족의 선호에 맞게 의사 결정에의 접근 방식을 택하는 것이다. 그러나 안타깝게도 자료에 의하면 환자나 보호자에게 그저 선택을 하는 데 어떤 방식을 선호하는지 묻는 것은 실제로 그들이 원하는 것과는 거의 맞지 않다. 따라서 임상 의사들은 의사소통전략을 최적화해야만 하며 모든 환자나 보호자들이 가장 편안한 의사결정 접근 방법을 찾을 수 있도록 최선의 판단을 내려야만 한다.

　중환자실에서 함께하는 의사결정을 실행하는 데에는 시간과 헌신, 그리고 훌륭한 의사소통이 필요하다. 미국중환자의학회는 환자와 보호자, 중환자실 의료진 간의 의사소통을 위해서 조기에, 그리고 적절한 주기로 가족과의 회의를 가지는 것을 권고하고 있다. 최적의 의사소통 전략들에 대한 논의는 갈등 해결에 관한 내용과 함께 25장에서 다루고 있다. 전미대학중환자의학의사협회(American College of Critical Care Medicine)와 미국흉부학회(American Thoracic Society)의 윤리위원회는 함께하는 의사결정을 고민하는 중환자실 임상의사를 위해 성명서를 준비하였다. 이 성명을 통해 임상에서 의사결정 공유를 실행하려는 다학제적 중환자실 팀에게 가이드라인과 권고 사항들을 제공할 계획이다.

참고문헌

1. Beauchamp TL, Childress JE. Principles of Biomedical Ethics. 5th ed. New York, NY: Oxford University Press; 2001.

2. Beauchamp TL, Childress JE. Principles of Biomedical Ethics. New York, NY: Oxford University Press; 1979.

3. Carlet J, Thijs LG, Antonelli M, Cassell J, Cox P, Hill N, Hinds C, Pimentel JM, Reinhart K, Thompson BT. Challenges in end-of-life care in the ICU. Statement of the 5th International Consensus Conference in Critical Care: Brussels, Belgium, April 2003. Intensive Care Med. 2004 May;30(5):770-84.

4. Informed Medical Decisions Foundation. Available online at: <http://informedmedicaldecisions.org/what-is-shared-decision-making/>

5. Johnson SK, Bautista CA, Hong SY, Weissfeld L, White DB. An empirical study of surrogates' preferred level of control over value-laden life support decisions in intensive care units. Am J Respir Crit Care Med. 2011 Apr 1;183(7):915-21.

6. Kon AA. The shared decision-making continuum. JAMA. 2010;304: 903-4.

7. Madrigal VN, Carroll KW, Hexem KR, Faerber JA, Morrison WE, Feudtner C. Parental decision-making preferences in the pediatric intensive care unit. Crit Care Med. 2012 Oct;40(10):2876-82.

8. Salgo v. Leland Stanford etc. Bd. Trustees, 154 Cal.App.2d 560. Civ. No. 17045. First Dist., Div. One. Oct. 22,1957.

9. Schloendorff v. Society of New York Hospital. Court of Appeals of New York. 211 NY. 125; 105 N.E. 92; 1914 N.Y. LEXIS 1028. Argued: March 11,1914. Decided: April 14,1914.

36

왜 우리는 중환자실에서 미충족 완화 돌봄 요구를 찾아내야 하는가

완화 돌봄은 치료 목표와 관계없이 중증 질환의 치료과정에서 환자와 환자의 가족이 최상의 삶의 질에 도달하는 것을 목표로 하는 특수한 의료 영역이다. 완화 돌봄 팀은 중증 질병을 치료하면서도 환자와 가족의 삶의 질을 높일 수 있음을 입증하였다. 몇몇 완화 돌봄 환경에서는 환자의 생존율이 증가하기도 했다. 중환자실에서 완화 돌봄의 목적은 환자의 증상과 요구를 돌보고, 환자와 가족에게 치료의 목적을 안내하고, 치료의 변화를 통해 환자와 가족을 지지하며, 환자의 죽음을 예상하고(사별) 서비스를 제공하는 것이다. 완화 돌봄 프로그램을 이용하면 병원의 자원을 보다 효과적으로 사용하여 중증 환자와 가족들에게 제공하는 치료의 질을 높일 수 있다. 지난 10년간 미국에서 완화 돌봄 프로그램은 급격하게 증가하였다. 완화 돌봄이 환자의 요구에 맞게 일관성을 유지하면서도 치료의 질을 높이고, 불필요하거나 비효과적인 치료적 중재를 줄여주었기 때문이다.

완화 돌봄은 입원환자, 외래환자를 모두에게 제공되었지만, 완화 돌봄의 성장은 대체로 입원 환경을 중심으로 이루어졌다. 환자가 중환자실에 입원해 있는 기간 동안 완화 돌봄을 이용하면 중환자실 자원의 사용이 줄고, 환자의 입원비용은 전반적으로 감소한다. 현재 미국 내 병원 60% 이상에서 완화 돌봄 팀을 도입하고 있으며, 300병상 이상 병원으로 한정할 경우 85% 이상에서 운영하고 있다.

중환자실에서 완화 돌봄은 전형적으로 상담(consultative) 방식과 통합(integrative) 방식 중 한 가지 혹은 두 가지 모델을 동시에 제공한다. 상담 모델(consultative model)에서는 중환자실 환자들에게 완화 돌봄을 제공하기 위해 다학제 완화 돌봄 상담팀을 활용한다. 일반적으로 이 팀은 좀 더 복잡하고 어려운 환자들이나 일차적으로 중환자실 의료진의 개입 후, 완화 돌봄을 지속적으로 필요로 하는 환자들을 대상으로 한다. 이와 비교하여 통합 모델(integrative model)에서 는 중환자실 의료진이 제공하는 완화 돌봄을 모든 중증 환자에게 적용하는 데 초점을 맞춘다. 대부분의 미국 중환자실에서는 두 가지 모델을 모두 도입하고 있다. 기본적인 완화 돌봄은 중환자실 의료진이 다루고, 특화된 완화 돌봄이나 복잡한 사례에서는 상담 및 협진 서비스를 제공한다.

중환자실에서 완화 돌봄 상담을 촉진하는 한 가지 전략은 상담이 특별히 적절했다고 생각되는 환자를 선별하는 '유발인자(triggers)'를 찾는 것이다. 적절한 선별 도구를 이용하면 중환자실에서 미충족 완화돌봄 위험이 있는 환자를 구별할 수 있다. 좋은 선별 방법은 중환자실에서 완화치료에 큰 도움이 된다. 엄격한 기준을 사용하면 완화의료상담이 감소하고, 너무 자유로운 기준을 적용하면 완화의료팀의 업무부담이 증가한다. 이 장에서는 완화 돌봄에서 충족되지 못한 요구들을 선별하는 여러 방법을 살펴보고 선별 실행 과정과 평가 기준을 다뤄볼 것이다.

선별기준 수립

선별 기준을 개발할 때, 각 의료기관과 중환자실은 반드시 병원에서 이루어지고 있는 완화의료서비스의 역할을 검증해야 하며 더 구체적으로는 완화의료와 중환자실 팀의 관계에 대해서 조사해야 한다. 다수의 의사들은 완화의료의 역할에 대해 잘못된 개념을 가지고 있다. 예를 들어, 완화 돌봄은 생의 마지막 단계에서나 필요한 것이라든지, 중환자의학 전문의의 업무와는 상반되는 것이라든지, 암과 같은 특정한 질병을 가지고 있는 환자들에게만 해당된다는 생각 등이다. 완화 돌봄 상담사들은 환자의 증상을 찾아내기도 하고, 환자의 사회정신적, 영적 필요에 주의를 가지고, 임상의들에게 도움을 제공하고, 임상의, 환자, 가족 간의 의사소통을 촉진하는 등 환자의 입원기간 전 과정에 적극적인 역할을 할 수 있다.

그러나 이러한 잠재적 이익을 포괄적으로 이해하고 있는 경우는 일반적이지 않다. 중환자 의료진이 완화 돌봄의 철학을 충분히 수용하고 있는 기관에서는 선별기준에 환자의 주관적인 필요를 상당히 많이 반영할 수 있다. 완화의료 상담서비스에 대한 확신과 신뢰가 아직 구축되지 않은 병원에서는 병원 내 사망률이 높은 질병을 선별기준으로 포함할 필요가 있다.

완화의료팀은 담당의료진과 상담 팀이 서로 존중하며 개방된 의사소통을 할 수 있도록 상담 매너를 지키고 협력적 업무 관계가 확고해지도록 해야 한다. 지역 완화치료 서비스의 자원은 기준에 영향을 준다. 자유로운 기준을 적용하면 새로운 상담이 과중하게 증가하는 결과로 이어질 수 있는데, 이는 상담의 질과 효율성을 저하할 수 있고, 기관의 완화 돌봄 서비스에 대한 인식을 약화시킬 수 있다.

선별 프로그램에 포함될 환자 기준을 선정할 때, 적절한 선별 프로그램에 관한 연구 문헌들을 참고할 수도 있다. 문헌을 통해 중환자실 입원 기간, 환자 만족도, 총 의료비용 등 환자의 주요 결과에 긍정적인 영향을 보이는 몇몇 예시를 확인할 수 있다. 하지만 이러한 조사 결과들은 조심스럽게 해석해야 한다. 기준을 적용할 때 사용한 방법의 개요를 명확하게 설명한 연구보고가 부족하며, 대부분은 단일 기관 또는 단일 중환자실에서의 전/후 비교연구로 제한적이다. 연구들을 통해 유사한 기준으로 프로그램을 시행했을 때 얻을 수 있는 결과를 통찰할 수는 있지만, 모든 중환자실은 각기 유일하고 고유한 특징이 있으며 모든 병원은 환자 집단과 임상 상황에 따라 각기 고유한 과제가 있음을 이해해야 한다. 선별 기준은 기관의 특성과 중환자실의 요구에 따라 달라져야 한다.

대부분의 중환자실에서는 담당 중환자실 의사가 환자에게 완화의료가 필요하다고 인식할 때 완화 돌봄이 이루어진다. 완화 돌봄 상담 여부를 결정할 때, 숙련된 의사는 정량화하고 분류하기 어렵더라도 축적된 경험을 기반으로 여러 요인들을 통합하여 판단한다. 호주의 한 연구에서는 중환자 전문의의 판단에 따라 "말기 직전 혹은 말기 상태"라는 선별 기준을 이용하였다. 이러한 기준을 적용했을 때 연구진은 환자의 가족과 더 조기에 체계적인 협의가 가능해졌고 기관절개술감소, 치료선택 만족감이 높아진다는 것을 확인하였다. 완화의료향상센터 합의보고서는 선별 기준으로 "환자가 12개월 이내에 혹은 성인이 되기 전에 사망한다면, 당신은 놀랄 것인가?"라는 질문을 사용할 것을 추천했다. 중환자실 의료진이 출근할 때뿐만 아니라 매일 이 질문에 대해 숙고하도록 요구하는 것은 완화의료상담에서 의사의 판단을 선별인자로 표준화 할 수 있는지를 보여주는 좋은 예이다.

선별 기준을 도입하는 주요 목적은 잠재적으로 여명(餘命)에 제한이 있거나 생명에 위협이 있는 상태의 환자를 확인하는 것이다. 한 교육수련병원의 연구팀은 전년도부터 해당 지역에 있는 중환자실에서의 사망을 조사하여 부담 대비 이익율(an adverse burden-to-benefit ratio)과 병원 내 사망 위험이 높은 환자들을 선별하는 기준을 개발하였다. 연구진은 80세 이상, 두 개 이상의 심각한 동반질환, 4기 악성 종양, 심정지 후 상태 등을 기준으로 선별 프로그램을 만들었다. 연구진은 완화의료 전문의가 이러한 기준을 시행하면 완화의료상담이 증가하고 상담시간은 감소하며 중환자실 재실기간이 감소한다고 보고하였다. 다른 연구진은 선별 유발인자로 심정지 이후 다발성 장기부전과 광범위한 허혈성 뇌손상을 이용하였는데 이는 매우 사망률이 높은 상태이기 때문이다. 이를 통해 연구진은 중환자실 입원기간을 줄이고, 고비용의 이득 없는 치료를 피할 수 있다고 설명하였다. 또한 사전 사례 발굴과 진행성 치매 환자를 위한 조기 완화의료상담을 통해 병원 입원 기간과 중환자실 재실 기간이 감소할 수 있음을 밝혔다.

존스 홉킨스 병원은 미충족 완화돌봄 고위험의 환자와 가족이 누구인지 구분하고자 선별 도구를 개발하였다. 선별 도구를 이용하면 치료계획과 환자 목표 사이의 불일치(악화된 상태의 질병이거나 그 다음 치료계획이 없는 중증 환자), 의학적 결정이나 심폐소생술 선호의 불일치, 불확실성, 환자와 가족의 감정적, 정신적 혹은 갈등 관계와 같은 요인을 의료인이 신속하게 인지할 수 있다. 다른 연구진은 장기간 생명유지치료를 받고 있으면서 예후가 나쁜 환자를 구분하기 위해 보건의료서비스 이용을 기준으로 하는 선별방법에 주목하였다. 텍사스에 있는 한 수련병원의 내과 및 외과 중환자실에서는 완화의료상담을 위한 적응증으로 중환자실 입원기간, 7일 이상의 기계환기 등의 기준을 이용하였다; 다른 병원들은 장기간 중환자실에 입원하거나 중환자실 입원이 반복되는 경우를 기준으로 사용하였다. 일부 병원에서는 위절제술과 기관절개술이 필요한 중환자의 경우 완화치료상담을 요청하도록 하였다.

선별기준의 예가 충분히 많이 있다면 기관들이 선별 프로그램을 개발할 필요가 없을 것이다. 〈표 36-1〉은 문헌들을 종합하여 선별 기준의 예를 요약한 것이다; 선별 카테고리로 기준을 분류하고, 각각의 카테고리에 대한 예를 제공하였으며, 이용 가능한 참고문헌을 제시하였다. 선별 프로그램을 개발할 때, 대부분의 기관들은 각 병원이 위치한 특정 지역의 요구와 필요를 다른 선별 도구와 혼합하여 사용할 수 있을 것이다.

표 36-1. 미 충족된 완화의료 선별 기준

의료인의 우려

"놀람" 질문하기에 "아니오"라고 대답하는 것: 만약 환자가 12개월 이내 또는 아동기가 되기 전에 죽는다면 당신은 놀랄 것인가?
부담 대비 이익의 비율이 높음
병원이나 중환자실에서 사망할 것으로 예상됨
생존기간〈 6개월 미만
말기나 말기 전 상태
 • 도움되지 않는 치료를 지속하거나 강화하는 중
 • 치료를 하지 않거나 강화하지 않으면 1주 이상 생존하기 어려움
관리자, 간호사, 혹은 의사가 아닌 의료진들이 환자나 가족에게 도움이 될 것으로 믿음

높은 사망률

나이가 80세 이상이면서 두 개 이상의 심각한 동반질환이 있음
75세 이상의 환자가 7일 동안 GCS 점수≦8, 혹은 GCS 점수〈3
세 가지 장기기능부전 혹은 다발성 장기부전
기존의 기능적 의존성:
 • 기능 감소, 음식섭취를 하지 못함, 혹은 의도하지 않은 체중감소(성장 장애)
심정지 이후의 광범위한 뇌허혈
생존기간〈 6개월 미만
장기요양시설로 입원하거나 장기요양시설에서 전원 되어 온 경우
인지장애가 있고, 엉덩뼈 골절이 있는 노인
원외 심정지 환자
현재 혹은 과거 호스피스 프로그램 참여자

질병 기준

"말기 치매" (즉 침대에서 벗어날 수 없는 상태, 말할 수 없고, 혼자서 영양섭취가 불가능한 상태)

4기 악성종양

심폐소생술 이후의 광범위한 뇌허혈

기계환기 중 두개강내출혈

예상치 못한 심각한 뇌 손상(예: 뇌졸중, 외상, 심정지)

신대체치료를 받기 시작한 경우

좌심실보조장치(LVAD)나 체내 삽입형 제세동기(AICD)를 삽입한 경우

이식
- 장기이식 대기자이거나 이식부적합자인 경우
- 골수이식(고위험환자)

보건의료이용

장기간 기계환기 (7일 이상)

중환자실 재원 〉1개월, 3회 외과계 중환자실 입원

영양관 혹은 기관절개술 받은 경우

가족–중심적 필요

가족의 요구

갈등 해결
- 가족구성원과 환자 간의 의견 불일치
- 가족구성원/환자와 의료인 사이 의견 불일치

치료목적 확립
- 사전의료지시에 관한 차이
- 생명유지장치의 사용에 관한 환자와 의료진, 가족들 사이의 의견불일치
- 나쁜 예후의 환자에게 심폐소생술 여부 결정

연명의료 중단에 관한 결정

의료진의 최선의 노력에도 불구하고 환자/가족의 요구가 충족되지 않을 때

신체적 혹은 정신적인 증상 관리의 필요성

선별 프로그램의 적용

〈표 36-1〉에서는 진단 기준을 요약하고 완화의료 상담으로 도움을 받을 수 있는 환자를 분별하는 것을 논의하였다. 이 개요는 유용한 지침이 될 수 있으나 각 중환자실에서 시행할 진단기준을 개발할 때는 반드시 지역 자료와 지역의 필요를 고려해야 한다. 예를 들어 지역의 데이터에서 중환자실에 기관절개술을 시행한 환자들이 많고 중환자실 재원 기간이 길어짐을 확인하였다고 하자. 이러한 상

황에서는 급성 뇌손상 환자들에게 완화의료 선별프로그램을 적용함으로써 기관절개술 비율을 낮춘 것이 중환자실 재원기간 단축과 관련이 있다고 입증한 자료와 지역의 문제를 짝지어 보는 것이 적절한 조치가 될 수 있을 것이다. 적절한 선별 기준을 정하고 출간된 연구논문과 함께 지역의 필요를 고려하는 과정에는 임상과 행정의 핵심 이해 당사자들 또한 참여할 수 있어야 한다. 이해 관계자로는 중환자실 대표, 완화의료 서비스 대표, 병원행정 대표 그리고 의사, 간호사, 사회사업가, 사례 관리자들을 대표할 수 있는 사람 등이 있다. 환자, 가족의 대표, 병원윤리위원회 위원을 포함하면 더 포괄적인 과정이 될 수 있다. 다학제 전문분야 그룹들이 자유롭게 의견을 교환하고 모든 관심사를 나누는 협력적인 방식으로 함께 일해야 한다. 완화의료 선별 프로그램은 중환자실 환자뿐만 아니라 병원 전체에 영향을 줄 수 있다. 그리고 개발의 모든 분야에 적합한 자격이 있는 이해관계자들이 참여해야 한다.

일단 기준안 초안이 만들어지면 특정 중환자실 환자를 대상으로 기준을 평가하고 선별 과정에 참여하는 사람들의 책임과 임무를 확실히 정해야 한다. 선별 도구를 통해 선정된 환자의 수를 정량화 하려면 일정 기간 동안 중환자실에 입원한 환자들을 고찰해보아야 한다. 선별비율 조정을 위해 진단 기준을 변경할 것인지는 검토를 통해 알 수 있다. 주의 깊게 평가하면 어떠한 환자들이 완화의료 의뢰가 가장 많은지 알 수 있으며, 이 그룹이 가장 큰 효과를 얻을 수 있는 적절한 대상인지 결정할 수 있다. 실무진은 선별 과정에 참여하고 있는 사람들을 조직화하고 책임 범위의 윤곽을 잡아야 한다. 실무진이 과정의 각 단계마다 당사자들의 책무를 확실하게 정해주어 선별 과정을 구조화 할 필요가 있다. '어떤 팀이 대상 환자를 선별할 것인지', '어떤 팀이 완화의료팀과 중환자실 팀 간의 의사소통을 맡을 것인지', '기록은 누가하고 자료는 누가 수집할 것인지', 본격적으로 실행하기에 앞서 이러한 예비 작업을 하면 장기 운영에 필요한 시간과 노력을 줄이고 성공적으로 적용할 수 있는 가능성은 높아진다.

병원과 중환자실에 미치는 효과를 확인하려면 지속적인 성과 평가가 필요하다. 관련 성과 지표와 평가 방법을 정하는 것이 매우 중요하다. 환자와 가족이 보고한 결과측정지표들은 아주 중요하지만 수집하기 어려운 반면에, 중환자실 및 병원 재원 기간과 같은 이용 지표는 기관의 데이터베이스를 통해 수집하기가 수월하다. 기계 환기나 신대체치료와 같은 생명연장기술의 사용을 계량화하려면 정확한 차트 검토가 필요하다. 중환자실 이용 최적화는 중요하지만, 효율성(efficiency)을 넘어 우선권(the value of initiative)을 정하는 것 또한 중요하다. 환자, 가족, 의사를 인터뷰하는 것은 힘든 일이긴 하지만, 환자의 완화의료상담 경험과 인식 등 다양한 정보를 얻을 수 있다. 지속적인 질 검증 작업으로 환자와 가족의 선호를 반영하는 치료계획을 수립할 수 있도록 해야 하며, 이는 완화의료계획의 궁극적인 목적이기도 하다.

요약

완화의료상담은 사망률에 영향을 주지 않으면서도 중환자실 자원 사용을 줄일 수 있고, 환자와 가족의 경험을 바꿀 수 있다. 완화의료 선별프로그램 도입은 중환자실에 필요한 미충족 완화의료요구를 시스템으로 해결하는 방법이다. 다양한 연구진들이 개발한 선별 프로그램 기준은 각 중환자실에 맞는 각자의 기준을 개발하는 출발점이 될 수 있으며, 중환자실과 병원의 주요 이해당사자들이 참여하여야 한다. 도입한 프로그램은 질 관리 계획으로 지속적으로 평가해야 한다. 완화의료향상센터(The Center to Advanced palliative care)에서는 중환자실 완화의료발전프로젝트를 통해 중환자실과 완화의료 서비스가 이와 같은 프로그램을 도입할 수 있도록 지침을 제공하고 있다.

참고문헌

1. Adam SJ. Palliative care for patients with a failed liver transplant. Intensive Crit Care Nurs. 2000;16:396-402.

2. American Hospital Association, AHA Hospital Statistics. Chicago, IL American Hospital Association 2007.

3. Bradley CT, Brasel KJ. Developing guidelines that identify patients who would benefit from palliative care services in the surgical intensive care unit. Crit Care Med. 2009;37:946-50.

4. Cambell ML, Guzman JA. A proactive approach to improved end of life care in a medical intensive care unit for patients with terminal dementia. Crit Care Med. 2004;32:1839-43.

5. Campbell ML, Guzman JA. Impact of a proactive approach to improved end-of-life care in a medical ICU. Chest. 2003;123:266-77.

6. Chan T, Devaiah AK. Tracheostomy in palliative care. Otolaryngol Clin North Am. 2009;42:133-41.

7. Cheung W, Aggarwal G, Fugaccia E, et al. Palliative care teams in the intensive care unit: a randomized, controlled, feasibility study. Crit Care Resusc. 2010;12:28-35.

8. Chung HM, Lyckholm LJ, Smith TJ. Palliative care in BMT. Bone Marrow Transplant. 2009;43:265-73.

9. Clarke EB, Curtis JR, Luce JM, et al. Quality indicators for end-of-life care in the intensive care unit. Crit Care Med. 2003;31:2255-62.

10. Finucane T, Christmas C, Travis K. Tube feeding in patients with advanced dementia: a review of the evidence. JAMA. 1999;282:1365-70.

11. Gladwell M. Blink: The Power of Thinking Without Thinking. 1st ed. New York, NY: Little Brown & Co; 2005.

12. Goldsmith B, Dietrich J, Du Q, et al. Variability in access to hospital palliative care in the United States. J Palliat Med. 2008;11:1094-102.

13. Harris I A, Yong S, McEvoy L, et al. A *prospective study* of the effect of nursing home residency on mortality following hip fracture. A NZ J Surg. 2010;80:447-50.

14. Holenberg J, Herlitz J, Lindqvist J, et al. Improving survival after out-of-hospital cardiac arrest is associated with an in*crease in propo*rtion of emergency crew-witnessed cases and bystander cardiopulmonary resuscitation. Circulation. 2008;118:389-96.

15. Hollo way RG, Quill TE. *Treatment d*ecisions after brain injury—tension among quality, preference, and cost. N Engl J Med. 2010 ;362:1757-9.

16. Kahn JM, Benson *NM, Appleby* D. Long-term acute care hospital *utilization after critical illness. JAMA.* 2010;304:2253-9.

17. Manfredi PL, Morrison RS, Morris J, et al. Palliative care consultations: how do they impact the care of hospitalized patients? J Pain Symptom Manage. 2000;20:166-73.

18. *Meier DE, Beres*ford, L. Consultation etiquette challenges palliative care to be on its best behavior. J Palliat Med. 2007;10:7-11.

19. Morrison RS, Penrod JD, Cassel JB, et al. Cost savings associated with US *hospital pal*liative care consultation programs. Arch Intern Med. 2008;168:1783-90.

20. Morrison RS. Models of palliative care deliver*y in the* United States. Curr Opin Support Palliat Care. 2013;7:201-206.

21. Moss A, Ganjoo J, Sharma S, et al. Utility of the "surprise" question to identify dialysis patie*nts with high* mortality. Clin J Am Soc Nephrol. 2008;3:1379-84.

22. Moss AH, Lunney JR, Culp S, et al. Prognostic significant of the "surprise" question *in cancer p*atients. J Palliat Med. 2010;13:837-40.

23. National Quality Forum: A national framework and preferred practices for palliative and hospice care quality: a consensus report. Washing*ton, DC: National Quality* Forum; 2006. http://www.qualityforum.org/Publications/2006/12/A_

National_Framework_and_Preferred_Practices_for_Palliative_and_Hospice_Care_Quality.aspx. Accessed September 3, 2013.

24. Nelson JE, Bassett R, Boss RD, et al. Models for structuring a clinical initiative to enhance palliative care in the intensive care unit: a report from the IPAL-ICU Project (Improving Palliative Care in the ICU). Crit Care Med. 2010;38:1765-72.

25. Nelson JE, Campbell ML, Cortez TB, et al. Implementing ICU screening criteria for unmet palliative care needs: a guide for ICU and palliative care staff. 2013. The IPAL-ICU Project, Center to Advance Palliative Care, www.capc.org/ipal/ipal-icu. Accessed June 28, 2013.

26. Nelson JE, Puntillo KA, Pronovost PJ, et al. In their own words: patients and families define high-quality palliative care in the intensive care unit. Crit Care Med. 2010;38:808-18.

27. Norton SA, Hogan LA, Hollo way RG, et al. Proactive palliative care in the medical intensive care unit: effects on length of stay for selected high-risk patients. Crit Care Med. 2007;35:1530-5.

28. Penrod JD, Deb P, Dellenbaugh C, et al. Hospital-based palliative care consultation: effects on hospital cost. J Palliat Med. 2010;13:973-9.

29. Renal Physicians Association. Shared Decision-Making in the Appropriate Initiation of and Withdrawal From Dialysis. 2nd ed. Rockville, MD: Renal Physicians Association; 2010.

30. Ringdal GI, Jordhoy MS, Kaasa S. Family satisfaction with end-of-life care for cancer patients in a cluster randomized trial. J Pain Symptom Manage. 2002;24:53-63.

31. Rodriguez KL, Barnoto AE, Arnold RM. Perceptions and utilization of palliative care services in acute care hospitals. J Palliat Med. 2007;10:99-110.

32. Sihra L, Harris M, O'Reardon C. Using the improving palliative care in the intensive care unit (IPAL-ICU) project to promote palliative care consultation. J Pain

Symptom Manage. 2011;42:672-5.

33. Smith TJ, Coyne PJ, Cassel JB. Practical guidelines for developing new palliative care services: resource management. *Ann Oncol.* 2012;23(suppl 3):70-5.

34. Song MK, Dabbs Ad, Studer SM, et al. Palliative care referrals after lung transplantation in major *transplant* centers in the United States. Crit Care Med. 2009;37:1288-92.

35. *Temel JS, Greer JA, Muzikansky A, et al. Early palliative care for patients with metastatic non-small-cell lung cancer.* N Engl J Med. 2010;363:733-42.

36. Vitale CA, Monteleoni C, Burke L, et al. Strategies for improving *care for patients* with advanced dementia and eating problems. Ann Longterm Care. 2009;17:32-3.

37. Weissman DE, Meier DE. Identifying patients in need of a palliative care *assessment in the* hospital setting: a consensus report from the Center to Advance Palliative Care. *J Palliat Med.* 2011;14:14-23.

37
수술 환자가 심폐소생술금지(DNR) 오더를 요구할 때

수술이라는 극장에서 가장 중요한 사람은 환자다.

- Russell John Howard

외과 의사와 환자 사이의 관계는 특별하다. 외과적 질병과 환자의 수술로 인한 외과 의사의 책임감이라는 온전한 특성 때문이다. 이런 책임감은 수세기 동안 존재해왔으며, 현대 외과 의사의 신조로 남아있다. 일단 외과 의사가 수술을 맡게 되면 곧바로 책임관계가 형성된다. 응급 수술이 이뤄지는 동안에도 삶의 질과 생존 기간을 향상시켜야 한다는 목표는 가장 중요하다. 최근까지만 해도 어떠한 경우라도 환자의 평안함과 완화는 수술이라는 "질병과의 전쟁"에서 별로 중요하지 않다고 여겨졌다. 이런 태도는 외과적 치료에서 필요 불가결한 태도가 되었지만 때때로 심폐소생술금지(do-not-resuscitate) 처방을 요청하는 환자의 자율성과 충돌하기도 한다.

Bosk 등은 외과 의사의 수술 행위와 환자의 수술 결과 사이의 원인과 결과의 특성을 잘 설명하고 있다. 모든 임상 의사 중에서도 외과의사의 치료는 가장 눈에 띄고 치료 결과는 구체적이다. 이런 특성은 환자의 상태에 대한 외과의사의 행동과 관련이 있다. 환자의 결과가 좋지 않을 때 환자는 "도대체 무슨 일이 일어난 거죠?" 대신 "선생님, 뭘 한 겁니까?"라고 질문한다. 이 때문에 치료를 제한하기를 희망하는 환자에서 발생한 급성기 합병증을 다룰 때 외과 의사는 심한 양심의 가책을 느끼게 된다. 최근 환자가 더 많은 의학적 정보를 더 많이 알게 되고 치료의 목표에 대한 기대가 변화하면서 이와 관련된 개념은 더욱 복잡해지고 있다.

환자는 이제 심폐소생술거부 지시서를 가지고 외래 진료실이나 응급실에 방문한다. 또는 심폐소생술거부 지시를 가지고 있는 환자가 수술적으로 치료가 가능한 질병으로 입원하여 상담을 하게 될 수도 있다. 미국에서 노인 인구의 비중이 늘어날수록, 이러한 환자는 증가할 것으로 예상된다. 따라서 이러한 환자들에게서 우리는 윤리적으로 진퇴양난의 상황에 맞닥뜨릴 수 있다.

미국의 "환자자기결정법(patient self-determination act)"은 환자들의 사전연명의료의향서(advance directives) 사용과 자신의 의학적 의사결정(medical decision making)에 참여할 수 있는 권리를 명시하였다. 이 법은 부분적으로는 의료 서비스에 대한 서구의 불완전한 온정주의적(paternalistic) 접근에 대한 답이기도 하다. 1990년 이래로 외래나 입원 모두 수술 환자에서 심폐소생술거부 지시를 가진 경우가 증가하였다. 이 법의 실행에 있어 국민적 합의와 주 법 사이에 다양한 차이가 있지만, 임종기 자기 결정권은 자율성 존중의 윤리원칙에 의거한다. 사실상, 노인의료보험제도나 저소득층의료보험제도(medicare and medicaid) 서비스를 받는 입원 환자에게도 사전연명의료의향서에 관한 설명을 들을 권리가 있음을 안내해야 한다. 게다가 충분한 설명에 근거한 의사결정은 치료하는 외과 의사의 법적, 윤리적 책임이다. 응급 또는 정규 수술 모두에서 환자들은 의사결정을 하기 어렵다. 하지만 대수술 혹은 고위험 수술을 결정하는 것은 외과 의사나 환자 모두에게 대단히 중요하다. 환자는 당연하게도 불안감을 느끼고 수술을 필요로 하는 자신의 질병에 관한 기술적인 특성에 대해서 다양한 시각을 갖게 된다. 외과 의사는 환자나 가족에게 수술 후유증을 인정하는 것을 용납하기 어렵고 어마어마한 압박감을 느끼게 된다. 극단적으로, 환자가 응급 상황으로 외과 의사의 치료를 받게 된 경우라면, 묵시적인 치료 계약이 성립한 복잡한 관계가 형성된다. 이는 시술의 테크닉과 수술 후 환자의 안위 문제를 넘어선다.

가능한 조기에 수술과 수술 후 관리에 대한 논의를 해야 한다. 수술의 위험도, 이득, 치료의 다른 대안에 대해서도 논의하여야 한다. 심폐소생술금지를 둘러싼 문제들은 수술과 수술 과정 동안의 처치에 대해서도 다루어야 한다. 심폐소생술금지 요청이 갈등을 일으키거나 적극적인 치료를 보류하기 위한 임종기 환자의 표식으로 잘못 해석될 경우 편견이 발생할 수 있다. 여러 연구에서 밝혀진 바로는 심폐소생술금지 요청을 한 환자가 수술 후 한 달 이내에 사망하는 경우는 더 많았지만, 크고 작은 합병증의 차이는 없었다. 따라서 심폐소생술금지 처방이 있는 환자가 치료를 덜 받았다고는 할 수 없다.

외과 의사가 수술과 수술 후 관리의 여러 선택에 대해 기꺼이 협상하겠노라 표현할지라도, 일부의 경우 극복할 수 없는 교착 상태도 있을 수 있다. 증거는 부족하지만 수술실 근무자들은 수술 시 특정 치료를 유보하는 것이 수술 방에서의 사망을 초래하는 것과 같다고 생각한다. 의료인이라면 환자의 치료 목표치 때문에 수술이나 수술 후 치료가 방해가 될 수 있다고 생각하며, 심지어 이러한 경우에는 수술을 하면 안 된다고 생각한다. 일부 외과 의사는 생명을 제한하는 치료(life-limiting therapy)는 정해진 목표, 수술의 가치와는 정반대라고 느낄 수 있으며, 이들은 환자의 수술에 참여하지 않으려 할 것이다. 사람들은 이것을 "일괄거래 하기" 혹은 "아무것도 안 하기"라고 생각할 수도 있다. Schwarze 등이 "구매(buy-in)"의 결과라고 부른 것처럼, 일단 환자와 외과 의사 사이에 합의가 이루어지면 수술 후 치료에 대해서는 협상하지 않으려는 경향이 있다.

개인의 요구와 외과의사가 수술과 동시에 가정하는 결과에 대한 책임 때문에 "수술 구매(surgical buy-in)" 계약은 필요 불가결하며 정당한 것처럼 보인다. 환자 본인과 가족 모두가 수용하기 어려운 고통스러운 치료를 받게 되더라도 그 결과는 "의료의 최대화"라 볼 수 있다. 이러한 생각에서 삶의 질에 대해 조사한 획기적인 연구가 있었다. 이 SUPPORT 연구에서 환자들은 건강하지 않은 1년을 건강한 8.8개월과 맞바꾸고 싶어했다. 따라서 환자와 가족들은 심폐소생술금지 요청을 했을 때 수술적 치료가 질적, 양적으로 달라졌는지 걱정할 수도 있다. 그들은 심폐소생술금지 요청이 외과 의사들의 임상적 결정에 영향을 미칠지, 심폐소생술금지 요청이 의료진에 의해 강제로 취소될 수 있는지, 일시적인지 혹은 영구적인지 궁금해 할 수 있다. 연명의료의 철회에 영향을 주는 요인은 다양하다. 개인적 신념과 비 임상적인 요소뿐만 아니라 치료가 응급인지 아닌지 등도 이러한 요인에 해당한다.

의사는 환자와 논의할 때 심폐소생술에 대한 자신의 선호와 치료의 무익함에 대한 평가를 활용한다. 일부 의사는 어떠한 비용을 지불하더라도 의사는 치료해야 한다는 개념을 가지고 "성공"을 기대해야 한다고 믿는다. 하지만 흥미롭게도 많은 의사들은 자기 자신을 위해서는 최대한의 치료(maximal care)를 포기하고 그들이 환자에게 권했던 것과 비교해 덜 공격적인 선택을 선호했다. 비록 심폐소생술금지 요청이 있는 환자가 수술 후 30일 이내 사망할 확률이 높았지만, 주요 연구들에서 크고 작은 합병증의 차이는 없었다. 그러나 SUPPORT 연구자들은 심폐소생술금지 요청이 있었는지에 따라 수술을 받게 될 확률이나 침습적인 치료를 받을 가능성에서 차이가 있었다는 점을 밝혔다.

마지막으로 이익이 분명하지 않은 의학적 치료를 유보(withholding)하거나 중단(withdrawing)하는 것은 의학적으로나 법적으로 모두 차이가 없다. 의사의 핵심가치를 충족시키면서 환자의 치료 목표와 일치하도록 균형을 맞추는 것이 중요하다. 비록 문헌상에는 공식적인 심폐소생술금지(DNR) 처방이 1980년대 이후로 존재했지만, 대부분 심폐소생술과 별개로 언급되었으며 소생술을 실질적으로 제한하거나 수술실이라는 특별한 조건을 다룬 내용은 거의 없었다.

심폐소생술금지 지시가 있는 환자의 수술과 해결방안

수술을 위해 심폐소생술금지 지시를 철회하도록 하는 권위적인 병원 방침은 환자를 논의에서 배제하는 결과를 낳는다. 이러한 해결 방식은 환자의 자율성을 직접적으로 침해하기 때문에 피해야만 한다. 좀 더 미묘하고 의미 있는 방식은 환자의 심폐소생술금지 지시를 "요청에 따라 재검토"하는 것이다. 외과 의사나 마취과 의사가 시의 적절하고 의미 있게 이러한 대화를 시작해야 하며, 위험과 대안의 측면을 고려하여 환자의 치료 목표를 결정해야 한다. 미국외과의사협의회, 미국마취과의사협의회, 수술실간호사협의회와 같은 주요 단체가 이를 지지하였다.

수술실에서는 심폐소생술 이외의 다양한 형태의 소생술이 시행된다. 표준 마취 과정에서 시행하는 부속조치(혈관수축제 투여, 양압 환기, 혈액제제 수혈 등)와는 구별을 두어야 한다. 수술실에서 잠깐 동안의 무수축(asystole) 심정지는 드문 일이 아니다. 혈역학적 변화가 심한 상황에서 미리 정해 둔 특정한 조치는 지켜지지 못할 여지가 있다. 마찬가지로 신경근이완제 사용 중에는 호흡정지를 쉽게 정의할 수 없다. 만일 잠깐 동안의 심정지나 호흡 정지의 원인을 알고 있는 경우에 엄격한 심폐소생술금지 지시를 적용하는 것은 환자 치료를 위한 의도된 목적과 맞지 않으므로 적절하지 않다.

수술 중에 그러한 난제를 피하기 위한 한 가지 방법은 수술 전 환자와 소생술의 해석을 두고 투명하게 의논하는 것이다. 흔히 범하는 실수는 심폐소생술, 전문심폐소생술, 기관 삽관이나 일부의 조합 등의 소생법을 환자에게 선택하도록 하는 것이다. 환자는 수술실, 응급실, 중환자실에서 소생술이 어떻게 이루어지는지 이해하지 못하므로 이러한 방식은 피해야 한다. 응급 수술이 필요한 급성 질환으로 응급실로 내원한 환자가 기관 삽관은 거부하면서도 수술로 증상이 좋아지기를 원할 수 있다. 환자가 기관 삽관은 요청하면서, 심폐소생술이나 승압제는 거절할 수도 있다. 이와 같은 요청은 환자의 이익과 부합하지 않으므로 의료인이 설명해야 한다.

치료의 목표를 두고 윤리적으로 접근하는 방법은 항상 환자를 논의의 중심에 두는 것이다. 외과 의사와 환자는 수술의 성공 가능성, 목표가 치료를 위한 것인지 완화를 위한 것인지를 솔직하게 대화해야 한다. 치료의 실패와 같은 부정적 결과를 대비하여 만일의 사태를 위한 계획을 수립해야 한다. 의료인은 반드시 의사결정자에게 합리적인 예상을 전해야 한다. 외과 의사는 리더 역할을 맡고 환자와 심폐소생술금지에 관한 대화를 이끌어가야 한다.

병원은 공식 지침을 작성하여 모든 의료인에게 배포하는 것이 가장 좋다. 이렇게 하면 모든 직원의 인식을 높이고 잠재적인 윤리 문제를 이해하게 할 수 있으며, 환자의 목표에 적합한 방식으로 접근할 수 있는 정당성을 확보할 수 있다. 게다가 이러한 정책은 부서 사이에 차이가 없도록 해야 한다. 만약 마취과, 수술실, 외과가 동일한 지침을 견지하지 않는다면 불가피하게 갈등이 발생한다.

정책은 환자의 명시적 목표와 일치하는 치료선택을 허용할 때 유연해야 한다. 즉 수술 중 심폐소생술금지 지시의 잠정적인 철회가 가능하다든지, 오직 절차에 따른 심폐소생술금지 지시만 유효하도록 하는 것이다.

만약 환자가 의사 결정할 수 없는 상태이고 미리 정해 놓은 심폐소생술금지 지시나 사전연명의료의향서가 있다면, 환자의 요청을 존중하면서 지정된 대리결정 권자와 협의해야 한다. 몇 가지 우려를 해소하기 위해 병원은 명확한 공식 정책과 투명성을 갖추어야 한다. 이러한 방법과 무관하게 모든 논의는 환자의 고통을 줄이고 삶의 질을 높이는 데 초점을 맞추어야 한다.

일부의 경우 외과 의사의 개인적인 책임감이 환자의 소망이나 명시적인 치료 목표와 상충할 수 있다. 환자가 수술 중에도 심폐소생술금지 지시가 유지되기를 희망하는 경우 의료인에게 치료 참여를 거부할 권리가 부여되어야 한다. 만약 갈등을 해결할 수 있다면, 병원은 치료할 의향이 있는 다른 의사에게 환자의 치료를 맡길 의무가 있다.

임상적 상황이 긴박하여 시간을 다툴 때, 외과 의사들은 임종기 돌봄에 대한 대화를 미루거나 회피하는 경향을 보일 수 있다. 이전부터 환자를 알지 못하는 사이였다면 더욱 어렵다. 의료인 대다수는 임종기 돌봄 훈련을 거의 받지 않았기 때문에 완화의료 전문가와 조기에 상담이 이루어지도록 해야 할 수도 있다. 완화의학 상담가는 외과 의사와 환자 사이에 의사결정 과정을 촉진할 수 있으며, 심지어 응급치료상황이나 응급실에서도 이루어질 수도 있다.

요약

심폐소생술금지 요구는 수술을 필요로 하는 환자의 의사결정을 복잡하게 만든다. 병원은 이러한 환자들을 관리하기 위한 규정을 갖추어야 한다. 의료진은 환자, 대리의사 결정권자와 심폐소생술금지 지시에 대해 의논하고 협상할 윤리적 책임이 있다. 환자의 명시된 치료 목표를 치료 과정의 가장 중심에 두면 많은 갈등을 줄일 수 있다. 만약 의료진이 심폐소생술금지 지시가 있는 환자의 치료에 참여하고 싶지 않다면, 자신의 의견을 밝히고 다른 의료진에게 환자의 치료를 맡겨야 한다.

참고문헌

1. ACS. Statement on advanced directives by patients: "do not resuscitate" in the operating room. Bull Am Coll Surg. 1994;79:29.

2. AORN. Position Statement: Perioperative Care of Patients With Do-Not-Resuscitate or Allow-Natural-Death Orders. 1995.

3. ASA. Ethical Guidelines for the Anesthesia Care of Patients With Do-Not-Resuscitate Orders or Other Directives That Limit Treatment. 1991. http://www.asahq.org/ For-Members/Standards-Guidelines-and-Statements.aspx. Accessed June 1, 2013.

4. Bosk C. Forgive and Remember: Managing Medical Failure. Chicago, IL: University of Chicago Press; 1979.

5. Burns JP, Edwards J, Johnson J, et al. Do-not-resuscitate order after 25 years. Crit Care Med. 2003;31:1543-50.

6. Cantor M, Braddock CR, Derse A, et al. Do-not-resuscitate orders and medical futility. Arch Intern Med. 2003;163:2689-94.

7. Grant T. This is our work. Philadelphia: American College of Physicians;1994.

8. http://www.aorn.org/PracticeResources/AORNPositionStatements/. Accessed June 1,2013.

9. Redmann AJ, Brasel KJ, Alexander CG, et al. Use of advance directives for high-risk operations: a national survey of surgeons. Ann Surg. 2012;255:418-23.

10. Saager L, Kurz A, Deogaonkar A, et al. Pre-existing do-not-resuscitate orders are not associated with increased postoperative morbidity at 30 days in surgical patients. Crit Care Med. 2011;39:1036-41.

11. Schwarze ML, Bradley CT, Brasel KJ. Surgical "buy-in": the contractual relationship between surgeons and patients that influences decisions regarding life-supporting therapy. Crit Care Med. 2010;38:843-8.

38

임상연구에서 동의 면제

    다른 의료 환경에서와 마찬가지로 중환자 치료에서도 '환자의 자율성 존중', '선행', '악행 금지', '정의' 등 윤리 원칙을 지켜야 한다. 중환자실 치료에는 적절한 동의 절차가 필요한데, 응급상황이나 생명을 위협하는 상태와 같은 상황에서는 치료의 사전동의 절차는 면제될 수 있다.

    의료행위의 윤리원칙은 임상연구에도 적용될 수 있다. 비록 중환자실에서 의료행위와 임상연구의 경계가 간혹 모호할 수 있지만, 이 두 가지의 정의는 잘 정립되어 있다. 1979년, 벨몬트 보고서(the Belmont Report)는 의료행위와 연구의 차이를 기술하였다. 의료행위란 개인의 건강과 안녕의 증진을 목표로 하며 치료 성공과 호전을 기대한다. 연구는 과학적 결론을 내리기 위한 가설을 검증하는 과학적 접근으로 정의한다. 이 과정은 임상적 등가성(equipoise)*의 가정 아래 진행

---

* 등가상태(Equipoise)의 사전적인 뜻은 어느 한쪽으로도 기울어지지 않고 평형상태에 있는 것을 말한다. 임상연구의 윤리는 등가상태 즉 시험에서 각각의 군이 지닌 비교적인 치료적 장점에 대해 임상연구자 입장에서의 진정한 불확실성(uncertainty)의 상태를 요구한다.

무작위 비교 임상시험에서 등가상태를 요구하는 것은 개별 환자에 대한 충실성을 지켜야 하는 의사로서의 의무와 과학적인 연구결과를 산출해야 하는 임상연구자로서의 의무가 동시에 만족되도록 하기 위한 것이다. 등가상태는 무작위 비교 임상시험에서 요구된다. 왜냐하면 비교 임상시험 또는 대조시험(controlled experiment)은 시험군과 대조군으로 나누어 시험군에는 시험약을 사용하게 하고 대조군에는 통상 표준치료제를 사용하며 시험약의 효능을 표준치료제와 비교한다. 경우에 따라서는 시험약과 위약(placebo)이 비교되기도 한다.

그런데 문제가 되는 것은 임상시험연구대상자를 시험군과 대조군에 배정하는 것이 무작위로 진행된다는 것이다. 무작위로 배정한다는 것은 대상자의 의지나 선호와는

관련 없이 그리고 임상연구자의 의지나 선호와도 관련 없이 대상자가 배정된다는 것을 의미한다. 이것은 물론 시험군과 대조군을 동질적으로 만들어 약의 차이에 따른 결과만을 살펴보기 위한 과학적 고려에 따른 것이다. 그러나 이런 연구설계로 인해 의사는 개별환자에게 충실해야 하는 의사로서의 의무와 과학적인 연구결과를 산출해야 하는 연구자로서의 의무가 충돌하고 있다. 의사로서는 환자에게 가장 최선의 치료를 해 주어야 한다. 그러나 연구자로서는 선입견이 배제된 가장 객관적인 결과를 얻어야 한다. 무작위 비교 임상시험에서 발생하는 이러한 의무 갈등의 문제를 해결하고자 제시된 개념이 바로 등가상태라는 개념이다. 의사로서의 의무와 연구자로서의 의무, 양자가 갈등 없이 동시에 만족될 수 있는 경우는 시험군과 대조군이 등가상태에 있을 때라고 보는 것이 등가상태라는 개념을 지지하며 무작위 비교 임상시험은 이런 경우에 수행될 수 있다고 주장하는 것이다.

Benjamin Freedman는 등가상태를 누구의 입장에서 판단해야 되는지에 관해 개별 연구자의 입장이 아닌 의료공동체로 판단해야 된다고 했으며 이를 임상적 등가상태 (clinical equipoise)로 정의했다. 임상 등가상태는 후에 Paul Miller와 Charles Weijer에 의해 개념은 그대로 적용되며 용어만 의료공동체 등가상태(clinical-community equipoise, C.C.E)로 바뀐다. 이것은 개별 연구자의 입장에서가 아니라도 의료 공동체 내에서 선호되는 치료에 대해 시험군과 대조군이 진정한 불확실성(genuine uncertainty)상태가 되면 이를 의료 공동체 등가상태로 보는 것이다. 이처럼 시험군과 대조군이 의료공동체 등가상태에 있을 때, 무작위 비교 임상시험은 윤리적으로 정당화된다고 할 수 있다.

Benjamin Freedman이 논의한 임상 등가상태의 요지는 각 임상시험이 정직한 null hypothesis로 시작되어야 한다는 것이다. 가장 단순한 모델에서, 현재 A라는 처치를 받고 있는 P집단의 환자에게 새로운 처치법 B를 시행할 때, 임상연구자가 P집단에 대한 처치 A와 B의 비교되는 장점에 관하여 진정한 불확실성(genuine uncertainty)의 상태에 있어야 한다.

모든 대조 임상시험의 경우에서 윤리적으로 필수적인 조건임을 논증하기 위해 Benjamin Freedman이 주장하는 위약대조 임상시험의 윤리적 허용 조건은 아래와 같다.

① 어떠한 표준적인 치료도 전혀 존재하지 않는 경우
② 표준적인 치료가 위약보다 더 낫다고 입증되지 않은 경우
③ 표준적인 치료가 위약인 경우
④ 지금까지 받아들여져 왔던 치료의 이익을 의심할 만한 새로운 증거에 의해 표준적인 치료가 의문을 불러일으키는 경우
⑤ 입증된 적절한 치료가 비용의 제약이든 다른 이유 때문에 자유롭게 환자에게 이용가능하지 않은 경우

참고문헌 Equipoise and the Ethics of Clinical Research Benjamin Freedman, Ph.D. N Engl J Med 1987;317:141-145, 무작위 임상시험에서 "등가상태"의 개념과 그 의의. 홍세훈 이화여자대학교대학원 전공대학원 생명윤리정책협동과정 석사논문 2013

되고 연구에 참여하는 개인에게는 즉각적인 이익이 없을 수 있으나 사회 전체에 이로울 수도 있다.

연구 참여

연구 참여를 동의하는 환자의 능력을 판단하는 것은 임상과 동일한 윤리원칙에 입각한다. 병원윤리위원회와 임상연구기관심의위원회(institutional review boards, IRB)는 특히 최소 위험 이상의 위험성이 예상되는 연구에서 잠재적 연구 참여자에게 사전동의(opt-in, 옵트인)†를 받는 것을 요구하거나 권장한다. 사전 동의 방식에서 피험자는 연구참여를 권유 또는 초청받게 되고, 연구에 등록하기 위한 동의를 요청 받는다. 그러나 이러한 접근법은 선택 편향(연구 대상 편향)이 있을 수 있는데, 즉 동의를 한 그룹과 동의하지 않은 그룹 간의 차이가 발생한다. 옵트인 접근에서의 편향 효과는 다수의 연구에서 관찰된다. 그러나 이 연구들은 관찰 연구였으며 치명적인 질병의 응급치료에 관한 연구와는 관련이 없었고 오히려 중환자실과 더 관련될 수 있다.

1947년 발표된 뉘른베르크 강령(the Nuremberg Code)은 인간대상연구를 수행하는 방식에 관한 윤리적 틀을 제시하였다. 이 문서는 임상 연구의 필수 요소를 담고 있으며, "연구대상자의 자발적 동의가 필수적"이라고 명시하고 있다. 1964년에 역사적인 세계의사협회의 헬싱키 선언(the Declaration of Helsinki)이 제정되는데 이는 인간 피험자를 포함하는 의학 연구의 윤리적 원칙에 관하여 자세하게 설명하고 있다. 미국의사협회 윤리강령(American Medical Association code of ethics)은 임상과 연구를 위한 동의(informed consent) 개념을 포함하여

---

† 옵트인(Opt-in)은 당사자가 개인 정보 수집을 허용하기 전까지 당사자의 정보 수집을 금지하는 제도이다. 기업과 같은 단체가 광고를 위한 메일을 보낼 때, 수신자의 동의를 얻어야 메일을 발송할 수 있도록 하는 방식도 옵트인(Opt-in)방식이다.

개정되었다. 즉, 임상 연구 참가자를 윤리적으로 모집하는 표준 과정은 '명백한 서면 동의'이다.

일부 의료 윤리 학자들은 연구대상자의 자발적 사전동의가 없을 경우 어떠한 연구도 승인할 수 없다는 의견을 지지하면서 "과학의 발전은 도덕적으로 선택할 수 있으나, 인간에 대한 존중과 자율성의 원칙은 선택이 아니다."라고 강조하였다. 어떤 이들은 사전 동의 절차가 없는 인체 대상 실험을 선호하는데, 이는 연구 대상자들을 보호하기 위해 설계된 특정 조건에서만 진행할 수 있다. 이러한 논쟁에도 불구하고 뉘른베르크 강령이 공표된 이후에도 미국에서는 미성년자와 기타 취약 계층에 대한 연구가 계속 증가하였다. 그 결과 부모의 동의를 얻는 것이 소아의 동의를 얻는 것과 도덕적으로 동등하다고 주장, 동의 획득 절차가 너무 엄격하다면 연구자의 노력으로 얻게 될 중대한 이익을 포기하게 될 수도 있다는 주장, IRB의 이용과 특별한 연구 설계, 후향적-전향적 동의 과정 및 독립적인 안전성 모니터링이 연구 대상자에게 보호장치를 제공할 것이라는 주장들이 정당화되었다.

연구 동의: 법적 체계

인권 보호를 위한 미 연방정부 보건 및 인권헌장(US dept. of health and human services code of federal regulation, CFR)의 1981년 개정판에 따르면 사전에 본인이나 법률대리인에 의해 법적 효력이 있는 사전 동의를 얻지 못했을 경우, 연구자는 인간을 연구 대상으로 결코 포함할 수 없다. 법률 대리인(an authorized legal representative)이란 연구 과정에서 연구 참여 예정자를 대신하여 연구 참여의 동의 권한을 법에 따라 부여 받은 개인 혹은 법적 단체를 의미한다.

많은 환자는 의사결정능력을 상실한 상태에서 적절한 의사결정을 위해 가족 구성원이나 친구 등을 법적 대리인으로 지정한다(예: 의료 결정을 위한 대리인(durable power of attorney, DPA)). 많은 사람들은 CFR에 근거하여 대리인이 임상시험 참여의 의사결정을 내릴 수 있도록 이와 같은 법적 권리가 확대되기를 지지한다. 임상 연구에서 대리인에게 의사결정을 위임하는 가장 큰 차이는 치료가 잠재적으로 환자에게 이익이 될 가능성이 있을 때에는 타인의 치료를 결정하는 권한이 정당하다고 인지된다는 점이다. 반면 실험 과정에서는 최우선의 목적은 대상자가 최선의 이익을 얻는 데 있는 것이 아니라 일반적인 지식과 과학의 발전에 있다. Jonathan Moreno가 설명했듯이, "누군가를 실험 대상으로 삼는 것을 다른 사람이 결정하도록 허용한다면, 설사 본인이 타인에게 그런 권한을 부여했다고 하더라도, 이는 일반적인 DPA 원칙으로부터 질적으로 벗어난 것이다". 이러한 결정은 이익(benefit)의 가능성이 낮을 상당한 위험이 있다.

1981년 CFR은 다음과 같은 상황에 한해 사전 동의를 거치지 않은 임상시험을 허용하였다.

> 임상연구 심의위원회는 아래에 언급하는 사전 동의에 관한 요소 중 일부 혹은 전체를 포함하지 않은 상태에서 동의 절차를 승인하거나 대체할 수 있고, 심의위원회가 규정하거나 문서화한 요건을 만족한다면 사전 동의를 얻기 위한 절차의 일부 혹은 전체를 생략할 수 있다: a) 임상시험은 참여 대상에게 최소한의 위험 이상을 주어서는 안 되며 b) 연구 참여 포기나 변경이 참여 대상의 인권이나 복지에 영향을 주어선 안 되고 c) 임상연구가 실제로 면제나 변경없이 진행될 수 없었던 경우 d) 참여 후 언제든지 적절한 때에 참여대상자에게 추가적인 관련 정보가 제공될 경우.

미국에서는 의료결정을 위한 대리인을 자율적으로 지정하는 것이 합법적이지만, 대리인이 승낙한 임상 연구일지라도 위해를 방지하려는 사회적 관심이 존재한다. 특히 고위험 연구일 경우는 참여를 불허할 수도 있다. 하지만 사회에 잠재적으로 큰 이익이 될 수 있으므로 잠재적인 위험요소가 있어도 대리인의 동의를 허용해야 한다는 주장도 있다. 특히 대리인을 통해 연구에 참여하겠다고 한 사람을 거부하는 환경에서 환자가 의사결정 무능력 상태에 처하게 되는 질병에 관한 연구는 크게 방해받게 된다. 대리인의 권한을 허용하는 상황을 제한하면 균형 잡힌 접근이 가능할 것이다. 환자에게 직접적인 이익은 기대할 수 없으면서 상당한 위험성을 수반하는 연구라면 대리인에 의한 동의는 적합하지 않다. 그러나 최소한의 위험성을 수반하는 연구가 환자의 최선의 이익과 일치한다고 간주될 수 있다면, 설사 이익을 얻지 못할지라도, 적합할 수 있는 것이다. 여기서 최소한의 위험이란 1981년 CFR에서 "연구에서 예상되는 위해 및 불편함의 가능성과 정도가, 정상인의 일상생활 혹은 정기적인 신체적, 정신적 진찰이나 검사를 받을 때보다 크지 않을 때"라고 정의하였다.

옵트 아웃(OPT-OUT) 방식

사전 동의 접근 방식의 대안은 옵트 아웃[†] 모집 방식이다. 만약 동의를 거부가 아닌 의지의 표현 정도로 생각할 수 있고, 연구가 최소한의 위험을 수반한다면, 옵트 아웃 방식이나 수동적 동의는 표준적인 선택법에서 어긋나지 않는 수용 가능한 방법이다. 옵트 아웃 방식에서는 개인이 연구에 참여하지 않겠다고 동의하는 것이다. 옵트 아웃 방식은 선택 편향(selection bias)을 줄이고 연구 모집률을 높일 수 있다. 임상 연구에서 편향이 없는 대상자를 모집하는 것은 과학적 연구 방법의 진실성을 위해 중요하다. 전통적으로 임상 연구 대상을 모집하는 방법은 연구 대상자들이 잠재적으로 참여할 의지가 있다고 가정하고, 최초의 접근에서 반응이 없다면 추가적인 대화를 지속할 수 있다. IRB는 잠재적인 연구 대상자가 적극적인 참여 의사를 보이지 않는다면, 즉 사전 동의 방식에 따라, 연구자는 반복적으로 접촉하지 말 것을 요구하고 있다.

임상 연구에 중환자를 등록하는 것 역시 지난 수십 년간 여러 나라에서 실행되

---

† 당사자가 자신의 자료 수집을 허용하지 않는다고 명시할 때 정보수집이 금지되는 제도이다. 기업과 같은 단체가 광고를 위한 메일을 보낼 때, 수신자가 발송자에게 수신 거부 의사를 밝혀야만 메일발송이 금지되고 수신거부 의사를 밝히기 전에는 모든 수신자에게 메일을 보낼 수 있는 방식이다.

어 온 개인 정보 보호법의 영향을 받는다. 이러한 규제는 연구자를 포함한 제 3자가 연구 대상자의 동의 없이 사적인 정보(개인 의료 정보)에 접근하는 것을 막기위해 제정되었다. 미국에서는 연구자가 개인의료정보를 열람하는 것은 허용되지만 직접 잠재적인 연구 대상자를 만날 수는 없다. 이러한 엄격한 법이 연구와 임상 시험을 할 때 잠재적 연구 대상자의 참여와 모집에 방해가 된다는 주장이 있다. 'Canadian stroke network' 연구자들에 의한 한 연구는 이 법률과 관련된 연구 편향의 좋은 예이다. 연구에서 서면 동의 요청 비용이 첫 2년간 거의 500,000 캐나다달러에 달하였고, 중증 환자나 뇌졸중 환자는 배제되었다.

요약

중환자를 대상으로 하는 연구에서는 독특한 윤리적 문제들이 존재한다. 중환자는 복잡한 생리학적 문제들을 안고 있고 이환율과 사망률이 높으며 환자 본인이 위험과 이익의 경중을 따져 선택하는 결정능력이 온전하지 못하다. 따라서 중환자는 비윤리적 의료행위나 연구에 취약한 위치에 있게 된다.

사전 동의의 과정은 연구를 윤리적으로 수용 가능할 수 있도록 하는 첫 단계이다. 옵트 아웃 방식은 연구대상자의 선택 편향을 줄여주고 임상 시험에서 대상자의 부족을 해결할 수 있으며, 대리인을 통해 취약한 환자의 참여가 가능해진다. 옵트 아웃 방식의 단점은 최소한의 위험보다 낮은 위험의 연구에만 적합한 방법이라는 것이다. 최소한의 위험보다 큰 위험을 수반하는 연구에서는 대상자의 동의가 꼭 필요하다. 그러나 결정 능력이 온전한 상태가 아닌 중환자에게 동의를 얻는 것은 불가능하다. 이런 종류의 연구에서는 동의 없이 연구를 실행하도록 하는 것이 필요할 수도 있으나, 특별한 안전망을 반드시 고려해야만 한다.

임상 연구가 윤리적으로 용납되기 위한 다른 필요조건으로는 1) 건강이나 지식의 증진과 관련된 가치, 2) 연구가 방법론적으로 정확하다는 것을 의미하는 과학적 타당성, 3) 위험과 이득 측면에서 균형 있게 고려되고, 연구 주제에 필요한 대상을 적절하게 선택하는 공정한 대상 선정, 4) 위험은 최소화하고 이익은 최대화하는 위험 대비 이익률, 5) 연구 대상에 대한 존중이 있다. 추가로 윤리적인 임상연구를 위한 가장 중요한 조건은 아마도 임상적 균형일 것이다.

참고문헌

1. *Al-Shahi R, Vousden C, Warlow C; Scottish Intracranial Vascular Malformation Study Steering C. Bias from* requiring explicit consent from all participants in observational research: prospective, population based study. BMJ. 2005;331:942.

2. *American Medical Association Council on Ethical and Judicial Affairs. 2004;* http://www.ama-assn.org/ama/pub/physician-resources/medicalethics/code-medicalethics.page. Accessed June 6th, 2011.

3. Annas GJ, Grodin MA. The Nazi doctors and the Nuremberg Code: relevance for modern medical research. Med War. 1990;6:120-3.

4. Annas GJ. Medical privacy and medical research—judging the new federal regulations. N Engl J Med. 2002;346:216-20.

5. Department of Health and Human Services Rules and Regulations. Protection of Human Subjects. Title 45, CFR, Part 46, 116d: General Requirements for Informed Consent, http://www.hhs.gov/ohrp/humansubjects/guidance/ 45cfr46. html#46.116. Accessed June 6th, 2012.

6. Dunn KM, Jordan K, Lacey RJ, et al. Patterns of consent in epidemiologic research: evidence from over 25,000 responders. Am J Epidemiol. 2004;159:1087-94.

7. Emanuel EJ, Wendler D, Grady C. What makes clinical research ethical? JAMA. 2000;283:2701-11.

8. Freedman B. Equipoise and the ethics of clinical research. N Engl J Med. 1987;317:141-5.

9. Frenkel DA. Human experimentation: codes of ethics. Legal Med Q. 1977;1:7-14.

10. *Hill EM, Turner EL*, Martin RM, et al. "Let's get the best quality research we can": public awareness and acceptance of consent to use existing data in health research: a systematic review and qualitative study. BMC Med Res Methodol. 2013;13:72.

11. Junghans C, Feder G, Hemingway H, et al. Recruiting patients to medical re-

search: double blind randomised trial of "opt-in" versus "opt-out" *strategies. BMJ.* 2005;331:940.

12. Kho ME, Duffett M, Willison DJ, et al. Written informed consent and selection bias in observational studies using medical records: systematic review. BMJ. 2009;338:b866.

13. Kulynych J, Korn D. The effect of the new federal medical-privacy rule on research. N Engl J Med. 2002;346:201-4.

14. *Lecouturier J, Rodgers H, Ford GA, et al. Clinical research without consent in adults in the* emergency setting: a review of patient and public views. BMC Med Ethics. 2008;9:9.

15. Levine RJ. Research in emergency situations: the role of deferred consent J, 4MA 1995;273:1300-2.

16. Luce JM. Is the concept of informed consent applicable to clinical research involving critically ill patients? Crit Care Med. 2003;31:S153-60.

17. Macleod U,Watt GC.The imp*act of consent on ob*servational research: a comparison of outcomes from consenters and non consenters to an observational study. BMC Med Res Methodol. 2008;8:15.

18. *Mo*reno JD. Critical issues concerning research involving decisionally impaired pers*ons. Research Involving Persons with Mental Disorders That May Affect Decisionmaking Capacity.* 1999;11:52-7.

19. Peto J, Fletcher O, Gilham C. Data protection, informed consent, and research. BMJ. 2004;328:1029-30.

20. Silman AJ, Macfarlane GJ. Effects of changes to data protection act. Lancet. 2001;357:1452.

21. Silverman HJ, Lemaire F. *Ethics and research in* critical care. Intensive Care Med. 2006;32:1697-705.

22. The Belmont Report: Ethical Principles and *Guidelines fo*r the Protection of Hu-

man Subjects of Research. 1979; http://www.hhs.gov/ohrp/humansubjects/guidance/*belmont.html*. Accessed June 6th, 2011.

23. Tu JV, Willison DJ, Silver FL, et al; Investigators in the R*egistry* of the Canadian Stroke N. Impracticability of informed consent in the registry of the Canadian *Stro*ke Network. N Engl J Med. 2004;350:1414-21.

24. Vellinga A, Cormican M, Hanahoe B, et al. Opt-out as an acceptable method of obtaining consent in medical research: a short report. BMC Med Res Methodol. 2011;11:40.

25. World Medical Association. Declaration of Helsinki—Ethical Principles for Medical Research *Invo*lving Human Subjects. 2008; http://www.wma.net/en/30publications/ 10policies/*b3/*. *Accessed* June 6th, 2011.

39

신대체요법과 윤리적 쟁점

신대체요법(renal replacement therapy)으로 수많은 환자의 생명을 연장할 수 있게 되었다. 어떤 임상 상황에서는 신대체요법이 적절할 것이다. 하지만 대부분의 다른 치료가 그렇듯 신대체요법으로 이득이 없을 때에는 치료 유보나 중단이 윤리적으로 허용 가능하다. 이번 장에서는 중환자와 노인을 대상으로 한 신대체요법의 자료를 살펴보고 이 치료의 유보 및 중단에 대해서 논의해보겠다.

중환자실 환자의 신대체요법

신대체요법이 필요한 급성 신손상(acute kidney injury)이 있는 중환자는 그렇지 않은 환자에 비해 신기능 개선과 생존율이 나쁘다. 중환자실에서는 시행하는 신대체요법으로는 혈액투석(hemodialysis, HD)이나 지속적 신대체요법(continuous renal replacement therapy, CRRT)이 있다. 질환의 중증도에 따라 혈액투석보다 지속적 신대체요법을 적용할 때 체액 이동이 보다 완만하기 때문에 중환자는 지속적 신대체요법을 더 잘 견딜 수 있다. 임상의가 중환자실에서 신대체요법을 시작하는 경우 이를 완화의료 협진이 필요한 신호로 이해하게 된다면 환자 및 가족과 보다 나은 의사소통을 할 수 있게 된다. 이러한 환자들에게 혈액투석을 시작하기 전부터 완화치료를 제공한다고 하여 중환자실 사망률을 바꾸지는 못하겠지만, 보다 일찍 치료의 목적을 정하고 부적절하고 이득이 없는 치료는 제한하는데 도움이 된다.

노인 환자의 신대체요법

65세 이상의 노인에서 신대체요법의 성과는 좋지 않다. 사구체 여과율(GFR)이 매우 낮은 노인환자는 말기신부전(ESRD)으로 진행하여 혈액투석을 하기 전에 사망할 수 있다. 이러한 노인 환자에게 신대체요법을 조기에 시행하는 것은 이득이 적다. 80세 이후에 신대체요법을 시작하면 기능적 상태와 환자의 독립성에 심각한 손실을 초래할 수 있다. 이 환자들은 재입원율이 매우 높고 중환자실 입실과 생애 말기에 침습적인 시술을 경험하게 된다. 치료의 목적에 맞춰 고통을 경감하고 증상 치료와 기능적 상태 유지를 한다면 신대체요법을 받는 환자들처럼 생명을 연장할 수 있으며 병원이나 투석실에서 머무는 시간을 줄일 수 있다.

신대체요법의 유보 또는 중단

윤리적으로 또는 법적으로 치료를 멈추는 것은 치료를 시작하지 않는 것과 동일하다. 그러나 도덕적·윤리적으로는 치료를 중단하는 것을 애초에 시작하지 않는 것과는 다르다고 여기는 경향이 있다. 중단하는 것은 좀 더 복잡하게 보이고 적어도 더 어렵다고 느낄 수 있다. 치료의 유보와 중단을 위해서는 환자 및 가족과 시의 적절한, 때로는 어려운 대화를 해야만 한다. 위험과 이익, 기대할 수 있는 결과 측면에서 신대체요법을 논의해야 한다. 이러한 치료를 적절하게 이용하기 위해서는 환자의 전반적 상황을 고려하여 치료를 평가하고 '함께하는 의사결정(shared decision making)'이 중요하다(35장 참조). 예를 들어, 신대체요법은 신부전이나 산증과 같은 신부전의 합병증에는 효과가 있지만 다발성 장기부전이 있는 환자의 건강을 원상태로 회복시키지는 못할 것이다. '함께하는 의사결정'을 위해서는 시간이 필요하지만, 결과적으로 치료의 목표가 명확해지므로 환자에게 이득이 된다. 언급했듯이, 신대체요법을 하지 않기로 결정하는 것이 나중에 그것을 중단하는 것보다 쉽다. 비록 그 둘이 윤리적으로는 차이가 없더라도 말이다.

신대체요법을 포함하여 시간에 제한을 둔 치료를 논의해보는 것도 적절할 수 있다. 가령, 다발성 장기부전의 호전 여부를 보기 위해 신대체요법을 수일 동안 시도할 수 있다. 며칠 뒤에 효과가 없다면 도움이 되지 않는 다른 치료와 마찬가지로 신대체요법을 중단할 수 있다. '포기'라는 단어와의 혼돈을 피하기 위해서는 신대체요법을 시행하기 전에 치료 목표와 계획을 명확히 설정해야 한다. 신장협회(the renal physician association, RPA)는 투석의 유보와 중단에 대한 지침을 제시한 바 있다.

신대체요법과 생애말기돌봄

신부전이 있거나 신대체요법을 중단한 환자는 구역, 구토, 불안, 통증, 호흡곤란과 같은 증상을 경험하게 된다. 요독증이 심해질수록 환자는 혼수상태에 이르게.되며 어떤 증상도 느끼지 못할 수 있다. 증상을 잘 관리하는 일은 환자와 가족, 의료서비스 제공자의 고충을 덜기 위해서도 중요하다. 완화치료팀은 이러한 증상을 다루는 데 도움을 줄 수 있다.

이상적으로는 이러한 문제들은 투석 필요성이 제기되기 전에 사전돌봄계획(advance care planning)이나 연명의료지시서(physician orders for life-sustaining treatment, POLST) 등의 형태로 구체화되어야 한다. 완화 돌봄 상담으로 가족과의 토의가 활발해지고 증상 관리에도 도움이 될 것이다. 비록 미국에서는 호스피스 이용률이 14% 미만이지만, 이러한 환자들에게는 호스피스의 이용이 매우 중요하다. 특히 환자가 장기간 투석 이후에 이를 중단한 후 상태가 악화될 가능성이 클수록 완화 치료와 호스피스를 조기에 제공하여 환자와 그 가족에게 필요한 도움을 줄 수 있다.

요약

    점점 많은 신장내과 의사들이 신대체요법의 시작 혹은 중단에 대한 적절한 적
응증을 논의하기를 원한다. 우리는 동료들과 중환자의 치료 목표에 관해 토의할
필요가 있다. 환자의 전반적인 상태와 기대되는 결과를 토론함으로써 신대체요
법을 더 적절하게 이용할 수 있게 될 것이다. 이러한 문제를 환자 및 가족과 토의
하는 팀 접근 방식은 갈등과 오해를 줄여줄 수 있다. 더 나은 돌봄을 위해서 조기
부터 완화요법과 증상 치료를 제공하는 것이 좋다.

참고문헌

1. National Guideline Clearinghouse. Guideline recommendations and their rationales for the treatment of adult patients. In: Shared decision-making in the appropriate initiation of and withdrawal from dialysis, 2nd edition. http://www.guideline.gov/content.aspx?id=24176. Accessed August 27, 2013.

40

중환자실 약품 부족과 윤리적 문제

약품 부족은 중환자실 의료진의 중요한 관심사이다. 약품 부족의 영향을 완벽하게 이해하고 있는 것은 아니지만, 이 때문에 진료에 중대한 문제가 발생할 수 있다. 미국병원약사회(american society of health-system pharmacists, ASHP)는 약품 부족을 추적하고 대처하는 방법을 제안했다. 지속적으로 약품 리스트를 업데이트하고 부족한 약품 목록을 기록하는 것이다. 2013년 6월, 239건의 약품 부족이 미해결된 것으로 보고됐는데, 이것은 2006년 70건이었던 것에 비해 크게 증가한 수치이다. 이 약품들의 상당수는 중환자들에게 사용되는 것이다.

약품 부족의 영향은 장기 이식이나 암환자 등 특정 환자 집단에서 보고되었다. 이 환자 집단에서는 약품이 부족할 경우 치료나 약품을 대체하게 되고, 그 결과 의료 과오(medical error)나 부작용의 수가 증가한다. 또한 약품 부족으로 임상연구도 어려워졌다. 327곳의 급성기 치료 병원의 약제부 책임자들을 대상으로 한 조사에 따르면, 95%가 약품 부족이 실제로 치료의 변화를 초래한다고 응답했고, 61%는 환자 치료에서 타협하였다고 응답했다. 또한 시술의 연기나 취소(65%), 재원 일수의 증가(31%), 심각한 약품 과오(10%)가 있었다고 답했다. 353명의 약사를 대상으로 한 최근의 연구조사 결과, 약품 부족으로 직원의 업무 증가(97%), 치료 비용 증가(93%), 임상적 수행의 대체(80%), 환자 치료의 타협(55%)이 발생하였다.

수많은 요인으로 약품 부족이 발생한다. 아래의 항목들은 원인의 일부에 불과하다. 1) 생산에 필요한 원자재와 대량자재의 이용 가능성, 2) 약품 생산과 관련된 문제들, 3) 연방 규제, 4) 자발적(또는 강제적인) 약품 회수, 5) 약품 생산 방식의 변화, 6) 약품 제조업자의 변경, 7) 경제적 사유에 따른 제조업자의 결정, 8) 기업 합병과 통합, 9) 유통 제한과 일부 약들의 배분, 10) 도매업자와 병원의 재고 결정, 11) 예기치 않은 수요 변화, 12) 임상연구에서의 변화, 13) 비 전형적인 유통, 14) 자연재해.

이러한 복잡한 문제들 때문에, 약품 부족 문제를 처리하기 위해 여러 가지 전략들이 있다. 미국병원약사회는 3단계 접근법을 제시하고 있다. 제1 단계는 병원이 부족함을 확인하고 예상 기간을 결정하며 직접 혹은 대체 공급자와 함께 현재 재고 상태를 조사한다. 그리고 대체 회사를 통해 이용 가능한 또는 부족한 약품을 확보할 가능성을 조사한다. 2단계는 영향을 받게 될 환자 집단을 결정하는 준비 단계이다. 제공자를 만나 대체 가능한 치료 전략을 결정하고 이해관계자와 상의하며 환자 치료를 최우선으로 고려하게 된다. 제3 단계는 위험관리와 법적 책임에 대한 고려, 예산 고려 그리고 정보의 조정을 포함하는 대비 단계이다. 일단 계획이 세워지면, 그 계획과 관련해 효과적인 의사소통이 이루어지면서 실행되어야 한다.

다학제적 전문가 집단이 다양하게 발생하는 만일의 사태를 대비하는 데 매우 유용하다. 하지만 약품 부족과 연관된 잠재적으로 중요한 윤리적 우려들을 다루지는 못한다(예: 관리에 있어서의 우선순위와 배급 문제). 이러한 윤리적인 문제들은 병원과 관련 있는 문제들과 약품 유통 및 환자의 투약과 관련 있는 문제들로 나눌 수 있다. 중환자실 의료진이 환자를 치료하는 데 잠재적인 방해 요인들을 줄이기 위해서는 이러한 우려들을 능숙하게 다루어야 하고 그에 대한 대비가 필수적이다.

병원의 문제

대부분의 병원은 약품 부족에 대해 공식적인 지침 없이 그때그때 상황에 따라 대처한다. 몇몇 사례에서 나타난 바로는 병원은 공급량이 없거나 거의 없을 때까지 혹은 구매팀에서 도매 업체가 충분한 양의 물품을 공급할 수 없다는 것을 알고 주문을 시도할 때까지 약품의 부족을 알지 못한다. 미국병원약사회에서는 병원이 약품 부족에 대처하여 효과적인 계획을 세울 수 있도록 지침을 제공하고 있으나, 병원이 환자 치료에 미미한 영향을 미치는 사태의 경우 얼마나 적절하게 준비할 수 있는지는 여전히 많은 의문이 남아 있다.

병원이 약품 부족을 관리하는 계획을 개발하는 과정에서는 여러 윤리적인 문제가 발생한다. 재고 약품의 공급 문제나 소위 회색시장이라 불리는 비전통적 자원의 사용 문제도 여기에 해당한다. 약품 재고와 관련된 문제는 약품의 획득 과정 중에 일어난다. 공급량이 적은 제품을 주문할 때, 병원은 실제로 필요한 양보다 더 많은 제품을 주문하거나 도매 업체로부터 남아있는 물량을 모두 주문하려고 시도하기도 한다. 이 때문에 두 가지 문제가 발생한다. 1) 제품 공급 사슬을 소모하게 하고 생산 능력을 초과하게 하여 인위적인 부족이 생긴다. 2) 병원은 필요 없는 추가적인 재고를 매입하고 관리하는 데 증가한 비용을 감당해야 한다. 이러한 잠재적인 문제들에 관한 연구가 계속되었다. 터프스 의료 센터(Tufts Medical Center)에서 보고된 약제 부족의 영향을 파악하기 위해 미국병원약사회 웹사이트의 리스트에 올라와 있는 17종의 약품을 검토하였다. 17종 중에서 10종은 일반적인 투여 수준의 50%에 머물렀다. 나머지 7종은 일반적인 수준의 50% 이하로 떨어졌는데 이것은 약품 부족이 처음 보고된 후 평균 8개월이 되어서야 발생하였다. 절대적이지는 않지만 이러한 결과들은 과도한 주문이나 약품을 쌓아 두는 것이 필요하지 않음을 시사한다.

약품을 쌓아 두는 것은 다른 병원에서 약품 부족 상황을 초래한다. 윈게이트 약학대학(Wingate University School of Pharmacy)의 학장인 Michael Manolakis는 이와 관련한 종설에서 '근처 다른 병원의 환자가 약품을 얻지 못해 고통 받고 있는데 어떤 병원이 많은 양의 약품을 쌓아 놓는 것은 부도덕한 것이다'라고 하였다. 따라서 병원들이 모든 환자의 필요를 적절하게 맞출 수 있도록 지역의 약품 공유 정책을 옹호하고 동참하는 것이 필요하다.

회색시장(gray market)은 재고 필요량을 충족시키기 위해 대체 공급처 이용을 설명할 때 사용하는 용어이다. 이는 대개 합법적인 중개업자나 중개인들이다. 전통적인 구매처에서 약품을 구할 수 없는 병원에 약품을 판매할 목적으로, 부족한 약품 획득이 가능하다. 이러한 시장을 이용하면 여러 가지 윤리적인 딜레마가 발생한다. 일반적으로 공급에 제한이 있는 약품은 부당한 가격으로 거래되며, 약품의 사용기한이 만료되거나 사용하지 않은 약품에 대하여 반환이나 환불 등이 제공되지 않는다. 또한 약품의 원천 원료에 대한 신뢰성을 확보할 수 없고 자원은 국외 지역의 것일 수 있다. 그리고 약품의 보관이나 취급이 생산자의 표준 규격을 만족하지 못할 수 있다. 회색시장이 실제로 일부 약품의 부족을 야기한다는 우려가 있어 이러한 중개업자들을 이용하는 것을 중단해야 한다는 요구도 존재한다.

환자 치료 문제

부족한 약품들의 취득과 관련한 윤리 문제와 더불어 약품의 투여에 관한 쟁점이 있다. 이러한 개념은 의료윤리 영역 안에서 다루어 지고 있다. "합리성에 대한 책임"이라는 접근에 근거하여, 듀크(Duke) 대학병원 소아청소년과 Phillip Rosoff 박사는 약품 부족에 관한 의사 결정 과정에 공평하고 공정하게 접근하기 위해서 다섯 가지의 요소를 반드시 고려해야 한다고 제안했다.

첫 번째 요소는 투명성이다. 전체 의사결정 과정의 근거, 개발, 실행을 공개하고 대중의 감시가 가능하도록 해야 한다. 두 번째 요소는 관련성이다. 편견 없는 관찰자가 각 상황과 관련하여 결정 과정을 볼 수 있어야 한다. 세 번째 요소는 항소이다. 절차가 불공정하다고 느끼는 참여자 혹은 어느 누구를 위해서든 시의 적절하고 가역적인 절차 진행이 가능함을 의미한다. 네 번째 요소는 집행으로서, 실행하는 과정과 절차의 적용이다. 다섯 번째 요소는 공정성이다. 규칙은 개별 상황과 관계없이 모든 상황에 적용해야 하고, 필요할 때면 전체 과정에 적용 가능해야 한다. 이 개념들은 듀크 대학병원 임상의, 스태프, 환자를 위한 정책에 통합되었으며 신뢰할 수 있고, 실행 가능하고, 수용 가능하였다.

이러한 절차는 약품 부족과 관련된 윤리적인 쟁점들을 다루는 데 있어서 합리적인 접근으로 보이긴 하지만 한편으로 전문가들은 Rosoff 모델에서 고려해야 할 몇몇 문제들을 찾아내었다. 첫 번째 이슈는 재고 부족의 시간 개념에 관한 것이다. Rosoff 모델은 잠재적인 약품 부족을 미리 알려주는 데 효과적이지만 제품 오염과 같은 갑작스러운 부족 사태는 적절하게 대처하지 못할 수 있다. 그러므로 시작 전 시험 운영하여 시스템을 테스트 할 것을 권고한다. 두 번째 이슈는 부족한 약품을 의도적으로 사용하고 실행 가능한 대안이 있는지 확인하는 것이다. 계획된 시술을 취소하거나 필수적이지 않은 약제를 끊는 것은 다소 쉬울 수 있다. 그러나 치명적인 상황에서 필요한 약제와 대체재가 없을 수도 있는 약품의 경우 추가적인 계획을 세우는 것이 필요하다. 세 번째로 환자 개개인의 필요성과 효능을 명확하게 정의하여야 한다. 즉, 부족한 약품을 더 공급해야 하는 환자를 어떻게 결정하느냐 하는 문제이다. 이러한 약품들의 가격-효과 측면은 물론, 오리지널 약품과 대체 가능한 약품의 임상적인 효과와 같은 부가적인 문제들을 고려해야 한다. 네 번째 이슈는 공정성과 잠재적인 선입견이다. 여기에는 의식적·무의식적인 편견과 의사결정 및 항소 과정에 관련된 사람들의 이해상충이 포함된다. 공정성의 개념은 특히 병원에 기여한 사람에게 치료의 특혜가 주어져서는 안 된다는 것도 강조한다. 이러한 사람들의 목록에는 병원 직원, 임원, 유명인사, 정치인, 기증자가 포함될 수 있다.

요약

약품 부족 문제를 다루는 윤리적인 완벽한 방법은 존재하지 않는다. 하지만 핵심은 최상의 환자 돌봄을 위해 다학제 접근 방식을 포함해 잘 정립된 계획을 세우는 것이다. 이상적인 상황에서는 이러한 계획을 약품 부족현상이 발생하기 전에 마련하여 테스트해야 하지만 모든 상황에서 실현 가능한 계획은 아닐 수 있다. 그러므로 모든 이해당사자가 Rosoff가 서술한 다섯 가지 윤리요소를 지킬 수 있는 계획을 개발하는 것이 필요하다. 이 윤리요소들은 모든 환자에게 혼란은 최소화하고 공평하게 치료하는 것을 보장하기 위한 것이다.

참고문헌

1. American Society of Health-System Pharmacists. Drug shortages: current drugs, www.ashp.org/drugshortages/current. Accessed June 13, 2013.

2. American Society of Health-System Pharmacists. Guidelines and resources, www. ashp.org/menu/drugshortages/resources. Accessed June 13, 2013.

3. Bamford R, Brewer CD, Bucknell B, et al. A paradoxical ethical framework for unpredictable drug shortages. Am J Bioeth. 2012 ;12:16-8.

4. Baumer AM, Clark AM, Witmer DR, et al. National survey of the impact of drug shortages in acute care hospitals. Am J Health Syst Pharm. 2004;61:2015-22.

5. Bhat S, Roberts R, Devlin JW. Posted versus actual drug shortages. Am J Health Syst Pharm. 2012;69:1363-4.

6. Burda ML. Beyond the framework. Am J Bioeth. 2012;12:11.

7. Daniels N, Sabin J. Limits to health care: fair procedures, democratic deliberation, and the legitimacy problem for insurers. Philos Public Aff. 1997;26:303-50.

8. Fox ER, Birt A, James KB, et al. ASHP guidelines on managing drug product shortages in hospitals and health systems. Am J Health Syst Pharm. 2009;66:1399-406.

9. Goodman A. The tensions and challenges of unpredictable drug shortages. Am J Bioeth. 2012;12:20-2.

10. Hurst SA. Interventions and persons. Am J Bioeth. 2012;12:10-1.

11. Kaakeh R, Sweet BV, Reilly C, et al. Impact of drug shortages on US health systems. Am J Health Syst Pharm. 2011;68:1811-9.

12. Krisl JC, Fortier CR, Taber DJ. Disruptions in the supply of medications used in transplantation: implications and management strategies for the transplant clinician. Am J Tranplant. 201;13:20-30.

13. Lee J. Providers fuel "gray market": some sell while others buy during drug shortage. Mod Healthc. 2011;41:8-9.

14. Manolakis M. Ethical integrity in managing drug shortages. Am J Health Syst

Pharm. 2012; 69:17.

15. McBride A, Holle LM, Westendorf C, *et al. National* survey on the effect of oncology drug shortages on cancer care. Am J Health Syst Pharm. 2013;70:609-17.

16. Rider AE, Templet DJ, Daley MJ, et al. Clinical dilemm*as and a review of* strategies to manage drug shortages. J Pharm Pract. 2013;26:183-91.

17. Rosoff PM, Patel KR, *Scates A, e*t al. Coping with critical drug shortages: an ethical approach for allocating scarce resources in hospitals. Arch Intern *Med. 2012;172*:1494-9.

18. Rosoff PM. Unpredictable drug shortage*s: an ethical* framework for short-term rationing in hospitals. *Am J Bioeth.* 2012;12:1-9.

INDEX

[W]